全国高等医学院校教材
中国高等教育学会医学教育专业委员会规划教材

护 理 美 学

主　编　孙宏玉
副主编　郭记敏　任小红
编　者　(按姓氏笔画排序)
任小红（中南大学护理学院）
庄淑梅（天津医科大学护理学院）
孙宏玉（北京大学护理学院）
吴炜炜（福建医科大学护理学院）
张进瑜（北京大学护理学院）
官锐园（北京大学护理学院）
郭记敏（北京大学护理学院）
凌　敏（山东大学护理学院）
商玮娜（首都医科大学护理学院）
雷容丹（柳州医学高等专科学校护理系）

北京大学医学出版社

HULI MEIXUE

图书在版编目（CIP）数据

护理美学/孙宏玉主编. —北京：北京大学医学出版社，2010.2（2018.1 重印）

ISBN 978-7-81116-875-4

Ⅰ.①护… Ⅱ.①孙… Ⅲ.①护理学—美学 Ⅳ.①R47－05

中国版本图书馆 CIP 数据核字（2010）第 014098 号

护理美学

主　　编： 孙宏玉

出版发行： 北京大学医学出版社

地　　址：（100191）北京市海淀区学院路 38 号　北京大学医学部院内

电　　话： 发行部 010－82802230；图书邮购 010－82802495

网　　址： http://www.pumpress.com.cn

E - mail： booksale@bjmu.edu.cn

印　　刷： 莱芜市圣龙印务有限责任公司

经　　销： 新华书店

责任编辑： 陈　奋　**责任校对：** 金彤文　**责任印制：** 罗德刚

开　　本： 787mm×1092mm　1/16　**印张：** 11.25　**插页：** 1　**字数：** 283 千字

版　　次： 2010 年 2 月第 1 版　2018 年 1 月第 6 次印刷

书　　号： ISBN 978-7-81116-875-4

定　　价： 18.90 元

全国高等医学院校护理本科教材
编委会名单

序

护理学是医学的重要组成部分。随着社会的发展、医学科学的进步，人们对健康认识和需求日趋提高，为了满足日益增长的高层次护理人才的需求，高等医学院校内普遍设置了学士学位护理专业，部分院校还开设了护理专业硕士学位培养项目。在近二十多年的高等护理教育实践中，各院校积极开展教学改革，积累了经验，形成了特色。为了适应高等护理教育层次的提升、加强护理学专业教材建设的需要，也为体现各院校教改的成果，北京大学、山东大学、首都医科大学、华北煤炭医学院、内蒙古医学院、青海大学、河北大学、河北工程学院、石河子大学、新疆医科大学、汕头大学、大理学院、长沙医学院等院校共同协作编写了五年制本科护理学专业教材。

新编写的教材紧紧围绕教育部规定的护理学本科医学学士学位学生的培养目标、规格及护理专业教学大纲。力求贯彻“以整体人的健康为中心”的护理理念和作为护理实践框架结构的护理程序。涵盖相关的社会科学、人文科学、心理学和管理学的内容。随着医学科学的迅猛发展，护理专业知识领域也在随之拓宽，出现了不少新的理论和模式。在护理实践中，除了重视临床护理的进展，还要关注社区护理工作人员的需要，并广泛开展以循证医学为主导的探索。

本套教材中，每一本书的主编和编者均经过精心挑选，他们既有学术知名度，又有丰富的教学经验。新编写的教材不仅具有启发性、实用性，体现与时俱进的特点，还注重启发、培养学生的评判性思维及创新能力和国际交流能力。

本套教材可供高等护理专业本科学生、专升本学生使用，也可供各层次护理教学及临床护理工作者参考使用。

在教材编写和教材建设工作中，得到了各院校和北京大学医学出版社的鼎力支持，我们希望在读者们的关爱下这套教材能在市场竞争中脱颖而出，得到广大师生的认可和护理工作者的好评。

王德炳

前言

随着新世纪的到来，人们越来越意识到经济、科技飞速发展造成的一系列问题在环境、生理、心理、社会等各个层面对人类的生命和健康构成威胁，人们开始反思医学科学与技术所能做到的和不能做到的、所重视的和所忽略的以及人们真正所需要的和不需要的。在关注现实的群体与个体生命与健康的实践中，护理学的价值取向何在？"真、善、美"这一古老的命题又重新焕发出她恒久的魅力。

"护理是一门艺术，也是照顾人生命的艺术，由熟练技术的手、冷静的头脑与温暖的心组成。"这是护理学创始人——南丁格尔女士对护理学的描述。这一描述充分表明，从护理学初创之始，护理就是科学、艺术与情感的结合，护理工作必然包含着尊重生命、关怀生命和热爱生命的审美情怀，蕴含表现美、创造美、欣赏美的审美实践。随着我国健康事业的发展，人文关怀将不再是医院的"文化外衣"，而是对人类生命、死亡及生存意义等的关注与敬畏，对个体身心健康、情感与价值的需求与满足的尊重与实现，而每一位护理工作者都应怀有热爱生命、尊重生命的审美情感。对每一位护理专业学生而言，不仅要学习解剖、生理、病理、生化等基础课程，完成护理学导论、基础护理学、内科护理学、外科护理学、妇产科护理学、儿科护理学等专业课程的学习，还要通过美学的学习，掌握相关的知识和技能，达到树立正确的审美观、发展情感、提高审美修养和全面素质的目的。

《护理美学》是适用于护理专业本科生教学、临床护理人员继续教育学习的一本教材。本书的特点在以下几个方面：①强调人文方面的内容。人文关怀、人文精神和人文价值将贯穿教材的各个章节。②强调理论。作为美学教材，本教材强调美学的逻辑框架和理论体系，强调美学的哲学和文化内涵。③强调可操作性。作为教材，力图使其被拿在师生手中时好用、好使。基于以上三点，本教材在编写中，每一章节都包含这样几个部分：①每章内容前有本章的学习目标；②每章内容开始前有案例导入；③每章结尾有小结，是对本章重点内容的概括；④每章后面设立学习效果评价题目，便于师生实现教学评价。

本教材的第一章由孙宏玉、郭记敏编写，第二章与第四章由郭记敏编写，第三章由吴炜炜编写，第五、第六章由任小红编写，第七章由雷容丹、商玮娜编写，第八章由张进瑜、官锐园、郭记敏编写，第九章由庄淑梅编写，第十章由凌敏编写。北京大学医学出版社陈奋编辑为编辑此教材付出了大量的心血和工作，在此一并表示衷心的感谢。

对于编者来说，编写这样一部教材是一种积极的创新与尝试，书中的疏漏和不当之处在所难免。真诚地期待读者提出批评和指正，以使这本教材能够不断地得到改进和完善。

编者

2010 年 1 月

目　录

第一章　绪　　论

学习目标

完成本章学习内容后，学生应能：

1. 简述护理学概念的形成与发展
2. 分析护理学科中的人文关怀
3. 讨论护理美学的学科背景
4. 举例说明护理审美的要求与体现

【案例导入】

上海某大医院，一对中年夫妇前来求诊，丈夫是一个晚期肝癌患者。夫妇二人走进诊室时，丈夫神情沮丧，一言不发，眼眶通红；妻子则啜泣不止。他们半夜起床，排了整整半宿的队，刚刚花了100元挂了专家号。专家看了看他们带去的片子，只是说，最多两个月时间了，化疗、介入治疗都没有意义了，想吃点什么，就吃点什么，别再浪费时间和金钱治疗了。说完，拂拂手，示意他们退下，并叫下一位。整个过程不到五分钟时间。顿时，夫妇俩相拥痛哭……

这个案例中医生的冷静与理性，在患者看来，更近似麻木、冷漠和不近人情，对此我们往往概括为现实医学中人文关怀的缺失，这里面包含着对热爱生命、关怀生命和尊重生命的审美情怀的缺失。随着我国社会经济与健康事业的发展，人文关怀将不再是医院的“文化外衣”，而是对人类生命、死亡及生存意义等的关注与敬畏。无论在医护理论上还是实践上，人文关怀的缺失都是一种亵渎生命的文化倒退。每一位医务工作者都必须怀有热爱生命、尊重生命的审美情感。正如图1-1所留给人的美好的印象，医学与护理，都应是科学、艺术与情感的结合。

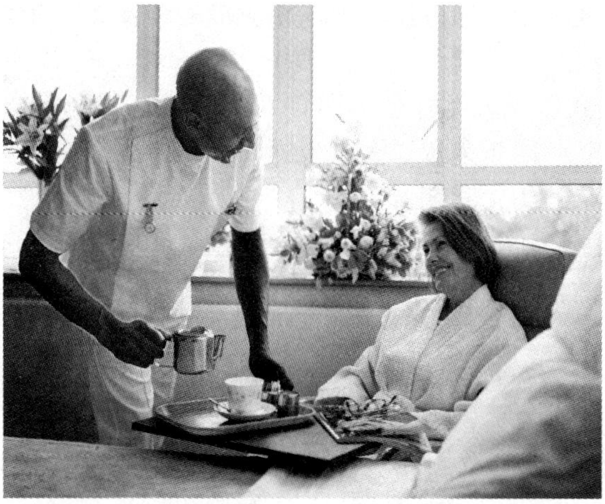

图1-1　护理是科学、艺术与情感的结合

护理学是伴随着人们对健康和疾病认识的不断深入，伴随着对人的生命本质认识的不断深入以及对人与其所处环境关系的逐步理解而发展至今的。怎样维护和促进人的健康，提升人的生命质量，实现人的自由与全面发展，是当代医学与护理学关注的一个重点。反思护理学的发展史，可以看到人类对于自身生命与健康的关注与护理学发展密切联系在一起，同时也和整个社会的政治、经济、文化发展密切联系在一起。因此，在探讨护理学新的发展这一课题时，整体考虑护理学科学精神和人文精神的必然性和必要性，承认人类感性和理性的现实存在，把护理学的视野从工具理性拓展到人文价值的理性，实现护理审美化，应该是现代护理学发展的一个坚定的立足点。

第一节　护理美学的学科背景

护理美学始终是在护理学这一大的学科发展背景之下开始和发展的。21 世纪，现代护理学进入了“以整体人的健康为中心”的发展阶段，美国护理学会在 20 世纪 80 年代将护理概念描述为“护理是诊断和处理人类对现存的和潜在的健康问题的反应”，具体地明确了护理工作的主要任务是促进和维护健康、预防疾病、协助康复、减轻痛苦；护理工作的对象是“整体的人”。这就意味着护理学是关注整体人，关注人的躯体、精神、社会的和谐与统一，关注在护理实践中人的情感与价值的需求与满足，即护理学科中的人文关怀。护理美学正是伴随护理学科的发展过程而同步发展起来的。

一、医学模式的演变

医学史是认识人的健康与疾病，维护人类生命之美的历史。这一历史的具体展开表现为医学模式的演进过程。医学模式是指某一历史阶段，人们对医学科学的认识水平以及该时期的医学发展特征，是在不同历史时期和医学科学水平下观察、研究和处理健康与疾病问题的一种思想和方法，即对人的健康和疾病以及影响健康的因素所持有的基本观点。它受该时期社会经济、政治、文化、科技等诸多因素的影响，并由这一时期医学自身发展的结果所决定。

当人们遇到问题时，总会试图用现有的知识和能力去解释并处理问题，这种解释和处理问题的方法可以反映出当时人们的认识水平及相关学科的发展特征。医学模式的演变实际上就是人们对人类疾病和健康的认识以及所采取相应措施的发展。在医学的发展历程中，共经历了 4 种发展模式。

1. 神灵主义医学模式　在人类社会早期，人们不能够解释疾病为什么会发生，于是将疾病的原因、发展和预后归因于鬼神，医生根据“神的启示”，直接用植物、矿石等为患者治疗。这是一个巫医混杂的历史时期。

2. 自然哲学医学模式　自然哲学医学模式的特点是根据朴素的辨证法和唯物主义解释健康和疾病，即用直接的自然因素解释生命现象和疾病的发生和发展，如中国的阴阳五行学说和古希腊的四体液学说。这一医学模式是从奴隶社会开始一直到中世纪以后、文艺复兴前期。在这一时期，医学往往和哲学交织在一起，对疾病和健康的阐述往往都带有朴素的自然哲学色彩。

3. 生物医学模式　生物医学模式是以科学实验为基础建立起来的医学发展模式。它本着形态与功能相结合的思想，以逻辑推理、实验论证为手段，对人体和疾病作各类研究。这种医学模式认为每一种疾病都必须在器官、细胞或生物大分子上找到可测量的形态学或病理变化，都有确定的生物学或理化方面的特定原因。该模式的思维方式可以简单地解释为：人患病是从细胞病变开始，到组织结构病变，最后导致机体功能障碍。它把人体看成是许多零件组成的复杂机器，如心脏是水泵，四肢活动是杠杆运动，饮食是补充燃料，大脑是操纵盘等。疾病则是机器出现故障或失灵，需要修补和完善。生物医学模式是建立在近代自然科学的实证方法基础上的，它以完备的理论、严密的逻辑否定了神学唯心论、笼统的整体论、机械唯物论对人体健康、疾病现象的解释，为医疗实践提供了明确、具体的指导。但这种模式随着其发展也表现出在解释和处理疾病时，只注重人的自然属性，而忽略其社会属性的局限性。

4. 生物-心理-社会医学模式　20 世纪 20 年代，一些发达国家的疾病和死亡谱发生了明显的变化，居死因前 3 位的是心血管、脑血管和恶性肿瘤，而心理紧张、环境污染、吸烟、饮食、体力活动等心理、社会因素在这些疾病的发生、发展中占主要地位，生物学因素下降到次要地位。医务工作者面临用科学技术来攻克非技术问题（非生物学问题）的困境，生物医学模式的缺陷日益明显。1972 年，美国医师恩格尔首先指出了生物医学的缺陷，提出生物医学应向生物-心理-社会医学模式转变的论述，得到了世界各国医务工作者的认可。这种医学模式把人的自然属性和社会属性有机地结合起来，强调人的健康是由生物、心理、社会 3 方面因素共同决定，其核心观念是世界卫生组织提出的健康观，即健康不仅是没有疾病和虚弱，而且是身体、心理和社会适应的完好状态。这种医学模式要求医生诊治患者时要考虑生物、心理、社会等多方面因素，给予多方面、多样化的治疗，让患者全面恢复健康。它从生命整体论出发，同时分析生物、心理、社会因素之间对人类疾病产生和身心健康所起的综合作用，突出强调生物、心理、社会因素之间的相互联系、相互制约性，以及对健康和疾病的整体协同作用。突出强调在关注和发展生物科学的同时，还要关注和研究影响身心健康的社会心理因素，甚至生态因素，是一种适应当代“疾病谱”的变化和健康需求的医学哲学认识论和方法论。

二、护理学概念的形成和发展

概念是人们对周围环境中的某种事物所形成的印象，是人们对客观事物属性及其本质的理性认识。护理学的概念就是人们对护理学属性及本质的理性认识。“Nurse”这一词来源于拉丁语“nutrix”，意指养育，使之强壮。在这一词源基础上，人们将护理界定为营养、养育和保护，将护士界定为准备照料伤病者和年长者的人。人们对护理学的认识随着医学与护理科学的不断发展及护士角色和功能的扩展而发展，并形成了不同的护理理论学说，这些理论学说是护理理论家站在不同的角度，在不同的护理理念指引下，对护理学的 4 个基本概念（人、健康、环境和护理）的关系所进行的阐述，这些概念及相互之间的关系的发展影响和决定了护理实践。护理的概念主要经历了以下 3 个阶段的历史演变过程。

（一）以疾病为中心阶段

这一阶段从 19 世纪 60 年代开始，至 20 世纪 40 年代结束。此阶段，人们对健康的概念就是没有疾病，对疾病的认识局限于认为只有生物学的原因会引起疾病，一切医疗活动都以治疗疾病为目的，护理的重点是协助医生治疗疾病。护理工作的中心是治疗及护理住院服务对象，护士的主要工作场所是医院。

在这一阶段，护理的特点是人们认为护理是一门专门的职业，从事护理的人要受专门的培训。此时，虽然还没有系统的护理理论及科学体系，但从实践中已形成了一套较规范的疾病护理常规及护理技术常规。

南丁格尔提出的护理学概念代表了这一阶段护理学界对护理的认识。

1. 人　能运用必需的修复过程来应对疾病和渴望健康的个体，但在影响环境和护士方面却是被动的。

2. 环境　对于健康而言，环境应该通风良好、温暖、光线充足、清洁和无噪声，并能提供饮食。环境有社会的、情感的和自然的方面，此时更多强调的是环境的自然方面。环境概念是南丁格尔理论的核心思想。

3. 健康　良好的生存，个人能力的运用达到最完满的程度。健康是以环境中的健康因素为媒介，通过预防疾病而维持的。

4. 护理　是为服务对象提供最佳的条件，以加强人的修复过程和防止修复过程被干扰。

（二）以病人为中心阶段

该阶段主要是在20世纪40—70年代，随着疾病谱、病因谱和死亡谱的改变，人们对疾病和健康的认识有了进一步发展，逐渐认识到心理因素和社会因素的重要性。这些认识对护理学的发展产生了深远的影响，护理工作者开始重视社会心理及生活方式对健康与疾病的影响，并在原有的护理定义中加入“健康人也是护理对象”的新概念。

这一时期护理的特点是吸取了其他学科的相关理论，逐步形成了护理学科体系以作为专业的理论基础，并应用护理程序对服务对象实施整体护理。护理的主要对象仍是住院患者，医院仍是护士的主要工作场所。

这一阶段最主要的护理学家有奥利维尔、克瑞特、约翰逊和韩德森。下面以韩德森护理理论中的护理学概念作为该阶段的代表。

1. 人　是有多种基本需要的整体的、完整的和独立的个体。

2. 环境　是外部条件和影响有机体生存和发展的因素的总和。

3. 健康　是个体在没有护理帮助下独立满足多种基本需要的能力，是一种基于人体机能的生活质量，具有独立性和相互依赖性。健康品质是个体能最有效地工作和达到自己对生活满意度的最高可能水平。如果个体拥有必需的力量、意向和知识，就将获得或维持健康。

4. 护理　护士的独特功能是帮助护理对象、患者或健康人从事有助于健康、康复或安宁地死去的活动。如果护理对象具有必需的能力、意向或知识，他们将独立地进行这些活动。同样，也可以以帮助的方式尽快地使护理对象获得独立活动的能力。

（三）以人的健康为中心阶段

该阶段从20世纪70年代延续至今。20世纪70年代生物-心理-社会新医学模式的出现推动了护理学的发展，该时期要求护士进行护理时，将护理对象视为一个具有生理和社会心理需要的整体，认识心理、精神、社会和文化因素对护理对象的病情转归和健康的影响，从而帮助护理对象最大限度地达到生理-心理-社会的平衡和适应。

此阶段的特点是，护理学已经发展成为一门为人类健康服务的独立的应用学科。护理服务对象为全人类，服务场所从医院扩展到社区、家庭及各种机构，并以护理理论指导护理实践。罗杰斯是这一阶段的主要代表人物，其对护理4个核心概念的界定和说明如下：

1. 人　是一个统一的、具有完整性、显现出整体高于和不同于部分之和的特性的整体。有一个有组织模式的能量场与环境能量场持续不断地进行物质和能量的交换以达到不断地更新的模式。

2. 环境　是不可逆的四维能量场。每个环境能量场对于特定人的能量场都是特殊的，它们通过模式的持续变化和两者的持续性的和创造性的变化而得到确定。

3. 健康　积极的健康意味着完整的生活、心理状态和良好的社会适应能力。健康是一个由文化和个体界定的价值术语。健康和疾病代表行为的高价值和低价值。

4. 护理　已成为一门主要关于保持和促进健康，预防疾病和照护并使患者和伤残者康复的富有同情心的人文科学。它寻求环境和人之间和谐的相互作用，加强人的一致性和整体性，指导和改变人与环境之间的交互作用模式，以实现最大限度的健康潜能。

1980 年，美国护士学会公布的护理的定义为："护理是诊断和处理人类对现存的或潜在的健康问题的反应。"

三、护理学科中的人文关怀

人文关怀是人文精神的集中体现，是指一种主张以人为本，重视人的价值，尊重人的尊严和权利，关怀人的现实生活，追求人的自由、平等和解放的思想和行为。护理人文关怀是指护理人员在执业活动中所体现的对生命高度珍惜，关注和尊重人性观，对护理对象的关爱态度以及与之相应的价值观和行为过程。

1. 护理对象需要人文关怀。人类不同于其他生物通过身体的进化来适应环境而生存，而是新的适应模式——文化来获得在恶劣的环境中生存，并与之相适应。人的生命具有双重属性，一是所有生物体所共有的自然生命；二是人类所特有的文化生命。自然生命是生命的物质载体，文化生命是生命的精神结构。完整意义上的人，就是这两个方面的统一，没有自然生命，生命无从谈起；没有文化生命，人只是生物学的一个类别，并不是一个真正意义上的人。护理对象是完整意义的人，所以不仅需要对自然生命的护理，也需要对文化生命的照顾，即人文关怀。

2. 护理工作本身有人文护理的内涵。关怀和照顾是护理的核心内涵，而这两者本身就富有人文关怀的含义。现代护理的奠基人——南丁格尔曾说："护理是一门艺术，也是照顾人生命的艺术，由熟练技术的手、冷静的头脑与温暖的心组成。""护理的工作对象不是冷冰冰的石块、木头或纸片，而是有热血和生命的人类，护理工作是精细艺术中最精细者，因为，护士具有一颗同情的心和一双愿意工作的手。面对的所有对象，用心去感化，用手去呵护，是护理这一职业赋予的神圣职责。"

3. 医学模式的演变和护理学的发展促进护理人文关怀的进步。医学模式由生物医学模式转变为生物-心理-社会医学模式，相当于从仅仅诊治人自然生命的疾病到致力于完整意义的人的健康，即在面对病人时不再只看"病"而无视"人"的存在，这是医学人文关怀的一种体现。在医学模式转变的推动下，护理学进入以人的健康为中心的发展阶段，从这一阶段护理学的基本概念可以看出，护理人文关怀贯穿护理工作的全过程，涉及护理工作的各个方面。

4. 社会大环境推动护理人文关怀的发展。当前我国的社会转型进入一个重要阶段，急剧的社会变迁引发的心理问题逐渐增多。世界卫生大会预测，在 21 世纪影响中国最严重的疾病是心理疾病，并指出这是影响我国人民健康的最大问题。党的十六届六中全会《决议》明确指出："要注重促进人的心理和谐，加强人文关怀和心理疏导。"党的十七大提出"以人为本"。这样的社会大环境对于护理人文发展来说既是机遇也是挑战。护理工作者可在大环境的支持下迅速提高人文修养，也可能在社会不平衡的发展中无法维持积极健康的心理，导致自身或群体护理人文关怀能力的降低。

5. 现存与护理人文关怀相关的问题

（1）护士自身的素质：护士能否有效地进行人文关怀取决于两方面的素质，一方面是工作态度，另一方面是工作能力，主要包括知识、能力、经验、方法等。现阶段，社会上仍有很多人对护理工作及护士存有偏见，这在一定程度上影响了护士的工作态度，甚至影响护士对职业的认知。我国护理工作者基础学历大多为大、中专，在校所学课程涉及人文方面的极少，且多为选修课，基本上不能将所学的人文知识内化并发展为人文修养。同时，护理人员从业年龄多从19～22岁开始，此时缺乏社会阅历，而且没有认识到掌握科学的人文关怀的方法的重要性，在进行护理人文关怀时力不从心。

（2）护理工作现存的一些问题：①护理人员人手不足，护理工作过于繁重，使护士与患者进行沟通的时间较少；②护理管理者没有建立有效的与护理人文关怀相关的奖惩制度，不能对护士的人文关怀能力进行有效的评估，不能通过有效的方法和手段加强和培养护士进行人文关怀的素质，甚至没有认识到此项管理工作的重要性；③现有的一些护理工作制度的制定没有以人文关怀为中心，比如一名夜班护士早晨的工作包括观测生命体征、留取各种化验标本、晨间护理、执行有时间规定的一些医嘱、各种护理文件书写等，为了能在交班前完成工作，可能在凌晨不到五点就要开始进行操作，这样就会影响患者的休息。

6. 人文关怀是护理的根本。人文关怀是护理的本质，是护理美的精髓，离开了人文关怀，护理的理论和技能就成了无源之水。南丁格尔曾说："护士其实就是没有翅膀的天使，是真、善、美的化身。"如果没有爱与温暖的心，就算操作技能再高超，理论基础再扎实，也不能满足现代护理的要求，也不能真正满足患者在心理、社会方面的要求，也就不能成为一名合格的护士，一名真正的白衣天使。然而一旦有了对患者的关爱，即使她最初没有熟练技术的手和冷静的头脑，为了使患者得到更好的照顾，她会不遗余力地学习、锻炼、探索、进步，最终做到德技双馨，成为真、善、美的化身。"爱在左，同情在右，走在生命的两旁，随时撒种，随时开花，将这一径长途，点缀得香花弥漫，使穿杖拂叶的行人，踏着荆棘，不觉得痛苦，有泪可落，却不悲凉。"冰心老人的这句话指的正是护士在照顾患者时所体现出来的大爱之心。要使护理人文关怀内化于心，外化于行，不仅需要护士自身的努力，更需要教育者、管理者的不懈努力和探索！

第二节　护理学科性质的审美要求

"护理是一门照顾人生命的艺术，由熟练技术的手、冷静的头脑与温暖的心组成。"这是护理学创始人，南丁格尔女士对护理学的描述。纵观护理学发展的历史，既是一部关于生命与健康的科学史，也是一部关于生命和健康的人类自我审美文化史。

一、护理是真、善、美的有机统一

尽管医学、护理学经历了不同的医学模式的发展，但是在其发展进程中，始终有一条主线没有中断过，那就是守望健康、关爱生命。特别是今天，当经济、科技的发展使人类物质的需求唾手可得之时，对生命质量、对健康的关注便构成了人们话题的核心；而当人们意识到在经济、科技飞速发展中造成的一系列问题在环境、生理、心理、社会等各个层面对人类的生命和健康构成威胁时，人们开始反思医学科学与技术所能做到的和不能做到的、所重视的和所忽略的以及人们所需要的和不需要的。在关注现实群体与个体生命与健康的实践中，护理学的价值取向何在？“真、善、美”这一古老的命题又重新焕发出她恒久的魅力。

1. 人类的实践活动是真、善、美的统一。人类的实践活动是人类认识和掌握客观事物本质与规律性的活动，是一种“自由的、自觉的”活动。所谓“自由”，是指人认识和掌握客观事物的规律性，就是人的活动的求真的合规律性。同时，人对自然规律是主动的、积极的适应与顺从，即马克思所说的“动物只是按照它所属的那个种的尺度和需要来建造，而人却懂得按照任何一个种的尺度来进行生产，并且懂得怎样处处都把内在的尺度运用到对象上去，因此，人也是按照美的规律来建造。”所谓“自觉”则是指人的活动是有意识、有目的的，其行为遵循一定的道德原则和规范，也就是合乎善的目的性。因此，人类的社会实践是真、善、美的有机统一，真是美的基础，善是美的灵魂，即美不能离开真和善，更不能违背真和善。另一方面，美又有自身的质的规定性，不能用真和善来取代。因此，人类实践活动就其本身而言是真、善、美的有机统一。只有把符合客观规律的“真”和有利于社会的“善”通过具体可感的宜人的美的形象表现出来，人类的实践活动才更以意义和价值。

因此，凡是美的东西，首先都应当是真的，是蕴涵着客观规律性的。换句话说，如果违背了客观事物的规律性，失去了“真”，护理美也就不复存在了。同样，美感是由客观事物的审美属性引起的人们情感上的愉悦，如果客观事物本身是不存在的，那么其审美属性和情感上的愉悦又从何而来呢？所以说，真是一切美感产生的基础。

2. 护理中真、善、美的有机统一。护理实践作为人类实践活动之一，也是真、善、美的有机统一。在护理的整个过程中，一切护理措施的实施都围绕着“真”的追求，它不仅要考虑患者真实的病情、病况，治疗与护理的具体实施，患者的需求、利益和情感，还要考虑人与自然、人与社会以及人与人之间的关系，在符合真与善的前提下进行护理活动。同时，还要考虑到护理活动中各种美的因素带给患者情感的愉悦与舒适，精神的慰藉与激励，道义的支持与帮助。

在护理活动过程中，任何一个护理环节都是以如实反映病人的实际情况而展开的。护理人员在进行护理评估、护理诊断、护理计划、护理实施和护理评价时，都应讲究“真实”的护理效果，都要达到维护、修复和增进形体美和生命活力美的目的。例如，护理人员在收集病史时，有许多因素（如病人的文化水平、地方语言、隐私病情等）可导致病情采访的失真。因此，在采集病史时，一定要严密观察病人的神情，清晰地理解和掌握病人或陪护者所陈述的病情，善于辨明真伪，以保证所收集资料的真实、可靠。这一步是做出正确的护理诊断、制订切实可行的护理计划以及达到“真实”护理效果的基础和前提。因此，“真”是护理美的基础，也是护理人员的美德。护理过程中的任何一个环节违背了“真”，都可能使护理工作出现差错，甚至造成事故，以至人为地损害病人的形体美和功能美。

护理工作中的善，集中地体现在护理的目的及护理人员的职业道德上。从医疗护理的目的来看，它最大限度地以维护人的身心健康为目的，不仅要治好病，而且要做到疗效好、痛苦轻、见效快、预后好、费用低、技术操作娴熟等。而从护理人员的职业道德来看，他们热爱本职工作、忠于职守，具有坚强的意志品质和宽容豁达的职业个性；他们视病人如亲人，具有高尚的道德情操，充分体现了护理美中“善”的内涵。

总而言之，护理人员的护理行为、护理操作、护理效果、护理目的等，都是对社会、对病人的身心健康有益、有利而无害的，是善的，是美的。

3. 在护理实践中坚持真、善、美的统一。美不能离开真与善，也不能违背真与善，这只是真、善、美关系的一个方面；另一方面，美又有自身独特的内容，它不能与真、善简单等同，更不能用真、善加以取代。真、善、美三者统一于人类的社会实践中。人类的一切社会实践活动都是在不断地追求真、善、美相统一的理想境界，而物质文明和精神文明就是在追求真、善、美相统一的实践过程中所积累的成果与财富。

随着医学模式从生物医学模式向生物-心理-社会医学模式的转变，护理模式也在由传统的功能制护理模式向以人为中心的系统化整体护理模式转变。在新的护理模式下，只有实现真、善、美的和谐统一才有可能达到护理美的崇高境界。

新的护理模式认为，病人是一个综合的、动态的、整体的、社会的人，护理工作不仅要护理病人生理上的疾病，还应注意社会、心理等因素引起的生理、心理变化及其对疾病的发生、发展和转归的影响。因此，护理人员应根据病人的生理、心理、社会等各个方面的需求给予全面的、系统的整体护理，使病人在生理上没有疾病，各种生理功能保持良好，在心理上没有心理障碍，保持人格健全，并能愉快地生活，同时具有良好的社会适应能力；即人体在形式结构、生理功能、心理进程和社会适应等方面都处于健康状态下的协调、匀称、和谐与统一。

总之，护理领域的各个环节、各个方面所追求的美，不仅仅是护理人员、护理环境外在形式的美，更包括护理理论、护理操作和护理目的、护理人员职业道德的善，它是真、善、美的有机结合、和谐统一。

二、护理理念中的审美要求

理念是哲学中的一个名词，指理性领域中的概念、观念和看法。理念是思想、思维活动的结果，其形成过程是：通过对现实世界的认识、检验，建构理论、创立学说、发展科学，由此进行认知，然后由认知而确定看法，最终再经思维的结果形成理念。理念来源于现实，但是又经过理性的、抽象的思维过程，因此，理念的发展既取决于客观现实状况，又取决于人们的实际认知水平，而这种认知水平往往受当时科学研究水平、理论发展阶段和抽象思维能力的限制。

（一）护理理念的发展历程

护理理念是人们对护理工作所持有的价值观和专业信仰。护理理念的发展深受历史、政治、经济和文化发展的影响。护理学者贝维斯（Bevis）曾提出护理理念演进的 4 个阶段：①苦行僧主义（1850—1920 年），当时护理专业的主导思想是强调牺牲奉献、不求回报、自我否定和追求精神上的升华；②浪漫主义（1890 年至第二次世界大战之前），表现为追求美，强调服从和依赖临床医师，听命权威而不强调自主性；③实用主义（第二次世界大战期间），由于战争状态下的特殊需要，如大量伤员等待救助，医生和护理人员严重短缺等，这时，护理人员不得不相对独立于医生而自己承担起护理责任，因此，这一时期的护理强调实用原则，注重行动、策略或观念的实际效果；④人本主义（第二次世界大战以后到现代）：由于受“以人为本”思潮的影响，现代护理理念强调人是一个独特的、完整的个体，每个人都有思想的能力和自由选择的权利，因此对每个人都应该给予充分的尊重。

护理理念也随着医学理念的发展而发展。在生物医学模式时代，护理的目标是以疾病为中心，护理工作模式也是群体制的功能护理；今天，生物-心理-社会医学模式日益被人们所接受，随之带来的是护理理念的转变，即由以疾病为中心向以病人为中心转变，而且护理工作模式也转为责任制护理，整体护理理念越来越受到重视。护理的最终目标在于帮助人们达到最高层次的健康。

（二）现代护理理念的时代特征

1. 整体护理的兴起。整体护理的兴起和发展源自于现代社会对“人”的认识的不断深化。即人是有感知、有反应能力的生物，可以有控制、有目的地进行活动。人也是一个开放系统，与环境相互交流、相互作用；是具有行为、合理思维与选择能力的个体；是一个生物、生理、社会、文化的综合体；是家庭和社会中重要的一员。即使一个人生了病，他（她）仍然具备以上特征。因此，随着护理理念的发展，护理服务对象从“病人”扩大到“人”。

整体护理作为一种护理理念，是指导护理工作实践的哲学思想，它强调以人为本，以病人为中心，把护理对象视为有思想、有感情、有个人需求的人。在关注功能性护理的同时，更要关注人本身，注重护理对象心理需求的满足和人格尊严的完善，强调将病人、自然环境、社会环境视为相互联系、相互作用的统一整体。通过科学的工作方法为护理对象提供最优质的服务。

2. 护理者的角色功能得到拓展。现代护理的领域由临床护理扩展到社区甚至全社会，由此带来的是护理者的角色功能的拓展，护理人员开始扮演更多的角色，担负更多的职责：

照顾者　护理人员要照料护理对象，帮助护理对象进行日常生活起居，对护理对象进行心理上的支持、精神上的鼓励以及协助完成治疗、保健等任务。

管理者　护理人员要安排一切与护理对象健康照顾有关的事宜，包括合理安置物品、调动人力、制订护理计划、协调医患关系、解决矛盾冲突、处理危机事件等。同时，护理管理人员还需与医院的其他管理人员一同完成医院的管理工作。

教育者　护理人员需要对护理对象进行健康教育，要介绍疾病的预防、治疗、康复等有关的医学知识，还要进行医疗保健、身心健康维护、自我调节、自我救助等相关知识的指导教育工作，以提高护理对象的健康素质和生活质量。

咨询者　护理人员具备专业的医护知识，在护理过程中需要提供健康咨询，帮助护理对象了解自身状况、解除疑虑、增强信心。

设计者　护理人员需要通过护理评估，确定护理对象的需求，结合医疗诊断和治疗方案拟定护理计划与措施。

研究者　护理人员需要不断地开展护理研究，包括护理对象特点和需要的研究、护理技术更新的研究、护理理论的研究等。

3. 护理美学、护理伦理学等人文学科得到发展。美学、伦理学、管理学、法学、心理学等人文学科在护理领域得以迅速发展的原因在于护理理念及护理功能拓展、护理范畴的扩大，致使护理学科越来越广泛地与人文学科紧密地结合起来。护理人员要满足护理美学的要求，担当起护理过程中的管理者和咨询者等多种角色，就必须掌握相关的专业知识，提高综合素质，而护理人文学科正是顺应这一需求而发展起来的。

4. 护理科研得到重视。护理科研是推动护理学科发展的关键因素，没有对护理理论和护理实践进行严谨、客观的科学研究，就不可能提高护理质量，不可能适应护理领域不断扩展的现实，也就不可能保障护理学科的发展。近年来，护理科研得到越来越多的关注和支持，护理科研杂志的数量在不断增加，护理科研的领域也在不断扩展，如在护理教育、康复护理、老年护理、社区护理等方面都开展了相关的研究，从而使护理科研走向蓬勃发展的道路。

（三）现代护理理念中的美学思想

美学思想是人们对现实的审美关系、审美意识、审美创造等思想认识的总和。在现代护理理念中渗透着丰富的美学思想。

1. 现代护理以促进人类健康为根本宗旨，反映了善的本质，呈现了美的基本特征。现代护理的范畴已经不仅仅是救助和护理生病在床的病人，还包括对健康人提供疾病预防、延长寿命、提高生活质量及生命质量等方面的支持和服务。而且护理理念以维护全人类健康为根本目标，超越了国家、民族、地域的限制，体现了护理行业的人道主义特点，体现出美的最基本特征。

2. 现代护理主张维护人的整体健康，反映了对健康概念的客观认识，体现了求真的美学追求。护理理念不是一成不变的，而是在探求真理的过程中不断发展的。现代的护理对象已经不仅仅是疾病，而是人本身的整体健康状况。这是与对健康认识的不断深化有关的。在现代护理观念中，健康是指身体、心理的健康和社会适应的良好状态，因此，对护理对象的健康维护就应当是从全人的角度，实施整体护理。这一理念，是随着对健康、对人本身的研究的发展而确立的，是在不断向现实靠近、不断追求客观真理的过程中确立的。

3. 现代护理强调尊重护理对象，表现出对人性的尊重，体现出仁爱为重的道德美。人是集生理、心理、精神和社会各部分于一体的有机整体，在满足健康需要的同时，还有被尊重、被关爱的需要。因此，现代护理强调尊重护理对象的基本权利，如隐私权、知情同意权、自主权等，而且强调护理人员应以维护护理对象的利益为目标。这些观念体现了对人的尊重和爱护，具有仁爱、善良的道德美的性质。

4. 现代护理重视环境与人的和谐关系，追求护理工作的艺术美。在现代护理理念中，护理不仅是关心人的整体健康，还注意人与自然环境和社会环境的和谐关系。因此，护理工作不仅是帮助人们恢复或维护健康，还应当是帮助人们建设良好的人际关系、人与自然的关系，如使病房、院舍等自然环境的设计和建设符合人们自然审美的需要。而这种和谐关系的建设，也体现在护理过程中对于护理技术、护理意识的艺术化过程，如在护理操作中强调省力、节能、高效等原则，使护理工作具有简洁、精致、顺畅的艺术美感。

（四）现代护理理念的审美取向

审美取向是指一个人的审美思想与行为的价值指向。审美是人类理想追求的体现，是自我实现的基本方式之一，因此，真正的审美活动是离不开明确的指向性的。这种指向性并非直接的现实功利，而是指审美活动和特定的社会理想、人生理想的结合。现代护理理念中所反映的审美取向主要体现在：

1. 以护理对象的健康需要得到满足为美。现代护理理念始终围绕着以人为本的思想，强调以护理对象为中心，满足护理对象恢复健康的需要、预防疾病的需要、延长寿命的需要、提高生活质量的需要以及被尊重的需要等。这些需要应当是护理过程中的最高审美理想。也只有当这些需要得到满足时，护理审美主体才能感受到护理美的存在，审美关系才可能真正地确立。

2. 以护理人员与护理对象之间的和谐关系为美。现代护理理念中强调对人的尊重，而在护理审美过程中，护理人员与护理对象之间的和谐关系是体现尊重的重要指标。这种和谐关系的确立不仅代表护理人员对护理对象表现出充分的尊重和良好的服务，也说明护理对象能够尊重、接纳护理人员的付出和劳动。这种双向的尊重与和谐关系才是护理理念的审美理想。

3. 以护理人员的自我价值实现为美。“生物-心理-社会”医学模式为护理理念的发展带来了重大影响，不仅丰富了护理工作的内容和范围，而且改变了护理人员的角色和功能。在整体护理、责任制护理的工作模式中，护理人员不再是被动地执行医嘱和进行操作，而是需要主动、全面地了解护理对象的整体情况、作出护理评估、制订护理计划，帮助病人解决健康问题。这种情形下，护理人员有机会发挥自己的能力和智慧，有机会发掘个人的潜力，体验自我价值的实现。可以说，现代护理理念赋予了护理人员更多的职责和机会，提供了较为自由的发展空间。

4. 以护理实践的高效、顺达为美。在现代护理理念中，护理美的直接体现是护理实践过程的高效性和顺达、通畅的艺术性。护理实践是护理理念得以贯彻和实施的基础，是理想变成现实的唯一环节。护理实践的美不仅仅取决于护理目标的完成，还取决于在实践过程中审美主体体验到的省时、省力、高效、顺畅、舒适的感受，唯有如此，护理理念才得以真正体现，护理美才得以真正展现。

三、护理实践中的审美要求

护理是一门实践性很强的学科，在护理实践过程中蕴含着美、体现着美。而护理工作的整体化、程序化、规范化、多样化的统一原则，使得普通的护理工作蕴含着丰富的审美意义。

1. 护理观察中的敏与美　护理人员在临床观察中要有敏锐的观察能力，“敏锐”就是感觉灵敏、眼光尖锐，能对外界事物迅速作出反应。敏锐的观察，不仅是诊断学和临床护理观察学的基础，也是审美必须具备的条件。作为生命和健康的守护神，护理人员只有敏锐地对患者的病情、病况作出判断，把握患者每一个细微的变化，并作出护理诊断，使患者得到及时治疗和有效护理；同时还要留意患者的心理状态，及时察觉其烦躁、易怒、伤感、悲痛等负性情绪，以恰当的语言、耐心和细致的心理护理，使患者恢复平静，减轻精神负担和忧伤，保持良好的身心状态，积极配合治疗。这种敏锐的观察以及随之而来的各种护理措施，也使患者感到自己备受关注，从而产生一种亲切和温暖的美感，这种美感在疾病的防治和护理中具有药物无法比拟的特殊作用。

2. 护理技术的精与美　南丁格尔早在1859年就指出，护理是一项最精细的艺术。护理技术的精益求精与护理的艺术性统一于护理实践之中。护理技术中的精细表现为严格、规范、细致、熟练、轻柔和舒适。

3. 急救护理中的捷与美　在危机的情境中抢救危重症患者，是护理工作中的一项重要而严肃的任务。在急救中，护理人员的镇定自若、沉着稳重、迅捷准确的工作作风，显示出临危不乱的职业风度美和“救死扶伤”的护理道德美，动作的迅捷、反应的敏捷使搁浅的生命之舟重又起航，让枯萎的生命之花再度绽放。

4. 生活护理中的爱与美　南丁格尔认为，爱心的照顾是医疗过程中最重要的一环。在繁重的生活护理工作中，充满了艰辛，也充满了爱，但也正是在生活护理中，使护理人员对患者的关爱和关注有了最具体的载体，也是护理人道主义精神的最好体现。护理人员以“白衣天使”的形象出现在患者的面前，耐心、细致的生活照顾，协助患者保持了良好的外在形象，预防了并发症的发生。生活护理中，护士的每一次叮嘱、每一个微笑、每一次短暂的健康指导、每一次轻柔的触摸、每一句鼓励的话语都体现了护理人员对患者无私、深沉的爱，是患者在病重时感受到的生活的质量和生命的尊严，并在关爱中提升了战胜疾病的信心和对健康以及美好生活的渴望。

【本章小结】

本章主要介绍了在医学模式演变及护理学概念的形成和发展过程中，护理美学的形成和发展。作为护理人文关怀的重要体现，护理美学是护理学科性质的体现和要求，并蕴含在现代护理理念以及护理实践中。

【学习效果评价】

结合实例讨论护理人文精神和护士的审美关怀的关系。

第二章　护理美与护理美学概论

学习目标

完成本章学习内容后，学生应能：

1. 简述美在日常生活中的含义
2. 分析护理美的内涵与特征
3. 讨论学习和研究护理美学的实践意义
4. 复述护理美学的学科性质
5. 分析中国传统护理美学的内涵

【案例导入】

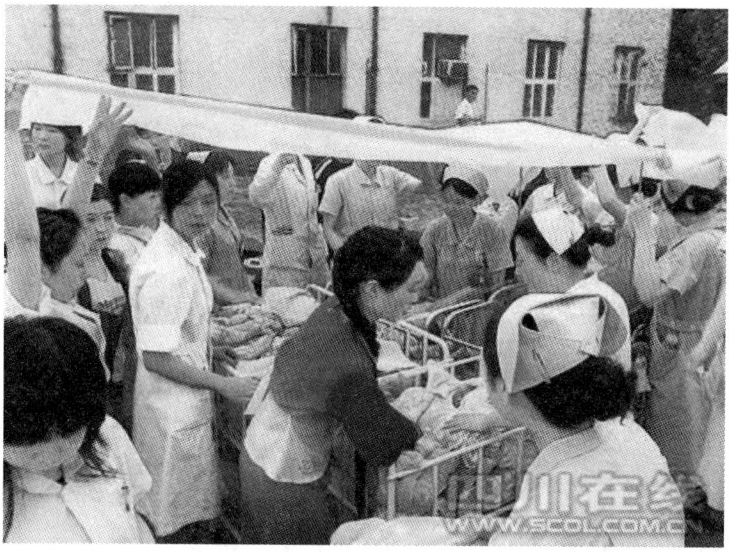

图 2-1　穿演出服的护士

2008 年“5·12”汶川大地震发生后，正参加护士节演出的护士，来不及卸妆就投入新生儿的转移安置工作。

致护士

你/轻轻走来/踏响生命的希望/笑靥如花/把不幸者的目光点亮/就像一羽白鸽/牵引着金色的阳光/把吉祥的哨音奏响/曾记得/生命中最暗淡的时光/一双柔巧的手/轻轻抚拭身上的伤/让我昏厥的灵魂/得到了复苏的力量/曾记得/在那孤独搁浅的时光/一绺和煦的春风/萦绕在瘦弱的身旁/那温暖明媚的气息/催我奋起/使我自强/也让我感悟/这世界即使物欲横流，世态炎凉/却永远都存在爱心和善良/我深信，在这个急功近利的年代/如果还能保存一些真

挚和善良/那都是源自你的馈让/在这个遍布陷阱和荆棘的世间/注定这个伟大的职业/救死扶伤，日夜奔忙

——图文摘自好护士网站：http：//www. goodnurse. cn

南丁格尔说过："护理是一门艺术，也是照顾人生命的艺术，由熟练技术的手、冷静的头脑与温暖的心组成。"这样的场景与这样的诗歌正是护理美很好的写照。

护理美，笼统地讲就是护理领域中的美。我们既可以把护理美理解为一种美的特殊形态，因为它综合了自然美、社会美、艺术美、科学与技术美的元素；我们也可以从实用美学的角度，把它理解为美学与护理学交叉形成的护理美学学科的基本概念。但无论哪种理解，我们都需要在阐述护理美之前，先了解有关"美"的阐述。

第一节　美的含义

一、历代学者对美的追问

什么是美？

当我们说到美的时候，我们可以想到的是盛开于春天五彩绚烂的鲜花、浓郁于盛夏苍郁青翠的绿荫、清丽灿烂的阳光、一碧千里的高空、巧夺天工的自然景物，精巧绝伦的手工工艺、孩子清纯的眼睛，少女娇艳的笑脸……这一切无疑都是美的，可要回答"什么是美"，显然这样的列举是不够的。古希腊哲学家柏拉图就曾在《大希庇阿斯》中，借苏格拉底之口，提出应当区分"什么东西是美的"和"什么是美"两个问题。"什么东西是美的"，答案是一个个具体的审美对象：花、草、树、木、山、水等，生动而具体；"什么是美"的答案却要概括出审美对象的所有共同本质，这就有点艰难而抽象了。

为什么"什么是美"这个问题比较难以回答呢？这是因为第一，美的现象的多样性掩盖了本质的共同性。美的现象是无限丰富、无限复杂、无限多样的。与"美"这个概念相联系的，有数不清的事物：日月星辰、高山流水、花草树木、走兽飞禽、诗文戏曲、琴棋书画乃至人的表情、行为、语言动作……从天上到地下，从自然到社会，从现实到艺术，从物质产品到精神产品，美可以说是无处不在。同时美的事物，其形态、用途、结构、发展规律又千差万别，有的甚至看起来风马牛不相及，要概括出所有美的事物的共同本质，就成为十分困难的事情了。第二，对美的主观感受的差异性，掩盖着美的本质的共同性。朱光潜先生曾说过，认识"花是红的"与认识"花是美的"，这中间有一个本质的区别：前者属于"科学的反映形式"，后者则属于"美感的或艺术的反映形式"。对于科学认识来说，主观条件不起什么作用，它所反映的，是自然之物不以人们意志为转移的客观固有属性（如花的"红"）；美感认识则不同，它在反映外界的过程中，主观条件起很大的作用。不同时代、民族、社会形态、阶级以及文化修养的人，对"花是红的"可以而且应当形成共识，但对"花是美的"，却能产生出不同的看法和不同的感受。对于美的看法，人们总是带着主观爱好、主观趣味来感受的，各个人的审美标准，审美趣味不同，对美的感受也必然生出这样、那样的差异。令某个人神魂颠倒的事物，另一个人或许连看一眼也不愿意。这种由于主体条件的不同，时代、民族、阶级、社会形态、文化素质等方面的不同所形成的审美评价的差异，也使得对什么是美的认识更加复杂和困难。

二、美的字源学辨析与其在日常生活中的含义

（一）美的字源学辨析

探究美的道路虽然困难重重，但这并不等于说，美的奥秘就不可以认识。在探讨什么是美的本质之前，我们不妨来看看李泽厚先生在《美学四讲》中，从词源学的角度对美的含义在日常语言中的意义分析。

从词源学来看，“美”的汉字的词源学含义之一是羊大则美，汉朝许慎《说文解字》是这样解释“美”字的：“美，甘也。从羊从大。羊在六畜主给膳。美与善同意。”这句话的意思是，美就是香甜、好吃。羊性格温顺，是原始先民最早驯服的动物之一。羊大则肥，味美好吃，故“五味之美则曰甘，引申之，凡好皆曰美”。（《说文解字段注》，上册．古都古籍书店，1981：154）认为羊长得肥大就是“美”，这说明美与感性存在，与满足人的感性需要和享受（好吃）有直接关系。“羊大则美”包含极大的实用价值。

还有一种解释是“羊人为美”。康殷在《文字源流浅说》中提到，“美”的本意是指头戴羊冠或头部做羊形装饰，翩翩起舞，祈祷狩猎的成功。人戴着羊头跳舞才是“美”的起源，这说明美的产生是与原始的巫术、图腾礼仪活动有着密切的关系，具有某种社会含义在内。两者统一起来，就可看出：一方面“美”是物质的感性存在，与人的感性需要、享受、感官直接相关，另一方面，“美”又有社会的意义和内容，与人的群体和理性相连。这两方面都说明美的存在离不开人的存在。再次，在古代，美和善经常是混在一起的。据有人统计，《论语》中讲“美”字 14 次，其中 10 次是“善”、“好”的意思。我国春秋时期，楚国的伍举曾言“夫美也者，上下、内外、大小、远近皆无害焉，故曰美”。我国提倡的“五讲四美”中的思想美、行为美、心灵美、语言美这四美，也都是在伦理赞同的意义上使用“美”的。

（二）美在日常生活中的含义

“美”在日常语言中有几种相互联系又有区别的含义：第一，表示感官愉快。即用于生理需要满足时的感叹和对满足生理需要的对象的肯定性评价。饿得要命，吃到烤鸭，感觉“美”；热得要死，喝瓶冰镇汽水，“美”。“美味”、“美食”、“美酒”等，都是此意。第二，表示情感的升华，用于人们在面对审美对象获得情感和精神的满足时的一种肯定性评价。如聆听贝多芬音乐所感受到的生命的震撼，欣赏凡·高的画时所感受到的生命的张力，甚至是从一朵雏菊中被我们看到的春天，朝阳东升、夕阳西下时被我们感受到的人生的起落。我们的情感和精神在观照这些对象时所获得的情感的愉悦和精神的升华，我们都称之为美。第三，表示伦理评价，用于对人的言论、行为、思想等符合伦理道德规范的一种肯定性评价与赞同。我们对某个人、某件事、某种行为表示赞赏时，也常用美字，以表达情感态度和赞同立场。第四，专指审美对象。用于审美判断和评价。一朵盛开的鲜花，一抹绚丽的晚霞，泰山的日出，黄果树的瀑布，莫扎特的音乐，毕加索的画等，我们都赞叹为美，这表达的是一种审美判断。

三、美的特征

美的本质是内在的、抽象的，但美的现象形态则是生动、丰富的，这些千姿百态、各呈异彩的美的事物，与世上其他事物相比又有其自身的特点，要真正地把握美，就需要考察美所具有的各种特征。

1. 美的客观社会性　美来源于人类的社会实践，是人类社会实践的产物，因而具有社

会属性，只有随着人类社会实践活动的发展，以及人的本质力量的丰富性在对象世界中的不断展开，美才能丰富发展起来。如人人都认为花是美的，但在原始人看来，动物和狩猎才是美的，因为动物是他们衣食的主要来源，也是他们的劳动对象，而当时的花草还没有同人的社会生活发生密切的联系。随着人们征服自然能力的提高，人由自然界的奴隶开始变为自然界的主宰，人们才开始用花来装饰自己。可见美不是客观的自然存在，而是客观的社会存在。它虽然可以离开某一个人的感受而独立存在，但却不能离开社会实践主体——人而独立存在。自然客体在成为人们的审美对象时，便形成了人和对象的审美关系，从而满足人们的精神需要、丰富人们的生活、陶冶人们的情感和启迪人们的思想，因此，美具有强烈的社会功利性和普遍的社会性。

美不仅有社会性，还有客观性，它不是以人的主观意识为转移的客观物质性的存在。无论是一部小说、一幅名画还是一处优美的风景，这些美的事物总是离开欣赏者而独立存在的。同时，美不管存在于哪个领域，都不能脱离事物的自然物质属性，也不能脱离客观物质属性的诸因素，如线、形、色、音等物质材料；如果抽掉了自然物质材料，美的存在也就失去了形式因素。正如音乐美离不开声调；绘画美离不开色彩；文学美离不开语言。因此，一切审美对象，包括自然事物的美、社会事物的美和作为观念形态而存在的艺术美，都既有社会性因素，也有客观物质性因素，而且不能不是社会性因素与客观物质性因素统一的存在；它的美学性质和意义是由于它的自然性处在人的社会关系之中而对人的生活起着积极作用的结果。一件事物的美，它的客观物质属性是不可缺少的条件，它的社会性是决定性因素。如果看不到社会性是决定性因素，就必然会把事物的美学特征解释为超越社会、超越时代的东西；如果看不到客观物质性的存在是不可缺少的条件，就必然会把事物的美学特征解释为抽象的东西，排除了美的具体的直观感受性。

2. 具体形象性　所谓形象性，是说美总是表现为具体、生动的，能为人的感官所接受的，具有一定观赏价值的感性形象。美的事物和现象总是形象的、具体的，总是凭着欣赏者的感官可以直接感受到的。人们欣赏美，总是首先被对象的线条、色彩、节奏、韵律等形式因素所打动，并体验到其中的情感意蕴，激起种种审美感受。离开了事物的感性形象，也就无所谓审美了。

形象，是一个多层次的立体结构，它作为内容与形式的有机统一，都有一种感性的具体形态，其内容都是通过一定的物质材料所构成的外在形式表现出来的。因此，形象不等于形式；它不仅有形式，而且有内容。形象美也不等于形式美，把美仅仅看做形式美，并不能把握美的基本特征。比如，红的颜色，是一种纯粹的自然物质属性，孤立起来看很难判断它美或不美，只有当它与人类社会生活发生联系时，它才可能具有比较明确的审美价值。因此，判断形象的美或不美，还要看其形式所体现的内容如何而确定。美是内容与形式的统一，美的形象性也是在这种统一中表现出来的。

3. 感染愉悦性　任何一个审美对象，都具有一种能感染人、愉悦人、令人喜爱的特征。美是具体可感的形象，它不是直接诉诸人的理智，而是首先诉诸人的感情，使人在感情上产生某种激动，获得某种精神上的愉悦和满足。美的感染性是美本身固有的特点，它既不是单纯表现在内容上，也不单纯表现在形式上，而是从形式与内容的统一中体现出来的。人们处于自然风光之中，面对一片美丽的风景，就会感到赏心悦目，心旷神怡。人们读一部优秀的文学作品，看一部好影片，参加一次音乐会，会在精神上获得满足。人们学习英雄人物的事迹，会产生强烈的敬仰、爱慕喜悦之情。由此看来，无论是自然美、社会美，还是艺术美，都有感染愉悦性。

美的感染愉悦性，是一种普遍的社会价值。它不依赖于某一个人或某一些人的主观感受和判断，而依赖于客观的社会实践。一个对象之所以能在人的心目中引起爱慕、喜悦的心情，长久萦回，主要原因在于它显示了人的本质力量，显示了人凭着自己的本质力量所创造的生活。美的事物犹如一面镜子，使人们可以从中看到自己的形象，看到自己丰富多彩的生活。凡是能显示人的情趣、人的自由生活的各种事物和现象，总会受到人们的喜爱。也就是说，在具体感性的美的形象之中，都体现着人的自由的、能动的创造活动，包含着人们的审美理想，肯定着人的审美认识能力和实践活动。因此，当人们在感受美的事物时，心中会自然洋溢起一种难以名状的喜悦，精神振奋，心情舒畅。

四、护理美的内涵与特征

1. 护理美的内涵　宏观地说，护理美是医护领域中美的体现。具体地说，护理美是在实施围绕维持和促进人类健康为宗旨的一切护理活动中美的呈现、美的创造及审美活动的总和。这一过程旨在提高人的生命质量和健康水平。在生物-心理-社会医学模式下的“生命质量”，是建立在一定的社会经济、文化背景和价值取向基础上的人们对自己的身体状况、心理功能、社会能力以及个人综合状况的一种感觉体验。这个定义与美国 Ferrell 博士于 1995 年提出的旨在突出生命质量整体性的生命质量四维构架是一致的。这一构架认为生命质量由 4 个维度构成：即身体健康状况（包括各种生理功能活动有无限制，休息与睡眠是否正常，肢体残疾缺陷等），心理健康状况（包括智力水平，各种正向和负向心理活动、情绪、紧张刺激等），社会健康状况（包括社会交往和社会活动情况、家庭关系、爱情婚姻、职业、社会地位等）和精神健康状况（包括对自己生命价值的认识、宗教信仰、精神文化生活等）。

护理美研究的主要内容之一是人的生命之美。这包括如何认识和解答当代人类的心身健康与生存环境的关系、与生命的价值和意义的关系、与生命神圣的关系等具有重要意义的问题。在生命之美的主题里，护理怎样智慧地对待“生”和对待“死”？如何看待人的生命的内容与形式的问题等。如果人们仅仅关注生命的内容，如生命的生理内容、特别是社会伦理内容的思考，而对人生命的相应形式的美学关注不够，那么势必导致对生命与健康现象缺乏整体的认识，体现在护理行为中则表现为人文精神和人文关怀的缺失。

护理活动始终是围绕人类身心健康而进行的，护理美的内容之二则是护理活动各环节中体现出的人与自然、人与社会、人与人之间和谐互动和可持续发展的护理审美理念的护理实践内容与成果。它贯穿于基础护理、各专科护理、康复护理、临终关怀、健康教育等各个护理环节中。

2. 护理美的特征　护理美是美在护理领域中的具体表现，它既符合美的一般特征，又有自己所特有的一些特征，主要体现在以下几个方面。

（1）具体性与抽象性的统一：护理活动在现实中都是具体可感的事物、对象或过程，其具体性可分为感性具体和理性具体。感性具体即事物的“形象性、形式性”，是对事物现象的生动、直观的认识，是形、色、味、态的统一整体。理性具体是思维对事物各方面的本质规定的完整反映。感性具体既是认识的起点，也是美学眼光的独特所在，它从事物的“形”的方面入手，去认识对象的“真与善”的内容，从而构成对事物的内容与形式的完整把握。因此，“具体性”主要表现在现实的形象、体积、大小、结构、质料、比例、色彩等形式属性与特征上面。

抽象性是指事物某一方面的本质规定在思维中的反映。护理活动在其根本上是探求真理，恢复和促进健康。科学的抽象不仅要求把感性的具体作为科学抽象的前提和依据，还要求从抽象再上升到理性具体。这种理性的具体是许多规定的综合，是多样性的统一。可见，由具体到抽象和由抽象再到具体的过程，是辩证法在思维过程中的表现，同时也是美的创造与美的再现过程。

（2）社会性和科学性的统一：社会性是针对“善”而言的，科学性是针对“真”而言的。二者的统一是强调护理中的美不能脱离社会而存在，且对社会生活具有依赖性。真是美的基础，善是美的灵魂，它们共同构成美的先决条件，并成为衡量美的重要标准。

（3）功利性与超功利性的统一：人类之所以需要美、追求美，就因为归根到底它对自身有用。这种有用性即为功利性。然而，美的效用不仅表现在经济实用上，即功利性上，更重要的还表现在情感上、精神上，即超功利性上。人们来到医院，首先要考虑把“病”看好，恢复健康，同时还希望在看病过程中愉快、舒适、温暖、被尊重；人们接受手术治疗和护理，不仅希望手术成功，还希望医生、护士尽量保持患者身体的完整与完美，刀口的位置尽量隐蔽，刀口的大小、缝合尽量合理而美观；人们不仅希望医护人员技艺高超，还希望医生、护士态度亲切；人们不仅希望治疗和护理方案有效，还希望经济花费合理，副作用最小，等等。

从护理美的创造角度来看，这些事实说明，护理活动中美应该首先体现在满足人们的实用功利目的上。人体与健康首先意味着人作为生理存在、物质存在的规定，它毕竟不是单纯意义的精神享受。一切护理活动的选择与实施受人体健康的实用性目的的制约，要有利于实用。其次，还要赋予护理活动一切环节以人文精神、人文关怀的超功利性体现，表现在护理人员的职业道德、人文面貌，医院环境的舒适、布局的合理，医疗流程的简洁、医护患关系的和谐、医疗费用的合理等方面。

应该看到，满足实用的功利性与满足精神的超功利性之间，在功能上不是截然分开的，它们之间相互影响、相互转化。生理的不适与病痛会影响人的情绪与健康，恶劣的情绪反过来会加重身体的不适。因此，营造有利于人体精神舒畅的轻松、愉悦的就医环境和氛围本身不仅满足了就医人群的精神需求，还间接地具有功利性的“治病”作用：患者床前的鲜花、病房色彩装饰、周到和体贴的护理、亲友的关爱慰问、可口的饭菜等，虽然不构成直接的治疗行为，但这些可以给他们带来精神上的满足与安慰，从而间接地对治疗与康复起着一定的辅助作用。这种功利性与超功利性是护理美特征的又一体现。

（4）创造性与继承性的统一：创造性是一切美的重要特点，可以说，创造就是艺术的生命，是美的生命。人们赞美人体之美，常常说人体是“天地的造化”、“上帝的杰作”，都是从创造的含义而言的。创造在本质上意味着人的生命力量与智慧的自由释放，意味着社会进步性与科学真理性的胜利，意味着人的价值的实现与确证。创造在现象上则表现为美的具体事物与成果等。

由于护理面对的是人-人体-生命这一艺术“杰作”，从这个意义上讲，护理活动本身就具有艺术活动的性质，护理人员在一定意义上就是艺术家。因此，创造性应体现在护理活动的一切环节中，要么表现在内容上有所创造，要么表现在形式上有所突破。大到医疗科技创造，小到医护日常活动中各个环节的规范化，甚至一个具体的护理方案的制订，都可以体现美的创造性。

然而，任何的创造都不是凭空产生的，都是基于历史继承上的创造。昨天的创造成为今天的历史，正如今天的创造必将成为明天的历史一样。昨天、今天、明天就构成了人类关于美的历史，它们之间也便有了继承与创造的关系，在这个意义上，美也就具有创造性和继承性的统一。特别是在医护领域，二者具有鲜明的对立、统一关系。例如，近几年发展很快的美容医学，充分体现了美的创造性与继承性统一的特点：脸部五官轮廓的修复与再造，是借助一定的技术来达到和谐的脸部比例与理想的轮廓形状，这本身就是一项创造性极强的艺术性工作。然而，这里的创造绝不像纯艺术创造那样自由，必须在继承对象既有的自然条件前提下进行。

（5）相对性与绝对性的统一：法国唯物主义哲学家狄德罗曾提出“美是关系”的论断。他指出，凡是被称为美的东西，都与它所处的环境有着密切的关系，离开了这一特定的环境，往往就无法对事物的美丑作出确切的评价。这里的关系，既包括客观对象形式方面的秩序、对称等安排的关系，也包括客观对象内容方面的关系以及该对象与其他事物相比较、相联系的关系。护理美相对性的例子不难举出，如医护人员的微笑，按理说是令人愉快的，但是，不分场合、不分时间的微笑，却有可能导致护患之间的误解和纠纷。如病人因抢救无效死亡了，护理人员就没有任何理由微笑着说“没关系”。

但护理美的相对性又是与其绝对性相联系而存在的。护理美的绝对性表现在，一方面，美总是具体地、历史地在一定的社会生活实践和护理实践中存在、发展着。另一方面，美的事物固然与周围的环境、条件有关，但事物之所以美，关键还在于它自身是否具有某种美的性质，是否符合美的规律。美的性质与规律是人类在实践中长期积累、总结下来的，一旦形成，就具有相对独立的意义而成为具有社会意识形态属性的内容传承下来。

第二节　护理美学的产生与发展

一、美学的产生与发展

当人们感受到美，追问什么是美的时候，美学的思想就已经萌芽了。可以说，人类美学思想的产生，与人类的起源一样古老，它的渊源一直可以上溯到邈远的原始社会。在人类的童年期，人们还不可能有自觉的理论形态的美学思想，但这并不意味着原始人没有审美意识，没有对美的渴望和追求。可以这样说，自从原始人类通过劳动最终摆脱了动物的状态，开始懂得装饰自己、娱乐自己，出现了最早的原始艺术活动时起，人类的审美观念和最初的美学思想便已开始出现。人类在石器时代之初，作为武器的石块是没有加工过的。后来，为了使用的便利，便把石块进行加工。经过加工了的石块使人获得了一定的形式感，它一方面是人们在物质生产中对劳动工具的必然要求，以便于使用；另一方面也是人类最初产生的审美意识的必然结果，生产工具的对称、平衡、完整的形式，反映了人类早期包孕在直接实用观念中的审美意识。随着社会的推进，不但石器已经很均匀、整齐、灵巧和完整，而且还有各种石、骨的装饰品。原始人在小砾石、石珠上钻孔，在兽骨上穿孔，成为可以佩戴的头饰和项链等，这些装饰品，已经潜藏着原始人所独有的观念性的想象、理解，具有初步的美感性质和意义。而在原始社会里，那些“图腾”崇拜和原始“巫术”信仰，体现了原始人的观念想象，同时也可反映出原始人的审美观念、审美理想和审美趣味。

从考古发现和对残存的原始部落的考察来看，原始人在音乐、舞蹈、诗歌、绘画等艺术活动中，已经明显表露出对自然物和创造性劳动的赞美，至少在两万五千年以前，原始艺术家已能用两三种色彩活灵活现地描绘出马、鹿、公牛、狮子等动物形象，中石器时代已能画出战争、狩猎等场面，且突出表现动作，这些无疑是人类社会审美意识的胚胎。特别是到了原始社会晚期，原始艺术得到了迅速发展，当时，把各种物品加上彩饰，在器皿等用具上加绘装饰图案已非常普遍。其中的一些艺术品即使在今天看来，也有很高的审美价值。例如，属于仰韶文化的新石器时代的彩陶，其造型、色泽和图案无不令人赞叹。1954 年在西安半坡村遗址出土的一批彩陶，雕画着各种纹饰，如几何图案、人面纹、鱼纹、鸟纹、蛙纹、鹿纹、花叶纹等，线条简练，形态别致，富有生活气息，有力地显示出了我国远古时代劳动者的智慧和艺术创造力，也显示出了那个时代对美的追求和审美意识所达到的水平。

然而，作为原始人毕竟缺乏理性思维。法国社会学家列维・布留尔在其《原始思维》一书中写到，原始人的思维是不同于现代人逻辑思维的“原逻辑思维”。这种思维不喜欢分析。从近代残存着的原始部落生活的史料看，原始人的思维中没有抽象概念，只有具体的形象。例如，他们不说一个人很勇敢，而说他像一头狮子；不说一个人眼光敏锐，而说他像一只鹰。要表达硬的意思，就说像石头；要表达圆的意思，就说像月亮；要表达热的意思，就说像太阳，等等。总之，原始人缺乏抽象分析和概括的能力，而美学恰恰需要这样的能力。因为美学不同于美，它不是对一个个具体的审美对象的感受，而是对所有美的事物之共同本质和特征的抽象。因此理论形态的美学思想是到了奴隶社会才产生出来的。

自人类进入阶级社会以后，社会出现了分工，使农业、手工业和商业都有了长足的发展。人们对于自然界的现象和规律的认识逐渐深化，各种艺术诸如建筑、雕刻、音乐、诗歌等，都有突飞猛进的发展。人们常常把人类审美和艺术实践的经验提升到哲学的高度来加以总结，力图把它们作为宇宙的一个组成部分来揭示它们的本质和规律。这是美学思想的真正历史起点。

中国美学具有悠久的历史传统。在春秋战国时代，卓越的思想家老子、孔子、孟子、庄子、荀子和韩非子等从各自不同的哲学观点出发，触及美学问题。老子“大音稀声”的美学主张、孔子“尽善尽美”的美学观点、孟子“充实之谓美”的美论思想、庄子“天地有大美”的审美观、荀子“崇其美，扬其善”的美善统一观等，都显示了远在先秦时代，一些思想家已经在探讨美的问题了。与欧洲中世纪相比，美学思想在中国封建社会的发展要活跃得多。从战国后期开始，美学问题不仅得到了更为普遍的重视，而且深入到了文学、音乐、绘画、戏剧等各个艺术领域。这些领域内相关的著述体现了当时人们对美的规律的探求与把握，同审美经验与艺术鉴赏的有机结合，显示了我国古代美学思想的鲜明的民族特色。

西方美学思想发源于古希腊。早在公元前六世纪末，古希腊的毕达哥拉斯学派，就提出了“美是和谐”的思想，根据“数的原则”来剖析美，认为美在于“对立因素的和谐统一”，对后世美学产生了深远的影响。柏拉图最早对“什么是美”和“什么东西是美的”两个不同性质的命题进行了辨析。并在其哲学著作中，对美的本质和艺术美的问题作了具体的阐述。亚里士多德批判地继承了柏拉图的美学思想，他的《诗学》是欧洲文艺美学的最早经典著作，他的“美的整一”学说，肯定了现实生活中美的客观存在，并对艺术美的创造等问题作出了杰出的概况和总结。古罗马美学思想基本上是古希腊美学思想的延续。公元 5 世纪，西罗马帝国灭亡，欧洲进入封建时代，在漫长的“中世纪”，美学同哲学一样，也沦为“神学的奴婢”，浸透着封建宗教的色彩。进入文艺复兴时期以后，由于资产阶级思想解放运动的作用，以及艺术创造所取得的巨大成就，美学思想也进入了一个新的蓬勃发展时期。

从对原始社会、奴隶社会、封建社会和早期资本主义社会中审美活动和美学思想的概括中可以看出，人类的审美意识和对美的探求、创造，早在遥远的古代就开始形成和发展起来了。不过，那时的美学还没有形成比较完整的系统，并且，古代西方人对美的探讨，多局限在哲学、文艺学，甚至神学的范围之内，我国古代对美学的思考，也多散见于哲学、伦理学、政治学、教育学、文艺理论等著作中。也就是说，古代的美学思想并没有形成一门相对独立的学科，那时的美学在很大程度上还是哲学、文艺学甚至神学的“附庸”。这种情形一直延续到 18 世纪中叶。

1735 年，德国出版了一本小册子——《关于诗的哲学默想录》。它的作者是一名叫鲍姆嘉通的 21 岁的年轻人。这本书有史以来第一次提出了“美学”这一概念。1750 年，鲍姆嘉通又出版了《美学》专著第 1 卷，规定了这门学科的研究对象和任务，首次正式将美学列为一门独立的学科，他也因此被誉为“美学之父”。不过，鲍姆嘉通所说的“美学”和今天人们所说的美学有很大不同，在他的描述中，美与感性认识是联系在一起的，美即感性认识的完善。鲍姆嘉通认为，人类的心理活动可以分为知、情、意 3 个部分，研究“知”的方面有逻辑学，研究“意”的方面有伦理学，而研究“情”的方面还没有一门相应的科学。因此，他建议设立一门研究“情”方面的学科，并第一次用“美学”这个名称来表明他的性质。“美学是研究感性知识的科学。”（《西方美学家论美和美感》. 商务印书馆，1980 年：142）从此，美学摆脱了长期以来完全附属于其他学科的地位，形成一门同哲学、逻辑学、伦理学等区别开来的独立的学科，并逐渐获得了学术界的公认。

从 18 世纪末叶开始，美学进入了一个新的、蓬勃发展的阶段，先是德国古典美学的兴起，接着是西方美学和马克思美学的分流。

18 世纪末到 19 世纪初形成的德国古典美学是西方美学发展的高峰，也是世界美学思想发展的一个极为重要的阶段。它的奠基人是著名哲学家康德。康德的美学观点主要见于《批判力批判》一书，对美学的许多问题诸如美的本质、审美判断、审美活动中的心理功能、美的创造、典型等问题，都作了深入的考究，并开始建立起一整套唯心主义美学理论形态。继康德之后，期间经过费希特、谢林、歌德、席勒等人的不断补充、丰富和发展。到了黑格尔，他把德国古典美学推向了新的高峰，成为以往一切美学派别的集大成者。

黑格尔建立了西方美学史上从未有过的庞大完整的美学体系。在他的多卷本的《美学》巨著中，把历史发展的辨证观点运用于美学的研究，对于美的本质、自然美、艺术美、艺术发展的类型，乃至当时存在的几乎所有的艺术种类，都做了详尽的阐述，构成了一个规模宏大、空前严谨的美学理论体系，使美学的独立地位进一步巩固下来。当然，黑格尔的辨证法是以客观唯心主义为基础的，这使他的美学体系存在着不可避免的历史局限性。

德国古典主义美学有其独特的历史地位。它以前所未有的最为完整而又最有影响的唯心主义体系，竖起了一座西方美学史上承前启后的丰碑，它所包含的丰富而复杂的内容，既是对从前西方美学思想的总结，又是对现代西方美学的开启，马克思主义美学就是在对德国古典主义美学的批判和继承的基础上产生的。继德国古典美学之后，西方美学进入了一个新的发展时期。

西方现代美学的一大特点是名目繁多、流派林立。与传统美学一样，现代西方美学与哲学的关系也十分密切。唯意志主义美学、表现主义美学、精神分析美学、存在主义美学、实用主义美学等各流派在很大程度上都是相应的哲学流派的派生物。在研究的主题和方法上，现代西方美学与传统美学有重大的区别，传统美学主要致力于美的本质的探讨，现代西方美学则把中心转向了对审美感受、审美经验和艺术中的一些专门问题的研究。自然科学和社会科学的飞速发展，也对现代美学的研究产生了很大的影响。心理学、生理学、生物学、人类学、社会学、符号学、逻辑学等学科的某些观点，已经逐步渗入美学理论，从而产生了一些新的研究方法。如精神分析法、心理实验法、语义分析法、结构主义法等。在这些方面，现代西方美学确有不少发展和进步，取得了一批值得重视的成果。但这些发展和进步多表现在个别领域，作为美学整体的理论建树显得不足。真正对德国古典美学进行革命性的批判和改造，使美学走向科学道路的，是马克思主义美学。

马克思主义美学诞生于19世纪中叶，它的开创者和奠基人马克思、恩格斯批判地继承了人类文化的优秀成果，在创立新的世界观的过程中，涉及一系列重大美学问题，如美的起源、美的本质、审美和艺术活动的社会作用，艺术创作的规律等，并运用辩证唯物主义和历史唯物主义观点对这些问题做了深刻阐发，建立了一个崭新的美学体系。马克思主义美学第一次为美学提供了一个科学的哲学基础，即辩证唯物主义和历史唯物主义；提出了美学研究的科学方法论原则，即理论与实践相统一，逻辑与历史相结合；论证了美是社会实践的产物，是人的本质力量的对象化，是物化了的人的本质、个性和生命；提出了“劳动创造了美”的基本美学命题，并阐述了创造美的规律，即对象的规律性与人的目的性的统一；指出了艺术创作的原则和方法。由马克思和恩格斯所开创的马克思主义美学总体系，是以往的美学体系所无法比拟的，它有着强大的生命力、广阔的理论容量以及深远的发展前景。

二、护理美学的概念

护理美学是将美学基本理论应用于护理实践的一门新兴的边缘学科。它的兴起是建立在新的医学模式基础上的，学术界就其学科的定义、性质等基本问题进行了不断的探讨。

什么是护理美学？在目前的教科书中，可见以下几种描述：其一，护理美学是以马克思主义美学的基本原理为指导，研究护理实践中的美学问题与护理人员审美观的科学；其二，护理美学是运用美学的基本原理、原则及观点，研究护理工作中的美学现象以及护士的审美观、护理美的培养与训练等问题；其三，护理美学是美学与医学、护理学的相关理论相结合，研究护理实践中的美学原理与美学现象及护理审美规律的一门新兴学科；其四，护理美学是研究临床护理过程中的一切审美因素的科学。不难看出，这几种描述有一定的共同点，即以护理审美为核心，以护理学与美学相结合的理论为基础，运用护理学与美学相结合的方法来研究护理领域中的美学现象和审美实施及其规律。其研究范围都涉及医疗护理环境、社会人群、患者、护理实践及护理人员自身等领域。

综合现有教材对护理美学的描述，并结合护理学学科的价值、目的和实践，护理美学可以界定为运用美学的基本原理、原则和观点，从护理实践的角度研究人们在维护和提升人类身心健康的活动中体现出的护理美现象、护理美创造以及护理审美规律的一门新兴的、交叉性的应用学科。

三、护理美学的学科性质和体系结构

护理学是一门应用科学，实践性很强，它融汇了自然科学、社会科学和人文科学的理论，形成了护理理论体系与护理技术。美学是研究美的本质、特征、发展及其规律、美感、美的欣赏和创造等的学科。两者的融合形成了护理美学这门新兴的学科。一方面，护理美学是护理学和美学相互渗透的产物，另一方面，它又是美学理论、规律等在护理领域的应用和落实。下面我们就从这两个方面去分析和确定它的学科性质。

就护理学与美学的相互渗透来说，护理美学是医学科学与社会科学的交叉性学科。

从美学角度看，护理学本身蕴含着美的规律、美的理念，是科学与艺术的高度结合，具有美的价值。主要表现在以下两个方面：

第一，护理理念和理论中蕴涵着美。现代护理理念充分强调人本主义，相信每个人都有其独特性。“人”因此成为所有护理活动的中心。在这里，美体现在对人的价值的重视上。

此外，护理理论的发展，整体护理模式的确立，模式病房的建立等，均从护理理论和实践方面体现出美的本质、美的形态、美的感受和美的创造。现代的整体护理理论由于重视了人体疾病与心理的统一，局部疾病与全身整体的统一，护理工作中护士与病人关系的和谐统一，才使护理工作中的人格美、行为美、语言美、仪表美等得到了充分的展现，对护理理论中所存在的美有了进一步的认识和发展。

第二，护理实践中体现着美。护理工作的科学化、整体化、程序化、规范化、多样化的统一原则，使普通的工作成为和谐美和节奏美的表现形式。医院整体布局的和谐、统一，院容、院貌的整洁、美观，医院建筑的坐落有序、层次分明，医疗设备的轻便、雅致，各种色调的明快、柔和，病房的布置井井有条，所有这些都使病人视觉上感到和谐和圣洁，听觉上感到安宁恬静，情感上感到体贴温馨，从而产生愉悦的心理，这种良好的身心状态有利于病体的康复。此外，护士轻盈的脚步，端庄、典雅的仪表，整齐、得体的服饰，熟练、灵巧的动作，和蔼可亲的目光，礼貌、轻柔的语言，真诚、含蓄的微笑，都体现了护士的形象美，使病人从中得到美的享受，从而产生舒适、轻松的心态。

因此，从美学的角度看，美是渗透在护理理念与护理实践的每一个环节的，借助美学的相关理论，有意识地发挥审美因素的作用，并把审美因素作为护理理论与实践不可缺少的内容，创造性地实施护理，使病人在视觉、听觉、感觉上都得到美的感受，从而有效地促进身心健康。

从护理学角度看，美学在护理中不单纯表现为审美活动，更重要的是美学对护理学科的发展起着促进作用。美学作为护理知识形态的一个组成部分，最大的贡献就是要让人们了解护理工作是一种美的形式，让人了解护理的对象——“人”的特质从而提升护理学的美学价值和人文价值，促进其进一步发展。

总之，护理美学是美学与护理学相互渗透的结果，是美学在护理实践中的体现，是一门交叉性的应用学科。

四、学习和研究护理美学的实践意义

护理作为一门专业，已经有一百多年的历史。护士一直以“白衣天使”的仁爱、悲悯和热情的形象誉满人间。研究护理美学有助于总结和挖掘护理工作中积极而有生命的审美经验，提高护理人员的审美素质，从而不断地推动护理学和护理美学的发展。

1. 当代护理学发展的需求　现代科学特别是系统科学、心理科学和行为科学的重大发展，大大地推动了护理学科的建设和护理理论体系的基本构成。护理学科的发展必然要求新的思维方式和理论与之相适应。

早在 1980 年，美国护士学会（ANA）提出：“护理是诊断和处理人类对现存的和潜在的健康问题的反应。”这一定义提示了护理学所具有的科学性和独立性。1948 年，世界卫生组织（Word Health Organization，WHO）把健康的定义描述为：“健康不仅是没有疾病或虚弱，而且是个体在身体上、精神上、社会上完满的状态。”这表明健康是一个整体的概念，

包括身体、心理和社会等各方面，是机体内部各系统之间的稳定、协调，机体与外部环境之间的平衡、和谐、适应良好。这一定义赋予了护理工作更多的内涵。一方面，护理工作已从医院患者的疾病护理扩展到对社会人群的健康保健，护理工作从医治疾病走向预防疾病，从救护生命延伸到注重生命质量；另一方面，护理人员也从被动的医嘱执行者转变成相对独立的决策者。在这种转变中，无疑包含了人们对生命价值、情感愉悦等护理审美的要求。与此相对应，护理实践的发展迫切需要具有美学素养与专业技能的护理人员与之相适应，这样，护理美学便自然而然地问世于护理学领域。

2. 护理实践发展的必然要求　在传统的生物医学模式中，人们普遍认为这种以疾病为中心的医学模式忽视了病人的心理、行为和社会等方面的问题。因而以病人为中心的新的医学模式中，强调了护理实践中对病人实施整体护理，即关注病人作为整体人的各方面的需求，协助病人实现康复，促进和维护健康，提升生活质量。这就要求对丰富而复杂的护理工作按照护理活动的程序化、层次性、节奏性等形式美的审美要求实施，从而实现高效的护理目标，使护理工作呈现出一种协调美。同时，作为一名称职的护理人员，不仅需要掌握医学理论和护理知识，也要具备一定的美学修养，寓美学理论于护理实践之中，用美好的情操、仪表、风度、语言和行为给予病人美的享受，以达到维护和促进身心健康的目的。无疑，护理美学将促进医学、护理事业的进一步发展，更好地为人民的健康事业服务。

3. 卫生保健事业发展的需要　当今，人的价值越来越被重视，人们对于身心健康和生活质量给予了极大的关注，并对健康有了新的认识。人的健康和生活质量成了现实生活中人们极其重视的“优生优育”和“健康长寿”，“生活高质量”已成为人们的普遍要求。我国古代哲学家墨子曾说：“食必常饱然后求美，衣必常暖而后求丽，居必常安然后求乐。”在人们满足了物质的需求之后，追求舒适和愉悦的精神和情感需求便会呈现，此时人们不再仅满足于温饱和没有身体上的疾病，而是追求更高质量的生活，以获得身体、心理方面的健康、和谐。因此，人们对相关的医疗和保健的需求大大增强。以就医为例，人们已不满足于用好药，而是讲究医护质量提高，医疗环境宜人，诊疗设备和技术完美，医护人员技艺、心灵、语言和仪表美等，以期从更高层次上提高人体生物、心理和社会的完满状态。

此外，在现代社会里，健康审美越来越成为人们重要的投资动机之一。于是，保健业迅速发展，现代医学美容学的创立、皮肤护理、音乐胎教、色彩疗法、芳香疗法、健美运动等应运而生。正因为如此，医护人员也应高度重视并认真研究人的爱美天性，学习美学知识，努力提高自己的审美文化修养，创造健康美来满足人民对保健事业的需求。

4. 创建具有人文环境的现代化医院的需要　现代医学模式的建立，要求医院逐步向现代化医院过渡。所谓的现代化医院意味着一种理想的社会生活方式的构成部分，它不仅是经济、物质、医疗技术的代名词，更重要的是一种人文精神的体现。这样的每一所现代化医院不再只是传统意义上的治病场所，它还将被赋予特定的某种文化内涵。要建立这样的现代化医院，就要充分发挥审美文化的作用，使医院的医护人员在美的享受中塑造更为完美的人格。人的素质全面提高，可以影响人的行为变化，人的行为变化既可以为医院的发展创造良好的人文环境，又可以全面提高医疗、护理服务质量，为医院带来一定的社会效益和经济效益。

第三节　中国传统护理美学思想

从出土文物和古籍中发现的有关医护方面的资料，可追溯到上古原始人类，正如巴甫洛夫所说：“有了人类就有了医疗活动。”同理也可以说，自从有了人类，就有了护理活动。中国传统护理美学思想的产生，是受到中国传统美学思想的影响，并伴随着医疗护理活动而发展起来的。

一、中国传统护理美学思想溯源

祖国医学历史悠久，内容丰富。在我国传统医学史上，医、药、护三种角色通常结合在行医者一个人身上，护理被视为医疗的一部分。中国传统医学强调“三分治，七分养”，其中“七分养”就是我国古代对医学与护理学关系做出的高度概括，虽然没有护理学这门独立的学科，但大量护理工作和护理理论确实存在并被广为应用。

1. 中国传统护理美学的思想萌芽时期　从原始社会到春秋战国时期，可以说是中国古代护理美学思想的萌芽阶段。原始的护理形式主要是对伤病者生活上的关怀和照料。在石器时代，人类从打制石器到磨制石器，即出现了“磁石”和“石针”。当时的原始人类，已经学会用石治病，如以烧热的石块做热疗，以石捶拍、刺压病痛部位来解除疼痛，以石针刺破脓疡，以及使用泥敷、包扎、固定复位等护理技术。而掌握这些医药知识的多半是年长的妇女。她们以温柔、慈祥的母爱方式，凭天赋之本性给予伤者体贴入微的照顾。在母系社会时代，妇女有保护全家健康的责任，原始社会的护理工作多半由妇女或母亲担任，虽然当时没有明确的护理分工，但无疑她们为人类的健康作出了无私的贡献。这些都体现了早期人类护理的人性美。

我国古代传说中的“伏羲氏”、“神农氏”是原始畜牧业、农业的创始人，他们为了认识药性而“尝百草”、“一日而遇七十毒”，目的是为了“拯夭枉”、“令民知所避就”，也就是为人们解除疾苦，他们为后人免受疾病的折磨，不顾自己的生命危险而去亲自尝药试验。由此可见，医护科学得到发展的同时，也是医护职业道德美的萌芽时期。同时在伏曦氏、神农氏的传说中还体现了人们为能发现治病疗伤的药物和手法而产生的喜悦心情和审美情趣，这是原始社会人们产生的一种自发的、朴素的护理审美思想。

进入奴隶社会后，护理水平有了进一步的提高。这一时期也已基本形成了早期的中国传统美学思想，如起源于商代的阴阳学说、产生于夏代的五行学说、诞生于春秋时期的养生理论，均包含了丰富的中国古典美学思想。它们对早期朦胧的护理美学思想均有较大的影响。

史载周朝（公元前11世纪，公元前256年）时期已制定了全面考核医生的制度。《周礼·王官·宰》记载了周代的医事制度与医改，文中指出：“病人到医师处求医，医师就分别派医生对他们进行治疗，到年终的时候，医师考核医生们的疗效高低，据此来制订他们的俸禄。对他们的年终考核，既在技术上进行考核，又在思想品德、作风、态度等方面进行考核。”这其中就包含了职业道德美的内涵。

总之，这个时期的护理美学思想尚处在比较粗浅、自发的朦胧阶段，所以说它是中国传统护理美学思想的萌芽。

2. 中国传统护理美学思想的初创　公元前221年，秦始皇统一中国，建立了我国历史上第一个封建王朝。随着社会生产力的提高，人们认识世界的能力也大大增强，对疾病和卫生知识也有了进一步的了解；一系列医学经典著作在此相继问世，为传统护理美学提供了理论依据。

《黄帝内经》是我国第一部较系统地论述中国传统医学理论的专著，它不仅详细记载了传统的医学理论，而且也阐述了大量的护理内容，是第一次把护理与美学结合起来的典范，从而确定了护理美学在传统护理中的地位。该书中“阴阳消长”的平衡美、“五行生克”的协调美，既有中国传统医学理论本身的美，也有医务人员自身的美；既有医护技术之美的论述，也有治疗艺术的初步体现。它所坚持的原则是人体和自然结构相似，都由阴阳二气所生，人要保持健康必须与自然协调一致。同时，它在饮食与护理人体美、养生与护理人体美等方面也有丰富的论述。《黄帝内经》是祖国医学美学思想产生的标志，也是中国传统护理美学思想的初创。

3. 中国传统护理美学思想发展期　自秦朝之后，中国封建社会经历近两千年的历史。在这两千年的发展过程中，护理美学思想与医学、中药学的美学思想并肩共进，不断发展完善，逐步形成了自身的理论体系。

东汉时期，名医张仲景在《伤寒杂病论》一书中阐述了辨证施治、辨证施护的原则；华佗在诊治病人时，注重综合治疗护理，强调应注重居室环境、食疗情志的护理。同时要求人们预防在先，通过养生以增强体质。如他以虎、鹿、熊、猿、鸟这五种动物为原型创造的优雅、协调的养生“五禽戏”操，可使人们在美的享受中达到促进健康的目的。

汉代的《史记》、南北朝时期的《物理论》、唐代医学家孙思邈《千金要方》中都有关于医护职业道德的论述。其中尤以孙思邈的论述更为全面，基本使医护职业美的要求得以系统化。如他在《大医精诚》中这样写到：“其有患疮痍、下痢，臭秽不可瞻视，人所恶见者，但发惭愧凄怜忧恤之意，不得起一念蒂芥之心，是吾之志也”。此外，孙思邈为了解除患者的痛苦，还首创了“导尿法”。这些都充分体现了医护人员的职业美、人性美和护理技术美。

西晋时期，葛洪对美的认识提出了自己的见解，他认为美是一种客观性的存在，但又和审美主体的认识有关，他提出了美的多样性的问题，强调了美的人为加工，但又反对离开内容而徒事外在的妆饰之美；在审美方面，他论及了审美主体因爱憎、偏好、认识、生活习俗等不同而会产生不同的审美评价等。这些美学思想不仅指导着美学，也影响着中国传统的护理美学，至今仍对中国护理美学的发展有指导意义。

到“金元四大家”刘完素、李杲、张从正、朱震亨时，他们开始重视护理工作和医护人员自身美的修养。宋金元时期还特别重视老年人保养、饮食调理、药物养生、口腔卫生护理等，这些护理思想和护理方法的产生均推动了中国传统护理美学的发展。

明清时期护理实践得到进一步发展，消毒隔离、物理治疗技术广泛应用。人们已经注意到医、护、患关系协调美的意义，强调双方协调发展，各自遵循自身美的要求，同时也强调护理中各种美都必须建立在有利于服务对象身心健康的基础上。对药方的书写从美学的角度提出要求，强调词语通俗，字迹工整，避免医疗差错。可以看出，美学思想已经在医护治疗中发挥着重大作用。

1840年以后，西方医学开始进入中国，我国护理学的形成与发展便在很大程度上受到西方护理的影响。医院的环境、护士的服装、护理操作规程、教科书和护理思想宗旨等均带有浓厚的西方文化色彩。护理的领导者也多由外国人担任，她们对中国护理学的形成与发展起到了一定的推动作用，使中国传统护理美学思想增添了西方护理美学的思想成分，并得到进一步的发展。

新中国成立以来，随着医学科学的不断发展，护理事业也得到了蓬勃的发展。大量的中医护理操作被临床广泛使用，使得中国传统护理美学思想得到延续和发展。

二、中国传统护理美学的内涵

中国传统护理学理论体系一开始建立，就充分吸收并广泛应用了中国传统美学理论及其基本法则，它是融哲学、美学、医学为一体的独特的学科体系。中国传统护理美学思想的内涵可从以下几个方面得以体现：

（一）“天人合一”的整体之美

中国传统医学认为，世界是由阴阳二气构成，并处于“动静相召、上下相临、阴阳相错”的运动与发展的状态，而“人与天地相参、与日月相应”，是与“天地”同源相动。“天人相应”有两层含义，一方面，人与自然是一个统一的整体，它们之间应保持和谐、完美的联系；另一方面，人体也是一个统一的整体，人体这个小宇宙应当与天体这个大宇宙有相似的结构和功能，人要保持健康就必须像大宇宙那样始终保持和谐及优美。故又可称为“天人合一”观。这一观念认为，人是大自然的产物，是自然生态圈的一个组成部分，人类必需由大自然养育方能生存发展。人的生理运动紧随着大自然春、夏、秋、冬季节性和晨、昏、昼、夜的时序变化，而产生“生、长、收、藏”的相应变化，人的形体、容姿以及生命运动甚至情志都受大自然的制约，人的生活节奏必须与环境动态相适应。

“天人合一”的整体观强调：人是一个有机的整体；人和自然一起也是一个有机的整体，人的生命和自然息息相关。人体的新陈代谢、脏腑功能、气机升降、气血运行无不遵循着阴阳消长、转化、五行生克制化的规律并与大自然保持着协调统一。生命受自然规律的支配，并和自然规律协调一致，才能体现一种不可抗拒的和谐的自然之美。自然之美是任何形式美的基础。人与自然一样，有生长、转化、消长的形式，表现为生、长、壮、老、死的生命过程。并在生命的各个阶段显现出特有的生命自然之美。人体美是以健康为基础的，只有身体健康之美，才是长久的美和生命之美。除了身体健康之美外，生命美还体现了血和肉与情感、思维、伦理相结合的一种高层次美，即生理、心理、社会适应性的健康之美。自然界中人的生命美是一种最高层次的美，要维持人的生命美就必须和自然协调统一。而生命的自然之美是人的容貌形体美的基础，所以中国传统护理在人体美的维护和塑造上，始终追求自然美、本质美，遵循顺应人体生理活动的规律，反对任何违反自然规律的做法，因此，善待生命、养生保健是传统护理美的基础。通过修身养性、形体运动、饮食调节、气功、起居宜忌等中医传统养生保健方法，维护脏腑功能的正常进行、维护人与自然的和谐关系，保养生命、不消耗生命，不干扰生命，将生命活动调整到最佳状态。有了这个基础，形体、容貌之美才是有本之木，有源之水，健美才能统一。

综上所述，“天人合一”的整体观也是中国传统护理美学整体观的核心。其中强调整体调护的观点比近代提出的生理、心理、社会整体护理模式领先了两千多年，为我们今天施行整体护理提供了坚实的理论基础和宝贵的经验。

（二）阴阳消长、五行相克的平衡之美

阴阳五行是中国传统医护学中核心的观念。古代的思想家认为，一切现象都有阴阳两方面，且阴阳的对立和消长是事物本身所固有的运动势态。只要人这一生命体存在，就离不开阴阳的变化运动。人的正常生命活动，就是一个“阴阳离合”的、有序的动态平衡结构。只有保持人体“阴阳离合”的有序动态平衡状态，才能维持人体正常的生命活动。若是因故而发生阴阳失调，即出现“阴阳偏胜偏衰”，就成为疾病发生的根本原因。五行说，则是中国传统医学的另一个独特的思想。古人认为，世界上的一切事物都是由木、火、土、金、水五种基本物质之间的运动变化而生成的，五行之间又相克相生。中国传统医学引五行学说创医理，认为人体各组织系统也是在相生相克运动中，维持机能运动协调平衡的有序状态下而生生不息的。同“阴阳消长”的概念一样，它也是一个有序而稳定的动态结构。如果人体受到外感或内伤因素的损害，以致某一行（器官）的功能运动出现“太过”（偏胜）或“不及”（偏衰）时，就会产生疾病，即出现“相乘”、“相侮”的反常现象。中医传统护理的目的，就是通过各种护理方法抑制其“太过”，补充其“不及”，以使机体功能运动恢复有序而稳定的平衡状态。

（三）四诊合参的辨证之美

四诊，是指中医诊病的“望、闻、问、切”四种方法。四诊合参，就是在诊察疾病的过程中，根据中医学理论，把望、闻、问、切四种诊法所搜集、了解和掌握的各种临床资料，去伪存真。由表及里、由此及彼地加以综合、整理、分析、推演，判断病因、病情、病位、病机等，总称为“辨证”。四诊合参是中国传统医学整体恒动观的临床应用，是辨证施护基本方法的体现。其内容包含了色彩、形象、声音、气味等形式美的要素，以及和谐、对称、比例、多样统一等美的法则。因此，从四诊方法、内容与目的来看，四诊合参既是诊疗、护理之医学实践活动，也是人体审美活动，其“辨证之美”贯穿始终。

中国传统医学认为疾病是复杂多变的，证侯的显现有真有假，如果四诊不全，就很难得到全面的资料，从而影响准确辨证施护，甚至发生错误。所以，中国传统护理在临床实践中，强调四诊合参。可见，四诊合参既是辨证施护的基本方法，也是传统中医护理辨证审美的基本指导原则。

综上所述，中国传统护理美学具有丰富的内涵，只要充分发挥中国传统护理特长，运用护理技术的优势，具有中国特色的护理美学将更体现出它的科学性、技术性、社会性、服务性和艺术性。

【本章小结】

本章从历代学者对美的追问谈起，从字源学追溯了美的含义和美的特征，介绍了护理美的内涵与特征，护理美学的缘起与发展，以及中国传统护理美学思想。

【学习效果评价】

讨论学习和研究护理美学的理论意义和现实意义。

第三章　护理美的形式与形式美

学习目标

完成本章学习内容后，学生应能：

1. 了解美的内容与形式
2. 了解护理美的基本形态
3. 熟悉形式美的要素和法则
4. 掌握护理美的形式与形式美

【案例导入】

小刘是某医院的一名年轻护士，过生日的时候，朋友新送给她一条手链，戴上之后朋友们都说很漂亮。虽然她知道护士在上班时是不能戴首饰的，但是她觉得这也不是什么大问题，不会影响工作，就没有及时把手链取下。在给患者做晨间护理的时候，手链不小心剐住了患者放在床头桌上的手机链，不但将手机摔到了地上，还将旁边的热水杯碰洒了，热水烫伤了患者，给患者造成了精神和物质上的伤害。事后医院对小刘进行了教育和惩罚，小刘也认识到了自己的错误，真诚地对患者进行了道歉和赔偿。

护理美的核心是维护和促进患者的生命安全与健康，从这个案例中可以看出，护理美的形式体现在护理实践中对患者身心健康的关注与维护。

第一节　美的形式与形式美

在人类的审美活动中，审美对象是变化万千、纷繁复杂、具体而感性的。美的事物数不胜数，它们通过美的形式表达一定的内容，以具体的形象感染人，展现形式美，给人以美的享受。事物的形式美与美的形式不尽相同，形式美与美的形式之间是共性与个性、一般与特殊的关系。形式美是诸多美的形式的抽象和概括，是从具体的美的形式中细绎出来的“共同的美”，是审美对象的外在形式所具有的相对独立的审美特征，没有美的形式就不存在形式美。

一、美的内容与形式

任何事物都有自身的内容及其外在表现形式。内容，是指构成事物的一切内在要素的总和；形式，是指事物的结构和表现形式。因此，美，同其他事物一样，亦是内容与形式的和谐统一。黑格尔曾说：“美的要素可分为两种：一种是内在的，即内容；另一种是外在的，即内容借以现出意蕴和特征的东西。”

（一）美的内容

美的内容是在感性形式中呈现出来的人的本质力量，是人们在社会实践活动中表现出来的主观目的性与客观规律性相统一的创造力量。因此，任何美的内容都必须通过一种能够从精神上唤起人们愉悦的感性形式得以表现。例如，夏日池塘中盛开的荷花之所以美，一方面由于它碧叶亭亭、芳香四溢、沁人心脾，另一方面荷花以它“出淤泥而不染，濯清涟而不妖”，香远益清，花之君子的形象使人对其怜爱之情油然而生。

此外，由于美来源于人的社会实践和生产生活，是人类丰富多彩的社会实践和美好的事物在人们头脑中的反映，因此任何美都必须依靠社会而存在，而美的内容亦同样被烙上了鲜明的社会性特征。首先，美的内容具有一定的时代性和民族性。例如，在不同时代，人们对美的评判标准不同。唐朝时期以丰腴为美的标准，而现代人则以“苗条、健康”为美。不同民族对美的喜好也有所差异。朝鲜族和藏族偏爱白色，彝族偏爱红色，壮族则喜好天蓝色。其次，美的内容还具有鲜明的阶级色彩。如故宫作为封建皇权的代表，其“前朝后市，左祖右社”的帝都营建原则就充分体现出了封建社会等级制度。

（二）美的形式

美的事物作为具体可感的形象，仅仅具有美的内容不能构成审美对象，还需要具有外在的，即内容能借以体现出意蕴和特征的形式，即美的形式。美的形式是显现人的本质力量的感性形式，具有一定内部组织结构和外部形态的具体形式，是美的内容的存在方式。

美的形式包括内在形式和外在形式。内在形式是指美的内容各要素之间的组织结构，表现为美的存在方式，如人体内部结构；外在形式是指内在形式的感性外观形态，如人的高矮、胖瘦等。内在形式对外在形式有决定作用，如人体骨骼长短粗细、肌肉发育程度等，直接影响人的高矮、胖瘦等外在形式。美的形式具有两个明显的特征：一是具有宜人性，即美的形式必须适宜人的生理和心理特点，符合人们的审美标准，能唤起欣赏者的愉悦心情。如艺术家们虽然可以揭露生活中的丑恶，但并不是把生活中任何丑的东西都纳入艺术范畴，而是通过艺术加工使其转化成为美的形象，从而才能被广大民众所接受。二是具有丰富的内容表现性，即美的形式只有能引起人在欣赏活动中深入地去感受其美的内容，才是真正的美。如2008年北京奥运会主会场“鸟巢”，其独特的艺术造型、先进的施工技术、丰富的精神内涵不仅给人以壮丽、瑰丽、现代的华美愉悦，而且使人感受到“更高、更快、更强”的奥林匹克精神的深刻蕴意。

（三）美是内容与形式的统一体

美的事物离不开美的内容与美的形式，是内容与形式的和谐统一。正如别林斯基所说：“如果形式是内容的表现，它必须与内容紧密联系着。你要想把它从内容中分出来，那就意味着消灭了内容；反过来也一样，你要想把内容从形式中分出来，那就等于消灭了形式。”首先，美的内容借美的形式得以表现。当美的形式适合于美的内容时，则更显现出事物的美，促进美的事物的发展；当美的形式不适合于美的内容时，则影响或有损于美的内容。例如，人们的着装应和自身的体型和气质等相匹配，否则不仅无法起到美化、修饰的作用，甚至会弄巧成拙而暴露出本身的缺陷。其次，美的形式受美的内容决定和制约，没有美的内容就没有美的形式。如杂乱无章的环境，粗俗不文明的行为等都会使人产生厌恶之情，人们不会感觉到美。

此外，美的内容和美的形式的辩证统一关系，往往呈现十分复杂的情况。有的内容美形式也美，有的内容美形式不一定美，有的内容不美甚至丑而形式却很美。因此，事物的美的内容和形式是具体、相对统一的，而不可能是完美无缺的绝对统一。

二、形式美的要素

（一）形式美的概念及特征

形式美是指自然界、社会生活以及艺术中各种形式因素（色彩、形体、线条、声响等）及其有规则的组合所呈现出来的相对独立的审美特性。俄国美学家别林斯基曾经将形式美的创造喻为“炼金”。他说：“现实好像地下矿苗中未经洗炼的纯金，科学和艺术则把现实这黄金洗炼出来，熔化在优美的形式里。”由此可见，从形式到形式美的历史演进不是一蹴而就的，而是经过人类长期社会实践活动的“洗炼”（即艺术化和抽象化）才逐渐实现的。

形式美是就形式本身及其组合规律而带来的美，是对各种具体的审美对象的形式的共同特征的抽象概括和典型反映，其主要特征有：

1. 形式美具有相对独立性　形式美是对事物美的形式的浓缩和升华，具有相对独立性。人们对美的感受都是由美的形式引发的。在长期的审美活动中，人们反复直接接触这些美的形式，因而使得这些形式具有相对独立的审美价值和意义，即当人们接触到这些形式时往往忽视它们所表现的内容，仿佛美就在形式本身，从而使形式美具有审美的独立性，成为相对独立的审美对象。比如，人们在欣赏一幅画时，首先可以很直观地从单纯的线条、色彩、构图中感受到美，其次才去深究其中蕴含的意味；又如一些装饰性的绘图、花边，建筑物上的飞檐斗拱、雕龙描凤等，它们经过长期的历史积淀，其自身所包含的社会观念已不为人们所注意，转而成为一种供人们独立鉴赏的特殊的审美对象。

2. 形式美具有抽象性　形式美是在长期的审美实践过程中高度抽象出来的形式特征，是具体形式向抽象形式的演变。通过图案化、格律化、规范化的演变，使原来属于具体事物的形式变成了单纯而抽象的色和线等形式因素的有规律的组合，如鸟纹和鱼纹图案等抽象图案。其中最明显且最为人们所熟悉的抽象形式美就是中国的文字，它就是汉字从象形文字逐渐抽象化至现代汉字的结果（图 3－1）。此外，抽象性的美学特征使形式美具有一种朦胧的审美意味，也使审美主体的审美感受具有不确定性，往往只可意会，难以言传。只有当它在一定的具体情境中，形式美的审美含义才可能是具体的和确定的。譬如：人们对色彩的感受具有多变性，只有当这种颜色处在一定环境中、表现在某一具体事物上时，它的审美意义才是确定的。同一种颜色在不同情境中可以给人不同的视觉感受。如电影《大红灯笼高高挂》中的红色暗示了压抑的、病态的宅院生活，红旗招展的红色展现的是庄严、崇高的美，而血手印的红色却给人以恐怖感。因此，从某种意义上说，正是由于形式美所具有的抽象特性，才使其具有极大的适应性，能适应于表现各种事物的美。

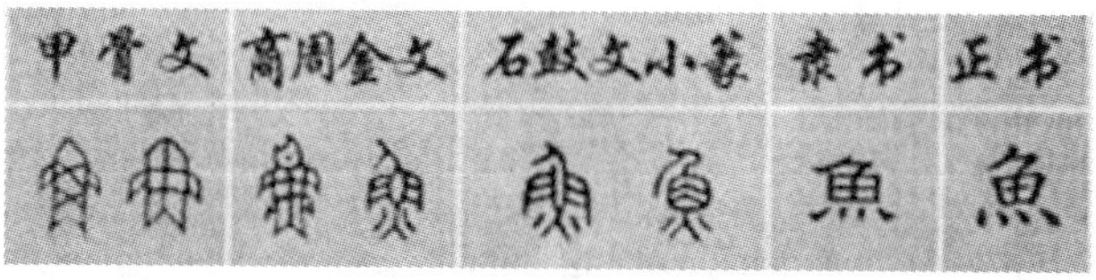

图 3－1　文字抽象性及演变过程

3. 形式美具有时代性和民族性　形式美的各种表现并不是凝固不变的，时代的发展变化总是赋予它新的因素。形式美总是不断地随着时代的变化而进行形式上的更新，体现出时代的灵魂。从每个时代崇尚的音乐风格中，从古典交响乐的一统天下，到爵士乐的风靡，再到个性鲜明的现代流行音乐的盛行，不难发现时代的烙印，突显着形式美的日益丰富和精细。此外，形式美还具有鲜明的民族性。不同民族的生存环境、文化传统、心理因素等都影响着其对形式美的选择和偏好。这从各民族传统服饰的色彩、图案、造型上均有所体现。

（二）形式美的构成要素

形式美的构成需要依靠一定的自然物质材料，否则人们就无法感知其存在。而在人类的感觉中，具备审美功能最主要的是视觉和听觉。因此，在事物的各种自然物质因素中，与光和声相联系的因素（如色彩、线条、形体、声音等）便在特定条件下具有了审美意义。

1. 色彩　马克思说："色彩的感觉是一般美感中最大众化的形式。"色彩的本质是电磁波中波长 390～770μm 之间的可见光波段所形成的红橙黄绿青蓝紫连续光谱。各种色彩各不相同，主要与色彩的三元素有关。色彩的三元素指的是色相、明度和纯度。色相——色彩的不同相貌，如红、黄、蓝；明度——色彩的明亮程度；纯度——色彩的纯净程度。它们的特性确定了色彩的基本标准，任何一个元素的改变都会使色彩发生变化。色彩是构成美的世界的主要因素，其审美效果表现在以下几个方面：

第一，色彩的视觉效果。色彩除了是人们辨别客观事物的重要依据及传递信息的手段（如红绿灯可控制车辆和行人的行走或停留等）之外，不同的色彩往往给人以冷暖、胀缩、进退、轻重、软硬等不同的感受。如以红、黄色为主的暖色调，易使人联想到太阳、火焰等温度高的物像，产生温暖的感觉，而以青、蓝、绿色为主的冷色调，易使人联想到冰雪、海洋等温度低的物像，产生寒冷的感觉；深色看上去较重且有紧缩感，浅色则感觉较轻且有膨胀感；物体深而艳则色彩靠近人体，物体浅而灰则其色彩远离人体；粉红和鹅黄等色给人以软感，黑色、深褐色给人以硬感等。

第二，色彩的表情效果。色彩本身是没有表情也没有感情的，但由于人们的实践经验，常把事物与相应的颜色加以联想，从而形成了不同的心理效果。如，红色是火与血的色，它具有温暖、热情、奔放、活力，有热情喜庆之感；绿色是大自然中草地树木的颜色，给人以和平、平静和生机的感觉；蓝色有幸福感，紫色有高贵和安静感等。

第三，色彩的象征效果。象征效果不但有个人情感意义，而且有社会意义。例如我国自古以来有色彩象征方位之说：东蓝、南红、西白、北黑、中央黄，称为"方位色"。在我国京剧脸谱中，不同的色彩则被赋予了人物性格特定的含义。红脸表示忠义，黑脸憨直刚正，绿脸显示鲁莽英雄的本色，金脸银脸是神圣的象征。此外，色彩审美的差异性很大，存在个体差异、民族差异、地域差异、环境差异等。即使是同一色彩，也会由于审美者个性、性别、年龄、民族的不同而有明显的差异。如，黄色在中国象征皇权，在西方则被认为是下等色；白色在中国象征着死亡，而在西方象征着纯洁；女性偏爱红色，男性喜爱蓝色，老年人则偏爱灰、棕色等。

2. 形体　形体是指事物具体且又具有美感的外观形态，是构成形式美的重要因素。形体可成为独立的审美对象，引起人的美感。一般来说，凡是美的事物都具有一种形体，如图画、雕刻、人物、风景等，甚至音乐的节奏也可以说是形体的变相，其不同之处在于形体是空间上的配合，节奏是时间上的配合而已。形体的构成要素很多，包括点、线、面、体 4 个层次的形式构成。点是形体组合中最基本的元素，在空间起标明位置的作用。点可以组成线或面，并有疏密、聚散等方式，给人以不同的视觉效果。如一个点有收敛集中的效果，可以成为画面的焦点，引人注意；而散在的许多点则可形成视觉平衡中心，产生稳定感。线是点的移动轨迹，且形体的轮廓是由线来表示的，所以线在构成物体形式美的诸要素中占有特殊的地位。线有两种：直线和曲线。直线具有简单明快、直率的特征，包括水平线、垂直线、斜线和折线。粗直线表现强力、厚重、粗壮，细直线表现精致、秀气、细腻的意味。面，主要表现物体的形状。面有三原形，即圆、方、三角形，就是指物体的平面图形。体则是点、线、面的有机结合，面的移动、堆积、旋转就成为体。体可分球体、方体和锥体等。

形体作为形式美的重要构成要素，具有表情达意的审美特征，不同形体能给人以不同的视觉效果和心理反应。比如：点具有移动、力量、蓄势等意义。垂直线给人以稳定感和均衡感，表示严肃、庄重；水平线表示广阔和安宁；曲线给人以运动感，具有优美、柔和、流动等意味，折线表示转折、突然、断续，折线形成的角度则给人以上升、下降、前进等方向感。正方形含有方正刚直的意味，圆形常用来表示圆满、生命等意义。金字塔式的三角体给人昂扬向上、稳定牢固感，倒置的三角体则令人生出倾危不安、头重脚轻之感。

3. 声音　声音又称音响，它是物质的自然属性，也是构成形式美的重要因素之一。从物理特性看，声音是由物体的移动或相互碰撞而引发的振动，物体振动形成振幅、频率和波形。振幅决定声音的音强，频率决定声音的音高，声波决定声音的音色。人类凭听觉能直接感受到的声音是大约每秒振动 20～20 000 次的声波，在这个范围之外的区域人耳不能直接听到。从审美特性来看，声音能以其音响对人的感官进行直接、迅速的刺激，从而引起人们即时的情绪波动和情感反应。因此，可以说，与色彩、形体相比较而言，声音是与人类情感联系最为密切的形式符号。

声音和色彩、形体一样，亦具有一定的表情意味，声音的强弱、快慢、高低、缓急等不同能引发人们不同的心理反应。如高音显得激烈高昂，低音显得低沉凝重，强音使人精神振奋，轻音能令人感到亲切，急促之音令人紧张、烦躁，徐缓之音能令人放松神经。于是，音乐家便依照其特性把声音加以组合运用，创作出优美动听的音乐，从而表达人类各种丰富复杂的感情。有人曾进行过这样的尝试：对精神抑郁、急躁易怒、头痛胸闷者，让其听镇静、安神、舒缓的乐曲；对精神恍惚、心神不安、头晕、多思善感、失眠健忘者使其听欢乐明快的乐曲，病人欣赏之后都取得了满意的疗效。

三、形式美的法则

构成形式美的自然因素，如色彩、形体和声音等，虽然本身具有一定的审美特性，但还需要一定的结构原则加以组合，才能成为具有独立审美价值的形式美。因此，人们在长期的美的实践中，按照物质材料的不同组合方式及相互关系进行抽象和概括，总结出形式美的组合规律和法则，主要包括整齐、对称、比例、节奏、和谐等几种重要的法则。

1. 整齐法则　整齐是最简朴的形式美法则，它是指各种自然物质因素按照同样的方式组合或重复出现而构成的整齐划一的形式美。整齐包括“单纯”和“齐一”。“单纯”是指在事物形式中见不到明显的差异和对立的因素，如单一色调和单一声音。“齐一”是指以特定形式因素组成一个单元，并按照一个统一规则重复组成。如西安秦兵马俑由千军万马组成整齐划一的兵阵，集体舞蹈中一致的动作，都使人感到整齐和秩序之美。但是，整齐有时也会因缺少丰富的变化在形式上显得单调呆板，容易造成视听感观的审美疲劳。因此，除了采用整齐法则之外，还应善于运用错杂的重复和有层次的变化，改变单调的重复。如在马路两旁将白杨和垂柳有序栽种，改变以往单一树种的单调，以杨树的高大挺拔和柳树的低矮婆娑互补，一刚一柔，整齐中有错落变化，极尽美感。又如阅兵式时，行进中各方阵不仅以整齐的行列和步伐令人感叹统一之美，其队形的转变和各异的服装色彩则给人变化之感，起到画龙点睛的作用，显示出更加丰富的视觉美感（图 3－2）。

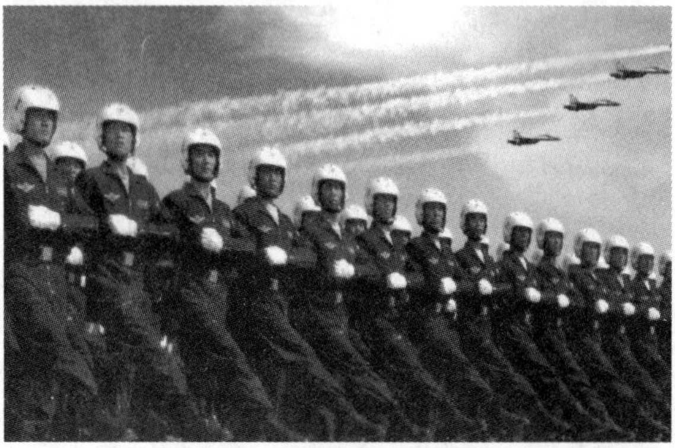

图 3－2　整齐的阅兵方阵

2. 对称法则　对称法则包括对称与均衡两个方面。对称即形式各要素在上下、前后、左右的相同或均等。对称可分为左右对称、上下对称、点对称三种形式。自然界大多数生物的形体结构都是对称的，如动物的头角、双翼、人的体态结构等。对称的法则在建筑艺术中体现得最为明显，中西方的各种建筑大都在外观上采用了对称的结构体系。如北京故宫是左右对称的，法国的三大建筑——凡尔赛宫、埃菲尔铁塔和凯旋门都是对称的。

均衡是对称的变体，是指对应双方等量而不等形，即对应双方左右或上下在形式上虽不一定对称，但在分量上是均等的。均衡是稳定的又是活泼的，是有规律的又是有生气的，表现出一种稳定的动态之美。均衡的法则在艺术创造、日常生活中被广泛应用，例如中国园林就是均衡之美的典型。园中建筑形式多样，通过叠山理水造就山与水的刚柔并济，通过窗户和借景达到内景与外景的视觉平衡，显得既生机无限又稳重天然。又如我国诗词对联艺术中的“对仗”和“对偶”的修辞手法就是均衡法则在语言中的具体运用。

3. 比例法则　比例是事物的形式因素在局部与局部、局部与整体之间的恰当的数量关系。匀称的比例关系，可使物体的形象更具有严整、和谐之美。如我国木工祖传的“周三径一，方五斜七”的口诀，就是制作圆形和方形物件的大致比例。我们平常称赞一个人面貌美为“五官端正”，就是指其五官之间比例匀称。在比例法则中，最被人们推崇且最有普遍意义的就是由古希腊毕达哥拉斯学派提出的“黄金分割（golden section）”。德国数学家阿道夫·蔡辛曾断言：宇宙万物，不论是树木花草，还是飞禽走兽，凡是符合黄金律的总是最美的形体。如今，“黄金分割”比例已被广泛应用于人类生活、生产和艺术创作中，涵盖从日常生活中的物品，如书报、照片和各种器皿等，到建筑、工艺、绘画、雕塑等各领域。如著名的巴黎铁塔各部分的比例就符合黄金分割率；当室温（28℃）与人的体温（37℃）之比为 0.618∶1 时，该温度最适宜于人的身心，最使人感到舒适……但是，事物间的比例关系总是受到人的实用目的的制约，因此，不能把黄金分割比例生搬硬套到一切事物的造型中，也不能把其绝对化。

4. 节奏法则　节奏与韵律是一对具有动态特征的形式美的法则。节奏是指审美对象的各部分在反复运动中有强弱、次序变化或时间、空间变化的形式组合方式，包括动态的节奏（如音乐）和静态的节奏（如建筑）。节奏广泛存在于自然、社会、艺术等领域，体现着生生无尽的节奏之美。如日升月沉，花开花落，四季更替，这是时间现象的节奏；层峦叠嶂，陵谷相间，潮起潮落是空间变化的节奏；乐音的有规律变化形成音乐节奏，而舞蹈通过人的形体动作的变化表现出美的节奏；建筑群的高低疏密、错落变化能造就类似音乐的节奏；人的生命体征，诸如呼吸、脉搏、血压等生理现象则表现为生理上的节奏。

韵律是在节奏的基础上形成的，通过在节奏的构成因素基础上增加音乐意味的部分因素，使形式产生情趣，富有抒情意味。如果说节奏是一种有规律的简单重复的话，那么韵律就是有变化的重复，更富有音乐感的重复。因此，在绘画、书法等艺术领域常常运用韵律的规则来增强感情色彩。

5. 和谐法则　和谐法则作为形式美的高级法则，简单地说就是多样性的统一，即审美对象各组成部分之间矛盾对立又相互协调的状态，如各种色彩的搭配和调和能使人赏心悦目，音乐的各个音调的组合能悦耳动听，这都是和谐之美。“多样”体现了各个事物个性的千差万别，“统一”体现了事物之间、生命之间的关联性和整体性。“多样统一”则是“寓变化于整体”，把多种不同的因素有机地组合在一起，达到既丰富又单纯，既活泼又有序的审美效果。如交响乐团虽然由不同乐器和多种声部组成，但其演奏时却一点也不显得杂乱无章，而是通过乐队指挥的统一与乐手间的默契配合，吹奏出和谐悦耳的乐章。又如凡·高的《星·月·夜》（图 3-3）虽然色彩丰富多样却不繁杂，它正是通过色彩的对比，以紫与黄、蓝与橙的渲染和鲜明对比，给欣赏者带来和谐、生动而强烈的视觉感受。

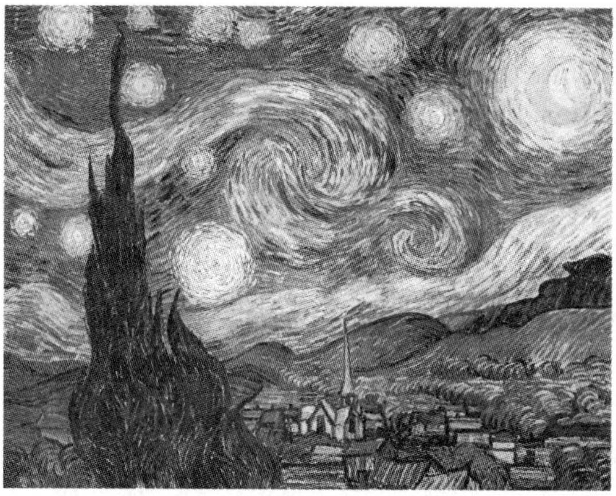

图 3-3　凡·高的《星·月·夜》

总之，以上形式美的法则并非一成不变和孤立存在，而是随着审美活动的历史发展而不断演变更新和互相补充、互相协调的。研究和探索形式美的法则，能够培养我们对形式美的敏感，深化对艺术美的形式感受能力，有利于我们自觉运用形式美的诸多法则去表现美的内涵，达到美的形式与美的内容的融合，完成审美创造。

第二节　护理美的内容与形式

人的生活永远也离不开美。护理学的发展同样伴随着美。护理美作为人类社会的生活美发展到一定阶段的必然产物，对医护人员以及医护工作本身提出了更高的要求。因此，认识护理美的内容、形式和基本形态将有助于护理人员更好地去发掘、扩展、创造和展示护理美，为提升护理学的艺术性而发挥其独有的价值。

一、护理美的内容

（一）护理美的本质及特征

护理美是存在于护理领域的美，是护理理论、内容、技术、科研以及护理活动中所呈现出来的一切美的总和。护理美包括护理服务对象美——人体美，以及在追求和维护人体美的过程中显现出来的，一切有助于人体美的护理理论体系、护理环境、技术操作、护理人员的职业形象的美等。护理美的本质与一切美的本质一样，是自然属性与社会属性的有机统一，是通过宜人的感性形式显现出来的客观特征与状貌。

护理美具有形象性、感染性和目的性的特点。首先，护理美是具体可感、引人注目且具有观赏价值的形象。无论是人体美还是护理技术美、护理环境美，都可通过直观的形象予以判定。其次，护理美具有一种能感染人、愉悦人、令人满足的特性。护理人员精湛的护理技术操作，井然有序而舒适优美的就医环境，亲切的语言等能使护理对象产生安全感和愉悦感。最后，护理美具有其目的性，即护理美对于一切服务对象来说应是良性的心理刺激物，必须以有益于服务对象的身心健康为基本出发点。

（二）护理美是真、善、美的统一

真、善、美是人类一切社会活动追求的理想境界。真和善是美的内容，美是真和善的形式，护理美则是真、善、美在护理实施中的有机结合与统一。

1.“真”——护理美的前提条件。“真”是对客观事物及其规律的正确认识，没有“真”就没有“美”。护理美中的“真”是在护理学理论体系与结构中所体现出来的系统化、规范化、严谨性的理性美。护理活动的整个过程都是围绕着对“真”的探求及对最佳护理效果的追求而展开的，充分体现了护理美。例如，在护理活动中尊重医学知识和规律，根据护理对象的病情特点、健康需求施以不同的治疗护理方案，展示了护理活动中的科学美；严格执行护理操作规范和核对制度，体现了护理活动真实美的内涵。

2.“善”——护理美的道德准则。“善”，广义地说就是对人类有用、有益。用于护理领域，即指护理人员所具备的职业美德。护理美的“善”是以维护人类健康为目的，并通过护理人员对护理职业的真挚热爱和忠于职守，对患者专注的神情、诚恳的态度、关切的语言、体贴的行动，对同行的相互尊重、团结协作等得以表现，使人从中感受到护理活动本身的善与美，体会到白衣天使的圣洁与亲切。

3.“美”——护理美的外在形式。所谓“美”，是事物或行为表现出来的令人愉悦的外在形态，是真与善相统一的内容所表现出来的外在具体可感的美好形象。护理美是护理内容美与形式美的和谐统一，其所展现出的美，不仅是形式上的美，而是内容美与形式美的统一体。护理技术的精湛准确、护理措施的有效实用、护理环境的优美温馨以及浓缩于护理工作者言、行、技、形中的综合素质和护理实践中展现出的感性美和创造美，有机结合起来，才形成护理服务的整体美，体现的是护理美的专业内涵。

二、护理形式美

（一）护理形式美的内涵

美的两种形式即内容美和形式美，是任何美的事物的共同属性。在护理美学中，护理形式美是护理美的外在表现形式，来源于护理内容美，同时又使内容美得到诠释和升华。护理形式美通过直观、具体的表现突出护理美的内容，使人深刻感受到护理活动真、善、美的内涵。

（二）护理形式美的体现

护理形式美主要体现在具体的护理实践、护理管理及护理人员自身的职业形象等多方面，并能给人以直观的视觉上的美感满足。

1. 护士职业形象方面　形象指形式和意象，是具体事物精神实质的外在反映，是其本质特征的外在体现。形象已经成为当今社会文化的核心概念之一，职业形象可以决定其在社会中的发展，可以作为某一专业时代的特征。护士职业形象是护士群体和个人在护理实践中的外表、思想、语言、行为、知识等的外在体现，是护理美最直接的外在表现形式。

护理人员职业形象美是护士内在美与外在美交映生辉的整体美，不仅体现在护士的仪表、风度、行为举止和姿态等外在形象中，同时也是护士的品德修养和知识素养在言谈举止中的自然流露。护士外在美是护理美中不可缺少的因素。护士外在美是最直观的护理形式美的体现，其通过护士的仪表、仪态给人美感的享受，包括护士端正的相貌、端庄的仪态、得体的着装、文雅的举止、关切的表情、优美的姿态等。这些美使想象中“白衣天使”的形象与立体可感、近在眼前的护士形象相统一，从而可令人直观地感受到美感，体会到护理专业的美与精湛。

然而，美好的形象不仅仅是美丽的外表，缺乏内在的美往往显得苍白无力，只有包含了内心美好情感的外在美才能真正传达出美感，也才能拥有引起人们共鸣的力量。因此，护士内在美在护理人员形象美中具有重要的地位。护士内在美作为护理本身蕴含的美，主要体现在护士美好的心灵、高尚的道德和诚实的品质等方面。护士的内在美体现了护理对人格尊严、生命价值的尊重，体现了对护理技术价值和道德实践价值的尊重，使每位护理对象都能真正感受到被尊重、被关怀。护理人员对患者渗透着人文关怀的护理行为是护士内在美的直接体现，如在进行护理操作过程中时刻关注患者的感受，重视与患者的沟通，以患者为中心，做到严谨、细致、敏捷和轻柔；在寒冷的冬天测量血压时，先将冰冷的听诊器胸件捂热再接触患者的皮肤等细节动作，都体现着人文关怀的理念。

2. 护理环境方面　护理环境是护理人员为患者提供的能满足患者需要，有利于其治疗、修养和康复的环境。对护理环境进行创建和维护是护理人员重要的工作内容之一，护理环境所体现出的整洁、安全、美观和和谐也成为护理形式美的主要表现形式。

护理环境美是指对人的健康恢复与提高有益的护理自然环境美和护理社会心理环境美的和谐统一。在护理自然环境美方面，护理形式美表现为病房内的物理环境和布置及病区的设计和布局等。整洁的环境、物品摆放有序的病室以及适宜的温度和湿度能为患者创造舒适的休养环境；根据色彩给人不同的视觉功能，结合所收治护理对象的疾病特点，可对病室环境进行合理的色彩布置。如淡蓝色有降血压和镇静的作用，对消除情绪、减轻头痛及失眠症状有一定效果，可应用于高血压患者的病室环境中等；安静的休息环境和适宜的音乐能改善患者的疾病症状和紧张情绪，如在手术室和产房等，根据患者的不同情绪特点给予各异的乐曲，依靠乐曲旋律、速度和音调的变化，产生镇静安定、轻松愉快、活跃兴奋等不同作用，从而起到调节情绪的辅助功能；病区及医院的建筑美和布局的科学适用可有效提高治疗效率，最大化地发挥医院解除患者疾病痛苦和治病救人的作用。因此，打造良好的护理自然环境既符合医学审美原则，能给人以宁静、幽雅的感受，又有利于患者的心理治疗，护理形式美借此得到了充分的展现。

除了自然环境美之外，和谐的社会环境也是不可或缺的。护理社会心理环境美主要表现为医护人员之间协调和融洽的人际关系及与患者之间友好和信任的护患关系。医护和护患之间关系融洽、感情真挚、行为和谐的相互合作的联系交往，不仅有助于为护理活动创造良好的氛围，能给护患双方愉快、欢乐、亲密的情感体验，而且对于整个社会也有着积极的作用和美学价值。

3. 护理理论方面　护理理论是护理实践中产生并经过护理实践的检验和证明的理性认识体系，是对护理现象和活动本质规律性的正确反映。南丁格尔经实践体验，认识到护理科学必须有理论的支持。这一认识使护理发生了根本的变化。护理观念的变革、整体护理模式的确立、护理程序的应用和系统理论的渗透，都从护理理论和实践方面体现出美的本质、美的形态，美的感受和创造。新的护理思想指明，人是身心统一、不断变化的有机整体，重视心理护理和环境调节的作用，强调护患关系的和谐与患者的主观能动性，使护理实施工作中的行为美、语言美、仪表美等得到充分的展现，使新的护理理论中美的光华有了新的发展。

4. 临床护理实践方面　护理形式美可通过护理人员在临床护理实践过程中得以展现，主要表现在护理人员的护理技术美上。护理技术是在长期的护理实践中形成的，并随着诊疗技术的进步而不断发展。护理技术美存在于护士为病人提供各种治疗和护理过程的始终，以科学、严谨的操作原则和程序以及护士精湛的技术水平为基本内容。护理是技术性很强的工作，护士在各种操作中具备的严谨、细致、敏捷、轻柔而有序的职业素质显示出轻松、舒展之美，能够减轻或解除服务对象的痛苦和心理压力。

护理形式美在护理技术方面首先表现在护理人员娴熟敏捷、自然流畅的护理技能操作之中。在进行护理操作时，严格遵守操作规程，认真查对，操作程序清晰，动作规范轻柔、熟练敏捷，以给护理对象最小的痛苦完成护理工作，如在静脉穿刺时依据患者个体情况选择恰当的静脉路径并做到一针见血；将爱伤观念融入各项操作之中，时刻注意保护护理对象的隐私；细致观察病情，及时发现和解决问题，根据护理对象的个体需要实施个性化护理；抢救重症患者时紧张有序，沉着冷静；手术配合时准确、快捷等，无不体现着护理技术美。此外，护理形式美在护理记录中也得到展现。临床护理记录，是检查衡量护理质量的资料，其护理形式美主要体现在护理记录客观、准确而真实地反映护理对象的病情变化；护理措施和实施后效果记录及时、连续，医学术语准确，相关资料时间一致；书面文字工整，字迹清晰，语句通顺，标点正确，记录完整规范。

5. 预防保健方面　护理学的发展要求护理工作以人的健康为中心，护理人员应走出医院，面向社区，采用人们喜闻乐见的形式，遵循美的原则，将卫生保健、康复等知识以教授和示范等方法通俗易懂地传授给人群，起到减少和消除危险因素、促进健康、提高自我护理能力和生活质量的目的。因此，预防保健对维护人体美、促进人群健康具有积极的作用，其美学意义就在于提高人群的健美素质。预防保健的美是人类对自身的美及人与环境的美的统一，是人们对美追求的深化，也是医学在更高层次、更深远意义上的表现。

三、护理美的核心是人的生命健康美

护理美是在追求与维护人的健康的过程中所形成并表现出来的一系列美的现象，并在护理理论与护理实践中体现出美的本质。护理工作离不开美，在临床护理、护理管理或护理研究等不同领域中，护理工作都是围绕护理对象的健康开展的，充分体现出以人的生命健康美为核心的护理美的终极目标与本质。

（一）人的生命健康美

生命是形态结构与功能活动相互协调的和谐统一状态，而人体的各种生理结构承担着不同的功能任务。正是这些在生命过程中逐渐完善和发展的生理功能的常态，使人的体形美和结构美呈现出一种生命活力之美，即人的生命健康美。人的生命健康美既是在正常状态下的形式结构、生理功能、心理过程和社会适应等全方位的合乎目的的协调与和谐统一，也是人的全面本质的集中体现。

（二）生命健康美是护理美的基础

1. 生命是护理美的载体　生命的存在，使个体不仅显现出形态结构的人体美，而且借此展示着人在生活中所具有的行为美、道德美、创造美等。可见，人的美，包括护理美，只有在生命活动中才能散发出迷人的光彩，只有生机勃勃的生命才能赐予人美的感受。而死亡是生命活动的终结，随着生命的消逝，凝结于生命中的任何美都将失去依托而不复存在。

2. 健康为护理美添色增彩　美与健康是不可分割的，健康是美的基础和前提，美是健康的外在表现形式。健康的人，可以通过其充满朝气的精神面貌、发育健全的骨骼、丰满发达的肌肉、柔润光洁的皮肤以及良好的心理状态和适应能力散发出一种健康力量的自然美，并能使人产生充满活力的美感。同样，人的健康美也是护理美不可缺少的内容，一旦失去了健康这一物质基础，护理美也成了空中楼阁。例如，刚入院的患者多数由于疾病带来的病理性改变，使其形体或容貌受到影响，往往显得肥胖或消瘦，病容满面，精神萎靡，毫无美感可言。住院期间，经过医护人员的精心治疗和护理，患者身体逐渐康复。在患者健康美得到恢复的同时，护理美的内涵也在其健康的人体美及护理人员的护理活动中得到了体现。

（三）维护和促进人的生命健康是护理美的本质体现

护理学是为人的健康服务的，其目标在于维护人的生命健康，使人拥有完整的生理、心理状态和社会适应能力。护理美作为蕴涵于护理活动中的美，其核心内容亦是人的生命健康，护理人员维护和促进患者健康的过程也体现着护理美的本质内涵。因此，在护理工作中，我们对护理美不仅局限于追求外在形式的美，更重要的是在具体实践中展现护理的真谛，使护理活动有利于促进和维护人的生命健康。例如，前文案例中所提及的护士小刘，由于违规佩戴手链，导致在护理操作中给患者造成了精神和物质上的伤害。通过分析小刘的行为可以发现，正是由于她片面地理解了护理美的内容，仅重视护理美的外在表现，认为佩戴手链有利于美化其外在形象，而未能以患者的健康和安全为重，忽视护理美以人的生命健康美为核心的本质特征，结果造成不良的后果。因此，在医疗护理审美中，维护和促进患者健康也成为护理成效评判和护理审美评价的重要指标。

事实证明，当人类健康受到威胁时，护理人员始终肩负着生命卫士的角色，以高尚的护理职业道德、精湛的护理技术、深切的护理美怀为患者赢得新生，展现了护理专业崇高的思想内涵与博大的人文精神，以实际行动树立了护理专业美的形象，使护理美在为人类生命健康服务中得到升华。

第三节　护理美的基本形态

护理美是护理学与美学相结合的产物，按照美学的传统分类方法，可将护理美的形态分为护理自然美、护理社会美、护理科技美和护理艺术美等具体形态。

一、护理自然美

（一）自然美的本质及特征

自然美是美学领域一个重要的美学形态。自然美是自然界的全部的美，包括人类未改造过的自然，如宇宙星空、海洋陆地、山川河流等的美，以及已被人类改造过的自然，如梯田园地、园林景观等的美。自然美就其本质而言，体现的是人的本质力量，因为自然美的形成和发展的历程是人类对自然从认识、征服到改造的过程，从中展现了人的力量、智慧和才能。正是人们对自然的“人化”和“艺术化“，使自然美具有独特的审美价值，并最终成为审美对象。自然美与其他美的形态有所不同，具有以下几项特征：

1. 重在形式美　丰富多彩的自然美以直观的形式呈现在人们面前，具有形式胜于内容的特点。比起自然美在形式上的鲜明和清晰，其内容则显得朦胧、模糊并较少被涉及。比如，人们总是被蝴蝶五彩斑斓的双翅和翩翩优美的姿态所吸引，而没人想起它的幼虫对农作物的危害。

2. 寓意和象征性　在具体的审美活动中，人们常会把自然美的外在形式和人类社会的某些品格、精神联系在一起，使自然美成为人类社会美的一种寓意和象征，从而给予欣赏者情感的陶冶和精神的升华。中国儒家思想中的“比德”说，就是以自然景物的某些特征来象征人的道德情操。如孔子认为“仁者乐山，智者乐水”，山水分别体现着仁者和智者的德行，人们之所以乐山、乐水是因为能从中获得情操和人格的熏陶与智慧的启迪。

3. 易变性和多面性　在不同的环境、条件下，自然事物由于其自身属性和形态特征，极易发生变化，具有易变性的特征。同一座山，一年四季的风景、色彩和意境均存在差异：“春山淡冶而如笑，夏山苍翠而如滴，秋山明净而如妆，冬山惨淡而如睡。”山的面貌不仅随季节变化不同，就是同一天里，晨曦与黄昏，雨天与晴天，或是人们欣赏的角度不同，都会产生不同的效果，正如诗中所描绘的“横看成岭侧成峰，远近高低各不同”。正是自然美的变异性导致了它的多面性。同一自然景物在不同境况下其美的层面、美的程度和表现也会各不相同。

（二）自然美在护理中的体现

自然美是护理美学的基本内容之一，并在护理美学中得到了充分的体现。护理自然美通过真的形式来表现善的内容，首先表现为护理人员的行为与自然美的联系。在护理工作中，护理人员规范的服饰、得体的修饰、优雅稳重的姿态、友善坦诚的笑容和眼神、和蔼优美的语言就像一道美丽的风景线展现着护理工作中的美。其次，护理自然美还表现在护理交往的不同方面和环节上。当医护人员和患者都能切实而恰如其分地扮演好各自的角色，护患及医护关系处在和谐、融洽的环境下时，就能给人以积极向上的美感。最后，护理自然美具有自然美易变性和多面性的特点，导致人们在不同心境条件下对护理自然美的感受和需求不同。因此，我们在进行护理审美时，要强化共性与个性的统一，既要注重对护理美的原则和共性规律的把握，又要强调护理自然美的丰富多彩，把握好在不同情况下的表现程度和分寸，避免盲目、孤立、机械地看待和创造护理自然美，做到主观创造的美与客观要求相一致。

二、护理社会美

（一）社会美的含义及特征

社会美是人类社会创造的事物的美和人类精神行为的美。社会美既包括属于个人的心灵美，也包括属于人类社会关系之间的行为美，更包括人们生产实践成果的美。心灵美是行为美的基础，行为美以是否符合社会道德规范为评价标准；行为美是心灵美的体现，人们精神世界的美需要通过行为来表达。社会美具有以下两个特征：

1. 重在内容美　社会美与自然美不同，其重在内容美，内容胜于形式，内容决定形式。社会美是以“善”为基础的，任何称之为社会美的事物都具有对社会有益的特性，其外部形态和形式只是表达社会美丰富内容的媒介。人们通过这些外部形态领悟社会美，欣赏社会美。

2. 时代性和阶级性　社会美是随着社会的发展而不断更新的，不同的时代和阶级对社会美的评判标准不同。以女性的美的标准为例，春秋战国时期以“窈窕淑女”为美；唐代以丰腴为美；明清时代则以“三寸金莲、弱柳扶风”作为美的标准。

（二）社会美在护理中的体现

社会美是存在于社会领域中的美，是以善的形式表现真的内容。社会美在护理中主要反映为护理人员高尚的职业道德、美好的心灵、丰富的才识和为护理事业而献身的崇高的精神，护理社会美正是通过每一位护理人员的护理行为得以具体表现。护理社会美是内外统一的美，护理人员的仪表、相貌及行为美是其善良、乐于助人的美好心灵的外在表现。它作用于护理行为的方方面面，无论是在临床护理实践中，还是社区保健工作中，贯穿于护理过程的始终，使人们在与护理人员的接触中，无时无刻不体会到护理人员的善良、友好和诚恳之美。无论是在平凡的基层医院护理岗位的无私奉献，还是抗击“非典型”肺炎和5·12汶川特大地震救援等危急时刻，护理人员身上所展现出的救死扶伤、舍己为人的奉献精神及对护理事业永恒的热爱，都闪耀着护理社会美的光辉。

第39届“南丁格尔奖”获得者、河北姑娘姜云燕，17岁时便怀着到生命禁区救护官兵的一腔热血，千里迢迢辗转来到喀喇昆仑三十里营房医疗站当了一名护士。她用天使般的爱，精心呵护每一名边防官兵，被官兵们尊称为“昆仑女神”。姜云燕所在的三十里营房医疗站，是世界上海拔最高的医疗站，年平均气温零下9度，大气含氧量不足平原的一半。这个医疗站，担负着喀喇昆仑四十多万平方公里驻防官兵的医疗保障任务，年年都要巡诊兵站、哨卡。在巡诊中，姜云燕和女兵们趟冰河、过雪坑，遭遇暴风雪、泥石流、雪崩，经历过多少次生与死，根本数不清。一天，海拔4200米的红柳滩兵站送来一名已处于重度昏迷的病号。由于高原肺水肿合并脑水肿，大量粉红色泡沫伴着阵阵恶臭从患者口鼻中涌出。要想保住性命，唯一的办法是先把口中的痰液除掉，可当时医疗站没有吸痰器。“只要能挽救病人的生命，我什么都能做”，她心一横，对着病人的嘴，埋头就吸……患者得救了，姜云燕却昏倒在病房里。在服务高原官兵的10年里，姜云燕护理过七年多名病人，参与抢救高原肺水肿、脑水肿三十多人次。她冒着生命危险，把二十多名战友从死神手中夺了回来。因为有她的存在，高原官兵感受到了人间真情；因为有她的存在，茫茫昆仑成了官兵们温暖的家。

三、护理艺术美

（一）艺术美的本质及特征

艺术美是指艺术作品之美。艺术美是对自然美与社会美的提炼、概括和升华，是美的重要存在形态，也是美学研究的主要对象。艺术美就其本质而言，是人的本质力量在艺术作品中的一种体现。首先，艺术美普遍存在于现实之中。艺术美是艺术家在现实基础上的艺术创造，社会活动实践为艺术创造提供无穷的素材，现实生活孕育并激发着艺术家的创作热情。其次，艺术美不是抽象的存在。人们可以在其物态化的形式即艺术作品中感受到具体的美。优秀的艺术作品既来源于艺术家对社会生活的提炼和概括，同时也溶入了创作者的主观审美理想和思想情感。鲁迅说："一件艺术品，表面上看是一幅画、一座雕像，实际是艺术家人格的表现。"正是由于艺术家的创造，一块顽石、一张白纸才有了生命与活动，并能从中体会出人的思想感情，而呈现出艺术美。艺术美作为美的高级形态，有着如下几个不同于自然美、社会美和其他形态的美的独特特征。

1. 典型形象性　艺术美是典型的美、集中的美和理想的美。艺术是对生活形象的捕捉、再现和创造，艺术美则通过塑造典型的艺术形象，把分散、复杂而多面的社会生活，提炼、加工成整体、典型化的作品，起到感化心灵，鼓舞斗志的作用，令人获得审美感受。如《红楼梦》中的贾宝玉、林黛玉，古希腊的断臂维纳斯雕像等都是典型的艺术形象。这些艺术形象具有无穷的艺术魅力，闪耀着艺术美的光芒。

2. 永久稳定性　艺术美具有永久稳定性的特点。从古到今，从经典的诗歌、绘画、雕塑、文学到戏剧、音乐、舞蹈、建筑等，无不令人感受到这些艺术作品永恒的生命力。这些真正的艺术品并不会随着时代的变迁而失去艺术美的光华。因此，人们常借助艺术美永久稳定性的特点，通过艺术手段，将事物的美留存下来，使它们成为永恒的记忆。例如名画《蒙娜丽莎》中的主人公那在现实生活中稍纵即逝的神秘而轻盈的微笑，就在达·芬奇的笔下被永远凝铸在画面上，成为永恒的美。

3. 具有审美功能　与自然美和社会美比较，艺术美具有独特的审美功能。在艺术美的熏陶下，人们的审美能力和审美情趣可以得到潜移默化的提升。例如，绘画、雕塑等视觉艺术能发展人们的色彩感、形体感、构图感、立体感和直观能力；音乐、戏剧等听觉艺术有助于人节奏感、音色感、协调感和结构感的提升；文学艺术可以培养言语器官的审美能力，发展人们领会和表达情感意蕴的素养。

（二）艺术美在护理中的体现

南丁格尔说："护理是最精细的艺术。"护理艺术是护理技术与艺术的完美结合，其中凝结着的护理实践的共性规律及护士群体智慧的结晶，均可反映出护理艺术的审美属性。护理艺术美是护理人员通过了解并掌握一定的艺术形式和艺术手法，并将其应用于护理过程所产生的美。护理人员扎实的基本功、符合节力原则的动作、物品科学有序的摆放、操作技巧的娴熟、护理手势和动作的流畅敏捷，无不渗透着护理艺术美。

护理艺术美主要体现在以下两个方面：

首先，护理艺术美体现在将艺术美应用于治疗与护理之中，包括音乐疗法、朗读疗法、游戏疗法等多种形式的艺术疗法。其中应用较为广泛的是音乐疗法。音乐疗法属于艺术疗法的范畴，是近年来兴起的侧重于心理调节、修复健康的医疗手段。音乐疗法是一种以音乐为主、医学治疗为辅的治疗方法，主要通过音乐这种艺术形式产生治疗效果，以音乐的旋律、和声、节奏、曲调、拍子、音的强弱及其组合、音乐和歌词的组合来治疗疾病。它主要是通过音乐减轻或消除使患者痛苦的各种行为和情绪，以及由此引起的躯体症状，从而达到恢复、保持和促进患者身体和精神健康的目的。护理先驱南丁格尔在其《护理手记》第四章《声音》一节的结尾，专门针对"音乐疗法"进行解释和应用指导，说明护理艺术美早已在护理工作中起到了重要的作用。

其次，护理艺术美在护理人员的自身护理修养中得到展现。护理修养是护理工作者在护理审美过程中所达到的审美境界。修养渗透于护理人员的言论、行为之中，并在言行中升华、提高。南丁格尔曾说，护士是没有翅膀的天使，护理人员走路的艺术、谈话的艺术、操作的艺术，都能给病人带来幸福、安宁和健康。克里米亚战争中，护理人员凭借其高水平的护理修养使伤员高达50％的死亡率下降至12％。护理人员用其护理修养美护卫着人们的生命和健康。

（三）护理艺术美的表现形态

美的表现形态是多种多样的，同样护理艺术美的表现形态也是丰富多彩的，主要表现为以下几个方面：

1. 和谐　和谐是护理艺术美的基本表现形态。和谐之美在护理中是无处不在的，在护士的仪表装束、护士的心灵与形象、护士的语言和行为、护理技术操作、护患交往、护理环境等方面均表现出和谐的韵律之美。和谐是护理艺术美所要创造的背景氛围，是形成其他美的表现形态的基础。

2. 对称　对称是护理艺术美的规律性表现形态之一。无论是物品的摆放、护士的着装，还是护理的过程、治疗的结果都反映出这一点，因为人体美的表现之一就是对称美，所以在护理艺术美的规律性表现形态中，始终体现着对称美的原则。

3. 统一　统一是护理艺术美的规律性表现形态之一，具体表现在人与环境、心理与生理、语言与行为、过程与目的、形式与内容的统一等方面。统一与协调相互联系，作用于护理艺术美创造的全过程，成为护理艺术美的核心内容。

4. 舒适　舒适是护理艺术美的最直接、最本质的表现形态。舒适是人的生理和心理共同作用的主观感受，是患者身心愉悦的基础。它作用于护理艺术美的全过程，同时也是护理所要达到的目的之一。舒适在基础护理中其表现较为突出，如病人的床单位、生命体征的观察及各项护理操作中都应考虑到患者的舒适性。

四、护理科技美

（一）科技美的本质

科技美是科学美与技术美的有机结合。科学美是美的一种高级形式，是审美者的科学素养、审美水平达到较高层次，理论思维与审美意识交融、渗透时才能产生的一种美。技术美是把美学和技术相结合，主要研究人在生产劳动过程中以及与此相关的一切技术领域中的美。科技美是随着近代科学技术整体化发展起来的历史产物，是人们在对自然界内在规律的探索过程中体现出的一种科学精神，对生产劳动、社会生活等方面具有指导作用。正如彭加勒所说：“科学家研究自然，是为了从中得到乐趣，而他得到的乐趣是因为它美。如果自然不美了，它就不值得去了解，生命也失去了存在的价值。”

（二）科技美在护理中的体现

护理科技美是把护理美学和护理科学与技术相结合，将美学应用于护理领域，从而产生的美，是需要用理智去领会的一种和谐，是真与美的高度统一。科学家居里夫人说过：“科学的探索研究，其本身就含有美。”作为科技美的分支，护理科技美是建筑在医学科学和护理理论之上的高级形式的美，不仅体现着护理工作的科学性，也具有美学的鉴赏价值。科技美在护理中主要体现为以真启美。护理科技美和其他形态的美一样，都以真为基础，失去了真也就失去了美。

首先，护理科技美表现为护理工作中的科学性。护理工作面对的是人，要求护理人员不仅应具备一丝不苟、严肃认真的工作态度和作风，对待每一位患者、每一项操作都不能有丝毫的马虎，还应熟练地掌握和应用医学和护理学知识。因此，当护理人员在扎实的科学理论指导下，以精细规范的技能及时地解除护理对象身心痛苦，在维护人的健康中发挥巨大作用时，护理科技美也从中得到了体现。

其次，护理科技美在护理科研活动中得到体现。科学创造与艺术创造一样，也是一种美的创造。护理科研推动了护理学科的进步，这种在护理实践中的创造性活动，本身包含着追求美的因素。如对护理技术、心理护理、护理环境、护理交往等方面一些问题的探究，其主要目的就是要不断地改进护理方法，提高护理质量，从而达到更高境界的护理美。

最后，科技美在护理中还表现为对待护理工作的科学的态度。一切护理活动必须从护理工作的实际和需求出发，实事求是地遵循科学的规律，遵守伦理道德原则，尊重患者和结果，坚决摒弃草率和弄虚作假等不符合科学的做法。无论是在一般的护理工作实践中，还是在护理科学实验中，都以科学美的标准来衡量，以科技美的原则来进行，使之不但要在护理美学中起到“以真启美”的目的，更要达到“以真促美”的目标，从而真正发挥科技美在护理美学中的主导作用。

【本章小结】

罗丹说过：“世界上并不缺少美，只是缺少发现美的眼睛。”美的事物数不胜数，它们通过美的形式表达一定的内容，以具体的形象和深刻的内涵给人以美感。美是内容与形式的和谐，美的内容借美的形式得以表现，美的形式受美的内容决定和制约。形式美是对事物美的形式的抽象概括和浓缩。形式美由色彩、形体和声音等要素构成，并依据特殊的规律和法则（包括整齐法则、对称法则、比例法则、节奏法则和和谐法则）进行组合，具有独立的审美价值。

和任何美的事物一样，护理美也是护理内容美与形式美的和谐统一。护理美是存在于护理领域的美，是护理理论、内容、技术、科研以及护理活动中所呈现出的一切美的总和，具有形象性、感染性和目的性的特点。护理美是真、善、美的有机结合，“真”是护理美的前提条件，“善”是护理美的道德准则，“美”是护理美的外部表现。护理形式美是护理美的外在表现，并在护士职业形象、护理环境、护理理论研究、临床护理实践、预防保健等方面得以展现。护理美的核心是人的生命健康美，维护和促进人的生命健康是护理美的本质体现。护理美按照美学的传统分类方法，可分为护理自然美、护理社会美、护理科技美和护理艺术美等具体形态。

【学习效果评价】

1. 请试用形式美的构成要素和法则的相关知识点，分析你认为最美的一幅画、一处风景或一首歌美在何处。

2. 护理美存在于护理工作的各个领域，请结合本章节知识谈谈你眼中的护理美。

第四章　护理审美与护理美感

学习目标

完成本章学习内容后，学生应能：

1. 复述护理审美的概念
2. 简述护理审美主、客体的特征
3. 结合实例说明护理审美的层次
4. 分析护理美感的心理构成

【案例导入】

佛罗伦萨·南丁格尔曾说过："护理工作是一项最精细的艺术。"这种美体现在对患者的每一个细微的关怀和照顾中。在浙江省台州医院小儿外科、小儿内科和产科等科室的护士，把传统的白色护士服全部换成了花式新护士服（图 4－1），以消除小孩子对白大褂紧张、害怕的心理。在孩子们眼里，这些穿着花衣服的护士，亲切得如同邻家阿姨。

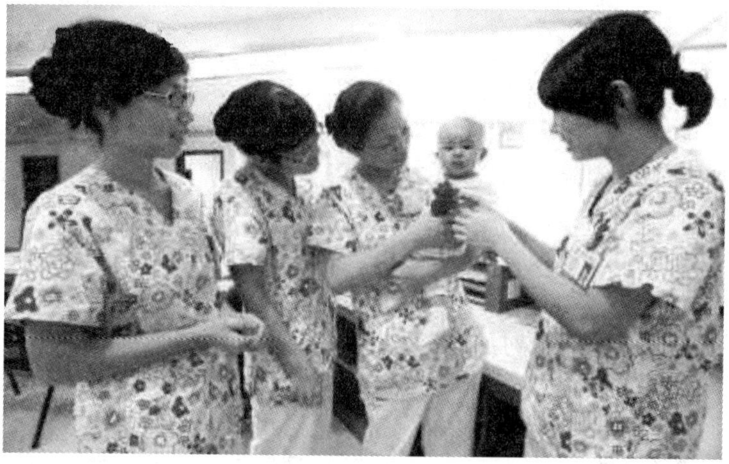

图 4－1　护士阿姨穿花衣

第一节　护理审美的主体与客体

审美主要是指美感的产生和体验，是审美主体（人）通过感官对审美客体（审美对象）的体验和感受，并从中获得精神享受和启迪。审美的关键在于"审"，即欣赏美、体会美和感悟美。护理审美就是在护理活动中欣赏美、体会美和感悟美，从而促进患者的身心健康，使护患关系更加和谐、更加人性化。审美的形成来源于人们的社会实践，是审美情感、认识和能力的总和。审美是主体与客体相互作用的产物。

护理审美是一种特殊的审美活动，它有着自身独有的复杂性，而护理审美主体和护理审美客体也有各自的特征。

一、护理审美的概念

简单地说，护理审美就是发生在护理实践活动中美的欣赏、美的体验与美的创造，是人们在参与护理实践的过程中逐步形成的审美情感、审美意识和审美能力的总和。护理审美是护理实践活动不可缺少的组成部分，具有自身的独特性，主要表现在以下几个方面：

（一）护理审美是更高层次的护理实践活动

护理实践活动是围绕以维护和促进人的身心健康以及提高人的生命质量为最终目的的实践活动。护理理论的研究和应用，护理技术的改进和革新，医院环境的建设和改善以及护理伦理、护理美学、护理相关法律法规等领域的研究和临床应用，都直接或间接地围绕着这一最终目的展开。依照这些实践活动的直接目的不同，可以把它们分为相互联系又各有区别的三类：一是求“真”的护理实践活动，其目的在于研究和发现人的健康和疾病护理中的机理和规律，以不断地丰富护理学科学知识和理论，为实现护理实践活动的最终目标提供理论保证，它需要科学的实事求是的态度；二是求“善”的护理实践活动，这类活动包括有关医护人员如何更人性化地为病人服务的理论探讨和研究、保障护患各方合法权利和义务的法律法规的探讨和研究、有利于保障和促进患者身心健康的各种“善”的行为等；三是求“美”的护理实践活动，它是人们欣赏护理美和创造护理美的活动，护理审美即属此类活动。这三种实践活动是不可分离的，求“真”和求“善”是求“美”的基础，而求“美”又是求“真”和求“善”的更高追求。

（二）护理审美是一种特殊的审美

护理审美是一种特殊的审美，体现于：

1. 护理审美具有高度的神圣感。人的生命高于一切，涉及人的生命和健康的护理审美自然就具有高度的神圣感。

2. 护理审美必须遵循医学和护理学规律的特殊要求，即求“真”的要求。不同领域的审美，即遵循一般的审美规律，但也受所在领域自身规律的约束，护理审美也是如此。

3. 护理审美不能只是对客观对象的形式外观的审美，而应该考虑到护理实践的功利性。首先，在护理审美中，不能忽视治疗和护理是否维护和促进了病人机体功能恢复和健康，即审美对象是否满足功利的要求。如环境的设置是否满足护理特殊功能的要求，治疗护理是否维护和促进了病人机体功能的恢复和健康，医疗护理器材和设备的尺寸和外观设计是否人性化，护理操作和药物使用是否存在过大的副作用，等等。护理审美只有在充分考虑护理实践的功利性之后，对外形外观的审美才能显示出它的意义。

（三）护理审美有着独有的复杂性

护理审美的复杂性主要是由以下几点决定的：

1. 人的生命体的复杂性　人是生理-心理-社会的统一体，生命的丰富性和复杂性使得护理审美必须顾及生命体的机体功能和身心健康，同时还要考虑生命体在社会系统中复杂的多变性，以及受到的对其身心健康产生影响的各种社会因素。

2. 护理审美要求的复杂性　审美主体作为一个系统，由生理和心理两大要素构成。由于审美主体的这两大要素存在着程度不同的差异，因而常常导致审美心理活动过程及其结果的差异。不同民族、不同文化背景下的人群间，以及同种族同文化背景下的个体间，甚至同一个个体在不同的时代背景、社会思潮甚至不同的情境下，其审美态度、审美理想、审美倾向、审美理解和审美情感等方面都会有所区别，对同一事物作出的审美评价以及对审美的要求也会有所不同。在护理实践中，面对同一类疾病的治疗护理，不同的病人可能提出不同的审美要求；面对同一病人的护理治疗，不同的医生可能会有不同的审美考虑；当事护士和当事患者对护理治疗可能提出不同的审美要求；对同一患者的护理治疗，患者家属和社会公众的审美要求可能和患者的审美要求存在差异，并进而可能使患者的审美要求出现变动；等等。护理审美要求的复杂性，说明了医学护理实践的风险性，护理人员必须不断提高自身的综合素质和审美能力，才能更好地面对这种复杂性和风险性。

二、护理审美的主体

审美主体并不是单纯意义上的人，也就是说，人类的一般主体并不等于审美主体，只有当一个主体（人）面对特定的审美对象并具有审美需要、审美态度和审美能力的时候，他才是审美主体。这类主体要有从事审美活动的需要，能够以审美的态度看待客体，更要具备审美欣赏和审美创造的能力。一旦主体能够以审美的态度来看待这个世界，同时又具有丰富而敏锐的审美能力，这就意味着真正的审美主体出现了。我们的护理美学教育，就在于培养护士的审美能力，塑造护士的美好心灵，使护士具有健康的审美观、较强的审美欣赏能力和审美创造能力，能以和谐发展的态度和亲和审美的态度去看待自然、社会、他人与自身的关系。从这个意义上说，审美教育的关键在于审美主体的形成。

所谓护理审美主体，是指在护理实践活动中，受社会文化和护理审美意识所支配，能以审美态度和审美能力感受和创造护理美，实现护理审美需求的行为主体。护理审美主体的特征有以下几个方面。

1. 护理审美主体的非单一性　在护理实践中，除了护理人员可以是护理审美主体外，作为护理审美客体的患者自身也可以是护理审美主体，可以对临床护理环境、护理人员的护理操作过程及成果进行审美评价。此外，医护管理人员、患者家属以及相关社会公众都可以成为护理审美的主体。

2. 护理审美主体的利益关联性　护理审美主体的主要构成是医护人员、患者及相关社会公众，其中以前两者最为重要。护理审美的结果往往直接关系到护患双方审美主体的利益。患者在就医过程中，除了对疾病治疗护理效果的关注外，一方面还关注自己的物质权力和利益是否得到医护人员的尊重和维护，另一方面，在就医过程中的情感和精神需要是否得到满足也成为其评价护理实践活动的一个重要方面，因此审美结果将直接影响患者的身心健康。而护理人员则关注护理目标的实现和自己对患者的关爱是否充分实现，以及在多大程度上得到患者的认可，这和护理人员的职业荣誉和物质利益直接相关。

3. 护理审美主体的非对等性　这是指同为护理审美主体的护理人员和患者在审美的标准、审美期望和满意度等方面存在的非对等性。护理人员比患者熟悉医学专业知识，又有临床经验，对医学所能达到的能力也较为清楚，因此所表现出的护理审美标准和审美期望也更容易趋向合理，对审美满意度的评价也更容易把握。而患者由于缺乏对医学专业知识的了解、对医疗护理的理解而欠缺理性的认识，容易对治疗后的效果抱有不切实际的期望，自己内心把握的审美标准往往比护理人员苛刻，审美期望值也往往偏高。审美主体的非对等性，预示护理审美的复杂性，同时也预示针对患者的护理美的创造中潜伏着可能出现的纠纷，需要有针对性的关注和研究。

三、护理审美的客体

审美客体也就是审美对象，是相对于审美主体而言的。审美主、客体不是实体性概念，而是关系性概念，客体成为主体的审美对象，取决于客体具有审美属性以及主体具有欣赏这种属性的能力。审美客体具有两个方面的特征：一是审美客体是具有审美性质的审美对象。这就是说，并不是所有的客体都能成为审美对象，具有审美属性是成为审美对象的前提，因而只有那些具有美的形式和意义的具体形象，才有可能成为审美对象。二是审美对象是审美经验中的客体。也就是说，只有在审美关系中，才有主体所感知的审美客体，离开审美主体，便没有客观存在的审美客体；并且此时的审美客体也已不再是客观对象的原貌，而是经过审美主体的经验、感知、想象、理解等心理功能加工过的表象，是被主体内化了的一种存在。

所谓护理审美客体，广义而言，是护理审美实践所涉及的一切对象，如医疗技术设备、医院建筑及医疗护理环境、患者、护理理论及技能操作、护理人际关系等均可能成为护理审美客体。护理审美客体的特征表现在以下几个方面：

1. 护理实践的对象性　只有医学护理实践所涉及的对象才能成为护理审美的客体，尚未进入但可能要进入护理学实践的人或事物也只能是潜在的护理审美客体，只有当它们成为护理实践对象并引起审美主体的审美关注时，它们才能成为护理审美的客体。护理实践的对象性，决定了护理实践领域审美客体的特点。

2. 护理审美对象的多样性　护理审美客体所涉及的人、事、物极其复杂和广泛。人则包括患者和医务人员，事则包括各种护理实践活动以及自实践活动中发生的各种人际关系，物则包括护理护理设备、器材、建筑及环境设施等。如以护理人员为审美客体，则要研究其语言、服饰、行为等在行业特殊性下的美感；如以医院建筑和环境布置为审美客体，则要研究在保障护理功能的特殊要求下其自身形式美感的要求，如气氛的宁静要求、病种的隔离要求、便于消毒和通风的要求等诸多要求。当然，患者始终是医学审美的重点关照对象。

3. 当护理审美客体是人时，便具有审美主体客体的双重性特征。无论是患者，还是护理人员，在护理审美实践中，往往既是护理审美的主体，同时又是护理审美的客体。例如，患者被实施护理措施时，其必然成为护理人员所关注的对象，其外在形象特征、情绪与情感状况、精神面貌多为护理人员所关注，因而会成为护理审美的客体。但同时，患者必然也会自己审视自己，此时，他便兼具了审美主体的身份。而当患者去对护理人员的护理实践给予评价时，护理人员也就成了审美客体。

第二节　护理审美的层次与目标

一、护理审美发生的条件

审美活动是一种不同于实用功利活动的特殊的人类活动，它的发生需要一定的条件与契机。审美活动的发生首先是审美主体的形成，一旦审美主体以审美的态度来对待和把握这个世界，审美对象就已产生。而同时审美主体如能有丰富而敏锐的审美能力来体验、领悟对象，这就标志着真正的审美活动的发生。因而在审美教育中，我们更关注审美主体的形成。

审美主体的形成需要以下几个条件：

1. 要有从事审美活动的需要　审美活动并不是只有艺术家才需要，正如认识活动并非只有科学家才需要一样。“爱美之心，人皆有之”，在人类的社会实践活动中，对对象世界的审美观照是人类的基本需求之一，也是人类文明的重要标志。人类在社会实践中的一切活动，除了它的直接的实用目的和功利目的之外，都含有情感和精神满足的成分，从这个意义上说，人的一切活动在一定程度上都可以作为审美活动来考察。人在审美活动中满足了自身情感和精神的需要，即审美的需要。审美活动既包括艺术实践的活动，也包括内在的精神活动，如形成健康的审美观，具备必要的审美修养等。

2. 要有敏锐的审美能力　“这个世界不是缺乏美，只是缺乏发现美的眼睛。”这句话充分说明了主体的审美能力对于审美活动发生的重要性。正如马克思所言，对于没有形式感的眼睛和没有音乐感的耳朵来说，再好的绘画和音乐都是没有意义的。在主体的各种审美能力中，审美感受力是最重要的。而敏锐的审美感受力，只有通过长期的社会实践活动和自觉的审美修养和审美教育才能得到提高。

二、护理审美的层次

针对护理审美主体在审美活动中的主观感受，护理审美的活动常包含了这样的三个层次。

1. 感知的悦耳悦目　当一个人看到美丽的色彩，听到和谐的乐声，感受到适宜的温度，呼吸到清新的空气时，这种由审美主体对审美对象外在形式的感知而引起的耳目快适，就是审美的第一个层次，即感知层。这种看似非常单纯的感官愉快却已包含了想象、理解、情感等多种心理功能，因而感知层不同于表象，它既有感性因素，也有理性因素。感知层非常注重审美客体的外在形式以及变化，因为只有那些在形体、色彩、声音、气味等方面符合了美的法则，并且形式新颖、风格独特的东西才能引起人们的审美注意，从而使人们在欣赏的过程中获得感官愉悦的审美感受。这种审美活动更多关注的是事物的外在形式美，它侧重于直觉效果，具有主观性和象征性。审美客体带给主体的悦耳悦目的感官体验，对主体来说，是一种美的熏陶和塑造。在感知基础上，理解、想象、情感等诸多因素的渗入，审美主体的视听感官日益拥有丰富的包容性，这种悦耳悦目不仅仅带来生理的快感，更是身心的愉悦。

另一方面，护理审美实践中感性愉悦的审美境界又是浅层次的，这是因为这种审美活动局限于用感官来感受，因此，往往缺少持久性。如人们对病房环境的布置往往随着时间的推移而不再有新鲜的感觉，从而丧失审美的感受。

2. 情感的悦心悦意　如果说感知层是骨架，那么情感层就是血肉。审美主体通过审美对象有限的形式、内容的把握而感到无限的情感满足和意义升华，从而提高心意境界。如看傲雪的红梅，不仅感受到红色的花朵，更是体会到这种娇艳的红花在严寒中凛然的傲骨和顽强的生命力。病区走廊悬挂的郑板桥的画，感受到的不只是竹子，而是能唤起对清新纯净的大自然的向往和追求。情感层主要表现为人的自然感官需求和社会理性的平衡以及自然感官欲望的净化和升华，因而它的精神性、社会性更为突出。

人的感官需求与动物是不同的，虽然都是饿了要吃东西，但是人类却形成了美食文化。鳄鱼也会在捕食其他动物时流眼泪，但那只是生理的反应；而人类的流泪则是内心产生强烈的情感波动的表现，如一个人会在面对如画的夕阳、早春的雏菊、激荡的波涛而流下眼泪，会在阅读一本感人的书、观赏一部动人的影视剧、浏览一幅纯美的画卷时，为使自己感动的人物流下眼泪，这时，审美主体在悦心悦意中情感获得了满足。因而，审美主体悦心悦意的审美体验偏重于对护理审美对象内涵的理解、领悟和品味，表现为审美主体对对象反复体验之后，所获得的审美享受，是对悦耳悦目审美层次的延伸和发展，是审美境界已进入心灵“自由”状态的一种表现。审美主体在感知对象外部形式特征的同时，更多地结合了自己的知识、文化、社会经验、人生阅历等以及在此基础上形成的审美态度、审美倾向和审美能力，来理解和解读审美对象。它作为感性与理性、社会性和自然性相统一的成果，更清楚地说明了美的欣赏与创造有助于扩展人的审美能力，又有助于提高人的心灵境界。

3. 价值的悦神悦志　悦耳悦目在生理基础上但又超出生理的感官愉悦，它主要培养人的感知；悦心悦意在理解、想象等功能协调下培育人的情感心意；悦神悦志却是在道德的基础上达到某种超道德的人生感性境界，是人生价值的呈现，是心灵自我的超越。它往往能引发个人对现实生活、人生价值、生命意义的思索，它不只是耳目感官的愉悦，也不只是心意情感的感受理解，而是整个生命的投入。护理审美中悦神悦志的审美层次往往是主体由于伦理情感和哲学思考而激发的一种在护理审美行为中用超越自我的精神力量把自己与自然、社会交融在一起而得到的心灵感悟或震撼。

护理学作为服务于人类生命健康的实践性学科，在很多的时候，往往面临人在疾病困顿中生命的脆弱与顽强、苦难与抗争、死亡与新生、丧失与重建，面对护理人员和患者在护理活动中所表现出的精神和意志、在交往互动中表现出的伦理精神和道德情怀，这一切都使得护理审美具有丰富的内涵和厚重的价值意义。审美主体在感性与理性的交融中，获得精神和意志的升华。

三、护理审美的核心目标是维护和促进人的健康

人的生命是宝贵的、神圣的。而个体身心的健康则是神圣生命的基础。在护理实践中，护理人员在任何情况下，都在尽力保存人的生命、维护和促进人的生命健康。早在两千年前，《黄帝内经》中就提倡“天覆地载，万物悉备，莫过于人”。唐代孙思邈则言：“人命至重，尤贵千金。”这种自古至今一脉相传的医学人文关怀在护理审美观中体现为护理审美是以尊重人的生命、肯定人的价值、维护人格的平等和尊严、满足人的身心健康需求为宗旨的。人类对于自身的健康长寿以及提高生命质量的愿望，是人的最基本也是最高的审美理想，更是医学护理学科追求的目标。我们都清楚地知道，护理不仅仅是一门科学技术，更是现代社会中和人类的健康与生命、生存与发展息息相关的社会文化和艺术。护理学关注的不仅是生物的人，而且是社会的人；不仅关注人的身体，还关注其心理以及社会文化的适应，这正是现代护理学尊重生命人道主义精神和宗旨的人文体现。

护理学作为服务于人类生命健康的实践性学科，其护理实践首先体现为满足人们的健康需求。无论是护士良好审美形象的塑造，还是医院优美护理审美环境的营造，抑或和谐护理人际关系的建立和维系，这一切都是为一个核心的目标，即维护和促进人的身心健康。而健康本身也是一种美，所以贯穿于护理实践全过程及各个环节的对美的追求本身就是对人生命健康的追求，而护理工作本身所表现出来的追求美、欣赏美、创造美的过程都围绕着满足人的身心健康的需求而展开。护理职业美好的形象，护理人员高尚的心灵、精湛的技艺，护理环境中的舒适幽静的声、光、色的布置以及护患之间和谐、信任的人际关系，都是为实现这一健康目标的。

第三节　护理美感的概念与心理构成

美感是审美活动的产物。人们在对美的事物进行欣赏时，必然会在心理上产生一定的美的感受，这种美的感受，在美学上被称之为美感。

一、美感的概念

（一）美感的含义

美感的概念有广义和狭义之分。狭义的美感，指的是审美主体在审美活动中获得的一种心理感受，是人对审美对象的主观体验、认识和评价。它是审美主体对当时、当地特定的审美对象的具体感受；作为一种心理现象，美感是审美对象在人们的内心激起的强烈的心理反应。体现为理智上获得启迪，精神上获得愉悦，心理上获得满足。

广义的美感，是指“审美意识”，又称审美心理，它包括审美主体所反映的审美意识活动中的各个方面和各种表现形态，包括审美感受，以及在审美感受基础上形成的审美观念、审美理想、审美经验、审美情趣、审美判断、审美能力等。其中，审美感受是审美意识的核心，也是审美意识中最基本、最主要的形式。

一个对象之所以引起人们的审美感受，不仅仅是其外在形式上的某些属性，而且是人们从可感知的形式中看到自己的本性，感受到与自己创造性的生活相联系的某些东西。因而，美感就是主体从精神方面对人本质的自我观照，是建立在社会实践基础上对美的能动反映。黑格尔曾说过这样一个例子，一个小男孩把石头抛在河水里，以惊奇的神色去看水中所现的圆圈，觉得这是一个作品，在这个作品中他看出他自己活动的结果。这个例子可以帮助我们很好地理解美感的本质。

（二）美感的产生

某一种特定的审美对象为什么会引起审美主体特定的审美心理反应而获得美感呢？第一，美感的产生离不开客观存在的审美对象，即审美客体。如果没有客观存在的美的对象，人就不可能产生美的感受。第二，美感的产生离不开具有审美能力的人，即审美主体。这种审美主体必须具有完善的社会化审美感官和正常的心理机制，这样才能发现、识别审美对象，并在充分调动感知、想象、理解等各种心理能力的基础上，产生对审美对象的审美感受。第三，美感的产生离不开社会实践活动。美感是在人类社会实践中产生和发展的。通过社会实践，审美主体能动地、现实地复现自己的本质力量，创造美，同时也获得了美感。因此，社会实践活动的扩大和发展促进了人类美感活动的扩大和发展，人类美感活动的发展也促进了实践活动向更高级、更自由的境界发展。

二、美感的特性

美感的特性有以下几个方面：

（一）美感的直觉性

美感就是审美直觉，这一点已为很多美学家所认可。所谓美感的直觉性是指审美者在接受审美对象的刺激后，无须通过理智的思考和逻辑思维即刻就能把握与领悟美的特性。即在审美主体接触审美对象的一瞬间，美以它特有的感染力来吸引、感动审美主体的心灵，使审美主体整个身心沉浸在审美愉悦之中，专心于对美的体验和感受之中。也就是说，审美感受关注的是对象的感性形式，无须借助抽象思考，就可迅速领悟到其中的意蕴和情感。

美感的直觉性包括两层含义：①感受的直观性和直接性。也就是说，审美过程始终要在形象的、具体的、直接的感受中进行。美感总是首先通过接触对象的感性外貌（如一定的色彩、形状、线条、节奏和旋律等）产生直接的感知或表象而产生的。没有对美的形象及其外部特征的感知，就不能产生美感。例如，我们要去欣赏一朵花的美、一部电影的美，光听别人的介绍和议论是不行的，只有亲自去感受、去品味，才能真正产生美与不美的感受。②在美的欣赏中，美感的产生常常是由美的形象直接引起的，而不需要借助于抽象的推理和思考，便可判断对象的美与不美。如当我们对一朵花产生美感时，我们是不假思索的，我们不需要知道花的类别、属性等，只是由花的形象直接引起美感。在听一首歌时，也许我们并没有听清歌词，但那动听的旋律早已不知不觉地唤起了我们的美感，使我们获得了美的享受。

值得强调的是，虽然美感是人们直接感受形象而产生、并由形象直接引起的，但是，美感中包含着深刻的理性内容，单凭直觉是不够的。因此，美感的直觉性还包含将美感的理性内容深藏在外露的形象之中，即将理性认识潜藏、沉淀在对美的感性形象的品评与体验之中。

（二）美感的愉悦性

这是美感最显著的特性。人们对美的追求是一种积极的精神需要，是人们精神生活日益丰富的表现。当人们面对美的事物时，从美的事物中能够直观到人的自由创造的力量，体验到人的智慧和才能，感受到人的理想的实现。因此，人在审美过程中就会产生一种情感上的愉快和舒畅，就会觉得自豪、兴奋。美感的愉悦性就是指审美主体在对审美对象进行审美时所产生的一种精神上的满足、愉快和喜悦的心理状态。

无论面对的是自然美、社会美，还是艺术美、科学美，人们所获得的审美感受总是伴有精神的愉悦。这种愉悦不同于生理快感。生理快感是物质满足生理感官需要而产生的一种快适。审美愉悦是一种包含有生理快感的精神愉悦。在美感的愉悦性中，包含着审美主体对美感形象的不自觉的理性认识和思想，包含着生理需要和心理需要的体验，也包含着特殊的精神上的满足和享受。换句话说，美感的愉悦性是理智、意志、情感的统一。正是人的理性认识和情感在美感活动中的和谐统一，才使美感具有震撼人心的力量，才使美感对人的精神世界产生深刻的影响。

（三）美感的功利性

美感作为一种特殊的心理表现形式，是有社会功利目的的。美感的功利来源于美的对象的功利性所表现的社会生活内容。原始人萌芽状态的美感比较明显地体现着社会功利内容。如他们喜欢用某些动物的皮、爪、牙等来装饰自己，原因是他们认为，佩戴这些有力的兽类身上的东西，是战胜这些兽类的标志，可以显示自己的力量、勇敢和智慧，谁能战胜力大的动物，谁就是勇士。从这里可以看出明显的社会功利性内容。现代人由于在很大程度上摆脱了原始人那种狭隘的功利观念的束缚，从表面上看，美感的内容似乎失去了社会功利色彩，而实际上美感的功利已在漫长的岁月中沉淀、溶化在美感的喜悦、爱好和兴趣之中，成为美感的潜在的内容。普列汉诺夫指出："不过功利终究是存在的，它终究是美的欣赏基础。如果没有它，对象就不会显得美了。"鲁迅先生也说："享乐着美的时候，虽然几乎并不想到功用，但可由科学的分析而被发现。所以美的享乐的特殊性，即在那直接性，然而美的愉悦的根底里，倘不附着功用，那事物也就不见得美了。"可见，美感的功利性是潜在的，它蕴含在愉悦之中。

具体来说，美感的功利性包括两个方面的含义：一是美感的社会功利性，即美感可以使人们将愉快的体验化作精神动力，应用到认识世界、改造世界实践中，形成推动整个社会前进的强大动力，从而提高社会的物质条件，改善社会的精神风貌。二是美感的个人功利性，即指美感不仅给人以赏心悦目、心旷神怡的喜悦，使人的身心得到更好的娱乐和休息，而且就在这种喜悦中能给人以精神上的影响，提高人的思想境界，丰富人的情感和情操，使人受到潜移默化的教育，进一步激起为美好生活理想和改造环境而积极奋斗的热情。

（四）美感的共同性和差异性

1. 美感的共同性　美感的共同性是指人们对美的事物在认识上的一致性。具体表现在以下几方面：

（1）时代共同性：生活在相同时代的人的美感，具有这一时代的人所共有的美感特征。这是因为在同一时代中，人们通常会用同一种社会道德规范、社会习惯等来约束自己的言行，因而产生较为统一的审美意识，以至于在审美感受上具有共同性。同样，不同时代的人由于有着共同的文化传统、社会心理、风俗习惯、审美趣味、审美观念和审美理想，故在此基础上也可产生共同的美感。

（2）民族共同性：民族是在历史上形成的拥有共同的语言、地域和经济生活以及在共同文化基础上形成的心理素质较稳定的共同体。因此，同一民族的人，由于在历史发展过程中形成的共同社会文化、思想观念以及同一社会环境中的共同生活内容，使得他们在审美习惯、审美趣味和审美情调等方面都具有一致性，即具有美感的共同性。另一方面，不同民族之间也能产生共同的美感，这是由于各个民族或国家之间的经济、文化交流，使各民族在文化和心理方面不断吸收新的血液，形成了民族共同的心理素质和审美意识。

（3）阶级共同性：不同的阶级由于其经济地位不同、与生产资料的关系不同，因而在立场、观点、意识等方面存在着很大差异，其中包括在审美特征上的差异。但在同一阶级内部由于其经济利益的一致性，使得他们在生活的许多方面存在共性，包括在美感上的共同性。

2. 美感的差异性　美感的差异性是与美感的共同性相对而言的。人类对美的感受和认识具有共同的性质，但对具体事物的美感又千差万别。美感的差异性表现是纷繁复杂的，概括起来说，美感的差异性主要表现在以下几个方面：

（1）时代差异性：不同的时代由于其物质生活条件、社会关系以及政治、哲学、文化等思想的不同，形成了各个时代不同的审美理想、审美观念、审美趣味及爱好等，表现为不同时代的美感差异性。例如唐代画家周昉的仕女图，画的都是丰腴的形象，当时从士大夫到民间画工，从中原到边疆，无不称美。但到了宋代画家李公麟，对唐代女性丰腴之美却难以理解。这是因为宋代对女性人体美的观念已发生了改变，不再以丰腴为美了。

（2）民族差异性：由于各个民族的经济状况、生活习惯、地域特点、性格特征、兴趣爱好等的不同，形成了各民族美感上的不同特点和差异。如在对人体皮肤的审美上，不同民族的审美趣味、美感的差异也是很大的。在我国，人们都以皮肤的白皙为美，俗话有“一白遮三丑”的说法；而达尔文在《人类的由来及性选择》一书中说：“非洲西海岸的黑人认为皮肤越黑越美。”

（3）阶级差异性：在阶级社会里，由于不同阶级人们的经济地位、生活方式、文化观念等的不同，形成了不同的审美趣味、审美理想和美感。鲁迅先生说：“自然，‘喜怒哀乐，人之情也’。然而穷人绝无开交易所折本的懊恼，煤油大王哪会知道北京捡煤渣老婆子身受的酸辛，饥区的灾民，大约总不去种兰花，像阔人老太爷一样，贾府上的焦大也不爱林妹妹的。”这充分说明了不同阶级人们的审美趣味和爱好的差异性。

(4) 个体差异性：世界上没有完全相同的两片树叶。每个人的生理素质与心理素质和树叶一样，也是没有完全相同的。由于每个人的生活环境、生活道路、命运、遭遇以及文化艺术修养等是各不相同的，这就决定了每个人不同的性格特征、需要、爱好和情感的体验，因而形成了每个人不同的审美趣味和美感。因此，面对同一审美对象，不同的欣赏者的审美感受和体验也是各不相同的。

二、护理美感的心理构成

(一) 护理美感的含义

依据于美感的含义，护理美感也有两种含义：一是指广义的护理美感，指的是护理审美意识活动的各个方面和各种表现形态，包括护理审美趣味、护理审美能力、护理审美观念、护理审美感受、护理审美理想等。二是指狭义的护理美感，是护理审美主体在护理审美活动中因美的事物或行为而产生的有利于身心健康的审美感受，这是由护理审美对象引起的护理审美主体的一种特殊的心理状态。只有当护理审美主体、护理审美客体和护理审美实践共同存在时，才会产生护理美感。

护理美感是护理审美主体对护理审美活动中存在的美的事物、美的行为、美的理念及美的操作手段等带有情感性、实践性的认识。尽管护理美感表现为审美主体在护理审美过程中对美的事物的主观反映，也无论这种反映是正确还是错误，它总能在客观上找到护理美的存在。可见，护理美感的内容是客观的，它以护理美为前提，又反映护理美，即护理美感是客观护理美的一种反映，属于审美认识论的范畴。

(二) 护理美感的产生过程和心理构成

广义的美感即审美意识，可以分为三个阶段：准备阶段、实现阶段和成果阶段。

1. 美感的准备阶段　在这个阶段中，最初是审美态度，也可称为审美立场。准备阶段需要审美主体有端正的审美态度，并投入一定的审美注意。在护理审美中，无论是护方审美主体，还是患方审美主体，护理审美态度都需强调客观、公正，以一种较为平和的态度去面对审美客体，否则会影响护理美感的正常判断。

审美态度作为进入审美经验的准备阶段，其中有个关键环节，即审美注意。审美注意就是审美态度碰到具体对象的时候，把注意力集中和停留在对象上面。这种注意力与一般的注意力不完全一样，它主要是一种对于对象形式或结构的注意。审美注意把审美态度具体化了。科学家对所观察的对象也十分注意，如植物学家看显微镜要注意细胞的组织情况、形状、结构，但这不是审美注意，因为这注意是与确定的概念思考联系在一起，它把这组织的形状、结构等与特定的意义、类别、问题直接联结起来，并过渡到科学的逻辑思考。审美注意则不同，审美注意并不直接联结也不很快过渡到逻辑思考、概念意义，而是更为长久地停留在对象的形式结构本身，并从而发展出其他心理功能如情感、象形的渗入活动。因此，审美注意的特点就是个体心理因素倾注在、集中在对象形式本身，从而充分感受形式。

护理审美注意就是指审美主体面对审美客体时，将情感注意力等各种心理因素集中到审美客体上，从而充分感受客体形式以及形式背后的内容。护理审美注意所关注的对象的形式结构要素主要包括：①形状结构，如患者的身体形状结构、患者疾病治疗后的功能恢复形态、医学建筑的形状、医疗器材的设计形状等；②色彩，如患者组织器官功能恢复前后的肤色、神色，病房的环境色彩，医护人员的着装色彩等；③尺寸大小和比例，如患者各器官的大小和比例，医用建筑物及医疗护理器材的尺寸大小和比例等；④声音特性，如患者相应疾病治疗后的声音恢复情况，医护人员与患者交流时的语调高低、医院各病区噪音的高低等。和谐、节奏、平衡、统一等形式美的规律都可在这些因素中得到体现。审美态度经过审美注意进入审美经验，标志着审美进入了实现阶段。

2. 美感的实现阶段　审美注意只是美感的必要条件，它是审美的前提，而非审美的实现。所谓审美的实现阶段，是指审美主体经过感知、理解、想象、情感等审美经验所实现的审美愉悦，或称审美感受，也就是一般所说的狭义的美感。这一阶段的心理因素包括审美知觉、审美理解、审美想象和审美情感。美感的实现必须有审美感知、理解、想象及情感等心理功能的和谐参与方能实现。同样，护理美感的实现也必须有护理审美主体的感知、理解、想象及情感的和谐参与才能获得。

审美知觉就是对审美对象的感知。美感由审美注意具体化到审美感知，开始进入实现阶段。所谓审美知觉，是指人脑对作用于感官所产生的关于客观对象的美的整体属性的反映。审美感知不是单纯的生理器官的快适，也不是单一的感知和感受，而是既有动物性生理快适的机制，同时又是多种心理功能相综合的协同运动的结果。如我们看一幅山水画，作用于视觉器官的是画面的颜色、线条、形状所构成的高山和大海，它们都在一个平面上，但我们所感受到的却是山水对峙、惊涛骇浪的立体景象，能“看出”它有好多层次。因此，审美感知不是纯感性的知觉，它包含着许多认识、理解的因素，是一个复杂的社会-生理产物。

人类审美感知的特点在于，由于在感知中渗入了其他的心理功能和因素（认识、理解等），感知本身就具有许多超感知的成分，但这一点并不被人们自觉认识到，即需通过认识、理解、融会、积淀到感知中去，成为人们审美知觉中非自觉意识到的东西。

理解是通过揭示事物间的联系而认识新事物的心理过程。在审美活动中，审美理解不是依靠概念、判断和推理的逻辑思维形式进行的，而是与审美感知、审美想象、审美情感等审美心理因素密切联系在一起的。

理解在审美中不仅包含一种内容。首先，审美总意识到自己处在非实用的状态，不必对所见所闻作出行动的反应。如人们读到古诗“白发三千丈”时，不会去追究作者到底有没有“三千丈”这么长的头发，而是在这样的描绘中体会作者“忧愁似个长”的情感寓意。审美理解的另一层含义是对对象内容的认识。如，人们通过文字的阅读，知道“白发三千丈，忧愁似个长”这句古诗实际是写作者的情感，这种情感是深深的愁肠。理解的这层内容经常构成欣赏的前提条件。审美理解的第三层含义在于，在审美中，在美感中，从理智上理解对象的情感性质、技术特征。还是刚才的那首古诗，人们会凭借已有的知识认识到“白发三千丈，忧愁似个长”是一种修辞手法，它形象、深刻地传达了作者要告诉读者的情感信息，从而使读者更好地和作者达到一种跨越时空的情感共鸣，并为作者的精妙写作艺术而陶醉。审美理解的第四层含义在于，它是渗透在感知、想象、情感等因素并与它们融为一体的某种非确定性认识（可意会不可言传）。人们正是在“白发三千丈，忧愁似个长”这样的阅读中，不仅仅体会到了作者所传达的情感信息，更多的是感受到自己内心由此所触动的情绪，这是一种无法言说，但可以体验和感受到的情绪。审美理解的这几方面内容使审美主体获得丰富的情感体验和审美感受。

想象是人脑中对已有表象进行加工、改造和创造新形象的心理过程。感知作为审美的出发点，理解作为审美的认识性因素，其中介、载体或展现形态，则是想象。在审美欣赏中，对内在意义的理解不是靠概念而正是靠想象来联系的。正是审美想象使审美感知超出自身，使审美理解不走向概念，使审美情感能构造另一个多样化的幻想世界。

护理审美中的想象具有其自身的特点。患者对医学美与护理美的创造和实现具有期待性和理想性的特点，在期待中，想象容易伴随焦虑情绪。而理想化的想象则会影响对护理审美的正常评价，往往审美想象越理想，其对结果的评价越苛刻，引发护患纠纷的可能性就越大。因此，护理人员要做正确的审美引导，从而建立良好的护患关系。

渗透在美感实现阶段中的还有审美情感的因素。在审美感受中，正是人们的主观情感、心境、意志、愿欲等自觉或不自觉地成为驱使想象飞翔的内容、动力、中介和基础。可以说，客观事物之所以能够成为人们的审美对象，正是由于人的情感移加。没有情感的介入，美感也就不可能实现。总之，情感使想象装上翅膀，趋向理解，化为感知，构成特定的审美状态，即一定种类的审美感受和审美经验。

护理美感的产生同样需要审美主体注入情感，这样才能使开始的审美注意变得有意义，并使美感的产生进程不会因为审美主体的偏见而中止，或导致护理美感做出无价值的判断。但不同全体（医护人员群体、患者群体）以及不同个体，在以审美主体的身份出现时，由于各自的情感投入程度不同，故对护理美感评价的偏向性也往往不同。

3. 美感的成果阶段　审美经验的积累便产生审美观念，形成审美情趣，孕育审美理想，从而达到成果阶段。美感的获得是在过往审美经验的参与下实现的，而每次美感的获得又会使审美经验得到积累，并由此逐渐促进审美观念、审美趣味及审美理想的产生。当然，除了审美经验以外，个人的生活环境、经历、兴趣爱好、文化修养、个性倾向以及先天气质、潜能等，也都对审美观念、审美趣味和审美理想的形成有重要的影响。

总之，护理审美主体在审美过程中，护理美感，即审美愉快是在包括理解、感知、想象、情感等多种心理功能的协同作用下共同实现的。其中任何一种心理功能的改变，都将会影响护理美感产生的结果。因此，作为护理学生及临床医护人员，要树立健康、良好的审美观念、审美趣味和审美理想，必须不断地积累自身的审美经验及综合文化素质。

【本章小结】

护理审美是发生在护理实践活动中美的欣赏、体验与创造。作为一种特殊的审美，护理审美是更高层次的护理实践活动，有其独有的复杂性。护理审美的层次有感知的悦耳悦目、情感的悦心悦意、价值的悦神悦志，而其核心则是维护和促进人的健康。护理美感则是护理审美主体在护理审美活动中因美的事物或行为而产生的有利于身心健康的审美感受，其产生和心理过程分为三个阶段，即准备阶段、实现阶段和成果阶段，包括了审美态度、审美注意、审美知觉、理解和想象等多个心理过程，并生成审美观念，形成审美情趣，孕育审美理想。因此，作为护理学生及临床医护人员，要树立健康、良好的审美观念、审美趣味和审美理想，必须不断地积累自身的审美经验及综合文化素质。

【学习效果评价】

结合具体的审美活动，分析审美的心理过程及其要求。

第五章　护理人体美

学习目标

完成本章学习内容后，学生应能：

1. 掌握护理人体美的基本概念及人体美的构成要素
2. 了解各种不同的人体比例美学说，理解曲线美的特点及重要意义
3. 掌握人体美的评价标准，理解护士人体美与护理实践的关系，并维护自身的良好形体

【案例导入】

敬爱的周恩来总理在天津南开中学上学时，学校在一面大镜上悬挂着一副格言，上面写着："面必净，发必理，衣必整，纽必扣。头容正，肩容平，胸容宽，背容直。气象：勿傲、勿暴、勿急。颜色：宜和，宜静，宜庄。"周总理一生便是以此40字镜铭作为言谈举止、仪表仪容规范的准则。在他光辉的一生中，永远保持这举世公认的独特气质和优雅的风度，为世人留下了深刻的印象，并成为人们学习的楷模。

现代女性形体美有苗条美、丰腴美、健壮美等标准，但要注意苗条而不干瘪，丰腴而不肥胖，健壮而不粗壮。女性之美要体现在柔美的曲线、匀称的体形、柔和的肢体，并能通过外表表达内心的智慧和精神的崇高。

护士是从事人类健康活动的知识女性，其形体要恰到好处地表现"秀外慧中"。护士每天穿梭于病房，与患者进行交往，形体美是其良好的身体条件，使之行动敏捷，令患者产生愉悦之感，有利于护患之间的沟通。

第一节　人体美的概念与人体审美观的演变

一、人体美的概念

护理学学科的不断发展和进步，对如何塑造并不断完善护理职业形象提出了更具体、更全面的要求，护理人体美是护理美学研究的重要课题之一。人们把护士誉为白衣天使，这是社会对护士的赞颂，同时也赋予了护士美丽、温柔、善良的职业形象的期望，这种期望寄托了人们在身患疾病时依然保持的对生活的热爱，对美的向往、期盼与追求。美好的护士职业形象不仅对病人的身心健康有积极的影响，而且对护理专业的生存与发展也产生着重要作用。

（一）人体美的定义

从广义上说，人体美也称形体美，是指人体自然形象和自然形象所表现出的形式美，即人的整体形态的美。包括人的身材、相貌、五官、体态、装饰的美，也包括人的风度、举

止、言谈所表现出来的精神风貌和内在气质的美。狭义的人体美，仅指人的形体和容貌的形态美，是指人体各部位比例关系的协调、对称，发育正常，按一定标准延伸形成富有变化的线条，并且能体现出健康向上的活力。

（二）人体美的特点

1. 人的内在活力美与外在形式美的统一　任何美的事物之所以美，关键在于特定的美的内容和形式的统一。人体形式美表现为以下三个方面：

（1）人体美首先通过人体的生理结构美表现出来：人体作为生命的载体，具有生理结构美。生理结构美又分为客观结构美与微观结构美两个层次。客观结构美即人体的整体美及其各部分之间的均衡、匀称、协调之美。这种美既通过色调和谐的皮肤以及结膜、角膜、黏膜、指（趾）甲、毛发等反映出来，也通过骨骼和肌肉体现出来；微观结构美指体内细胞染色体和 DNA 双螺旋等微细结构之美。客观结构与微观结构的和谐统一，构成了人体的血肉之躯的整体美，即人的体形美。

（2）人体生理结构聚形式美法则于一体：任何事物的美都通过形式美表现出来，但很少有什么事物的美符合所有形式美的法则，只有人体天然地汇聚所有形式美的法则，几乎反映了所有美学规律。如对称、匀称、节奏、主从、和谐、均衡、整体性、对照、黄金律、多样统一性等形式美的法则无不全方位地反映在人体，从而使人体美成为大自然中至高无上的奇迹与造化。

（3）人体形式美还表现在运动中的和谐、韵律和节奏上：健美的人体即使处在最大限度的动作时，也有一种平衡感，就像钟摆一样总会重新回到固定的重心去，从而给我们以均衡的印象。体形的高低起伏、转折所形成的轨迹具有韵律感。人体每一块肌肉的活动与整个人的动作存在着和谐的关系，并有一种形体不断变化的微妙的连贯性。人体动态线的长短、强弱、急缓、疏密产生节奏。运动人体作为一个整体，其形象和运动中潜藏着韵律和节奏的律动。和谐、韵律和节奏在人体运动中与变幻体形不断互相交割、融合，表现出动中有静，物物相映的均衡。

2. 人的心理与躯体的和谐和统一　人的容貌、体形的生理结构是先天的，而气质、风度则是后天习得的一种心理现象。美的气质风度应该是热情而不趋于轻浮，豪爽而不落入粗俗，潇洒而不流于傲慢，文雅而不失于娇柔。气质风度是人体活动的一种内心体验和精神本质。

人体美是人类生存斗争和自然选择的结果。人类的祖先不可能脱离动物界遗传、变异、生存、竞争的自然选择的生物界矛盾运动规律。进入人类社会后，首先是劳动使猿脑变人脑，从而逐渐产生了人的心理，使猿变成了人，使人成为具有人性的“灵”与“肉”的有机统一体。审美活动对人的肉体感官产生着相当重要的作用，塑造着人的精神世界。由于脑量的扩充使人的额隆起如球状，而猿类的头顶是扁平的。正如人类学家多弗兰兹·威登雷奇所说的，“头颅变围”是人类进化的最后几笔。

3. 人的自然美和社会美的统一　达·芬奇曾简单地认为“人体是大自然中最美的东西”。他只是把“人体”作为一个“类”来与大自然中的其他“类”相比较而言。事实上，人体美是介于自然美和社会美之间的一类特殊的美的形态。就其产生的生理形态而言，人体美基本上属于自然美的范畴；就其外在形体和面相而言，人体美则是作为人的生存状态的一种感性体现；它必然反映着某个体的经历、品质、性格，反映着深刻的社会内容。不同时代、不同阶级的人对人体美的标准不同，具有社会性。东尔尼雪夫斯对此有细心的观察和分析。他说："青年农民或农家少女都有非常鲜嫩、红润的面色——按照普通农民的理解，这是美的第一个条件"，"弱不禁风的上流社会美人在乡下人看来断然是不漂亮的。"不同阶层和职业的人的身体总是感性地呈现着不同阶层和职业的人的某些社会本质。

4. 普遍性与差异性的统一　人体具有普遍性，一般人体都表现为左右对称、比例均衡、线条柔和、体形匀称、动姿协调、眼神炯炯等美态。大致是头部相当于身高的1/8，肩宽为身高的1/4，乎伸两臂的宽度等于身长，乳房在肩胛骨的同一水平上，大腿的正宽度等于脸的宽度等。又如脸部的长宽比、躯干的长宽比、乳房所在的位置上下长度比、脐上下长度比等，都近似0.618这个黄金指数。

人体美既是统一的，又是多样的，是普遍性与特殊性的统一，人体的多样性与特殊性主要表现在以下几个方面：

（1）各人种、各民族、各地区人群一般美学参数有许多差异：在人类历史发展过程中，不同地区大气中的各种物理参数，如气温、气压、温度以及日照、降水等是形成人种特征的重要因素。人类学家根据皮肤颜色、头发颜色和形状及眼睛颜色来区分人种。

人体不同的皮肤颜色及人种特征是在自然环境影响下形成的。在欧亚大陆，可以明显看出，越往南走，人的皮肤颜色越深。生活在赤道附近的人，由于光照强烈、紫外线强、气温高，人的皮肤多为黑色；黑色的皮肤有着积极抵御非洲酷热气候的能力，黑色皮肤可以抵挡强烈阳光的损害；宽而扁的鼻子和厚厚的嘴唇便于散热；手掌和脚掌发达的汗腺有利于排汗降温。有趣的是，非洲人几乎都是卷发，每一卷周围都留有空隙，当炽热的阳光向头顶投射时，这种卷发恰似一顶凉帽。

生活在寒带、温带高纬度地区的白人，由于他们生活的地区气候较寒冷，阳光稀弱，紫外线弱，因此人们的皮肤颜色浅淡，这种浅肤色易于吸收弱的紫外线，有利于身体发育。白种人鼻梁较高，鼻孔道长，收入的冷空气经过长长的鼻道有一个"预温"的过程，这种外界的冷空气就不至于影响人体的恒定体温。

黄种人介于上述两者之间，主要分布在气温温和的亚洲。中国各民族大都属于黄种人。然而中国地域辽阔，南方人身材较矮小，肤色较深；北方人身材高大，皮肤颜色也白些。其缘由，不外是日照的气候因素。

（2）不同年龄段的人具有不同的人体审美标准：人体美与人的年龄相适应。不同年龄段的人体表现出不同的审美特征。例如青春期是人体发育达到成熟阶段，处于这个年龄段的青春男女，体格发育迅速，身高体重的变化使男性青年显得强壮有力，肩宽腰粗，下肢细长，而女性青年则上身细窄下肢丰满，充分表现出人体的健与美。同时由于性机能趋于成熟，性激素分泌量增多，男孩长出胡子，喉头突出，体格变得高大；女孩乳房隆起，声调变高，皮下脂肪增多，体态丰盈。处于青春期的男女生理能量代谢率大，能量充足，机体运动有力，青年人表现得精力充沛，身强力壮，朝气蓬勃。人进入中年以后，随着年龄的变化，机体的衰老，皮肤张力和弹性降低而松弛，额前部出现皱纹，鼻唇沟加深等。

（3）不同性别的人体美的差异性：无论是容貌还是形体，男女之间都是有着明显的差异性，这也是生物规律。其不同点，除解剖学和生理学上差异外，从美学原则上看，主要男性以"刚"胜，体现为雄伟矫健。即所谓"阳刚之美"；女性以"柔"长，主要体现为温柔典雅，即所谓"阴柔之美"。男性体型呈三角，上宽下窄，不平衡，宜于动；女性体型呈正三角，上窄下宽，较为稳定，适宜于静。因此，在塑造人体美时，必须遵循男女有别的原则，避免"男子女性化"或"女子男性化"的现象。

（4）同一个体在不同情绪状态中表现出的人体外表生理特征也不同：情绪好坏不仅影响各脏器的生理功能，而且直接影响到肤色的变化。人遇到高兴的事，心情愉悦，大脑内神经调节物质乙酰胆碱分泌增多，体内会产生有利于血液通畅、皮下血管扩张的物质。血液涌向皮肤，面色红润，容光焕发，给人以精神抖擞、神采奕奕、充满自信的感觉。相反，当人过度紧张、情绪低落时，体内肾上腺素分泌增加，使动脉血管收缩，供应皮肤的血液骤减，面色苍白或蜡黄，同时会伴有血压升高、心慌、头晕、手脚发凉等现象，给人以晦气十足、畏手畏脚的感觉。如果一个人长期郁郁寡欢，焦虑愁闷，会使内分泌功能失调，上皮细胞合成过多的黑色素，堆积在皮肤细胞之中，使皮肤变得灰暗无华。忧愁苦闷还可引起神经衰弱和失眠，也影响到皮肤的血液供应，导致面容黯淡无光泽，眼圈发黑。

二、不同时期的人体审美观

（一）人体比例美学说

在影响人体美的许多形式美法则中，“比例”是基本法则之一。人体比例是指人的整体与局部之间的数学关系。比例是实现人体框架各部分和谐的根本。中国古代宋玉说的所谓“增一分则太长，减一分则太短”就是指这种比例关系。人体的各部分如果比例得当，就产生“匀称”的感觉，而匀称正是一种美。由于东西方人种的差异，故不可能有绝对统一的人体比例美标准，较有影响的人体比例学说有以下几种：

1. 达·芬奇人体比例学说　达·芬奇用自然科学知识、解剖学和数学统计方法，提出了人体美的比例标准：头长为身高的1/8，肩宽为身高的1/4，双臂平伸的长度等于身长，两腋宽度与臂相同，乳房与肩胛骨下端位于同一水平线，脸宽等于大腿厚度，跪下时高度减少1/4，卧倒时为1/9。达·芬奇的这些观点在今天仍是十分有价值的，可以作为衡量形体美的一般比例标准。

2. 巴龙通人体比例学说　巴龙通人体比例学说是近代较流行的人体美标准之一，其主要观点是：成年男性身高为7.5个头高，头至臀为4个头高，肩宽一般小于2个头高，肩至肘、掌根至中指尖等于1个头高，髋宽为1.5个头高，膝以下为2个头高。

3. 弗里奇人体比例学说　弗里奇是德国体质人类学家，他提出女性白种人的身高与其他部位的比例是7只脚长，8个头高，9只手长或10个脸长（指发际至颏下）。

4. 阿道夫·蔡辛人体比例学说　蔡辛是德国数学家，于1854年首次提出人体中的“黄金割律”，与现代学者对人体结构的黄金规律基本一致。

我国学者研究发现我国成年人头长与身高比例一般约为7～7.5个头长，女性略矮一些。从头顶到颏下为1个头长单位，从颏下到乳头线与乳头线到肚脐大致相等，均为1个头长。两肩之间的距离约为2个头长，上臂约为$1\frac{1}{3}$个头长，前臂约1个头长，手约2/3个头长。下肢从髋关节的大转子至膝部的髌骨中点与从髌骨中点至足跟大致相等，均约2个头长。人体的1/2处约在耻骨联合。少年身高的比例一般约6个头长，年龄越小头所占的比例就越大。

（二）人体的黄金分割美

黄金律也是人体的一种比例美。医学美学家们指出，在一切事物中，符合黄金律的形体总是最美的形体。在人体美容设计中，黄金律对确定人体器官各部位间的最佳比例数值具有重要的参考意义。

1. 黄金分割的数学内涵　公元前 6 世纪，古希腊著名数学家、哲学家毕达哥拉斯（Pythagoras，公元前 575—公元前 500 年）最早发现了黄金分割律。他把黄金分割律列为一个公式：即 $b:a=a:(a+b)=(\sqrt{5}-1):2=0.618$（设 a 为长段）。

根据上面的公式，可得出 $a^2=(a+b)b$，即此时长段长度的平方等于整个长度与短段长度的乘积。这一神奇的比例关系后来被古希腊著名美学家柏拉图（Plato，公元前 427 年—公元前 347 年）誉为“黄金分割律”，简称“黄金律”或“黄金比”。用黄金二字来形容这种分割比例的神奇和重要性，可谓恰如其分。更奇妙的是，1 除以 1.618 恰巧等于 0.618，而其他数字均无此特征。数学家们还发现，2∶3 或 3∶5 或 5∶8 等都是黄金比的近似值，并以分子、分母之和为新的分母而递增，即 3/5，5/8，8/13，13/21，21/34，34/55，55/89……数字越大，其分子、分母的比值就越接近 0.618，数学上将此称为“弗波纳奇数列”。根据这个数列规律，又可以从“线段”黄金比求出面积黄金比。

古希腊数学家欧几里得研究出黄金矩形的简便制图法，即将任意正方形分成二等份，以其对角线作为幅度形成的矩形即为黄金分割矩形。

我国古人很早就知道人体的这种比例关系。古人关于面部的“三庭五眼”之说，至今仍然沿用。人体各部分之间的比例关系，不仅影响整体形象，同时对于各个局部也有影响（图 5-1）。

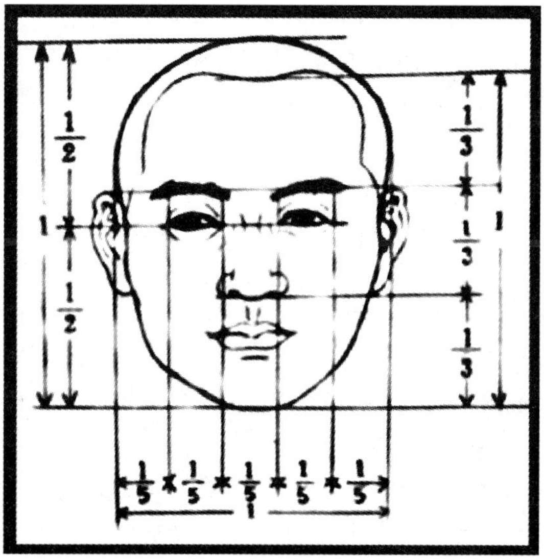

图 5-1　“三庭五眼”比例

2. 黄金律的医学美学意义　19 世纪的德国数学家阿道夫·蔡辛断言：“宇宙万物，凡符合黄金分割律的，总是最美的形体。”那么为什么人们一看到这个比例就本能地产生美感呢？这与人类的进化密切相关。据研究，从猿到人的进化过程中，骨骼方面以颅骨和四肢骨变化最大，躯干外形近似黄金矩形且变化较少。欧洲文艺复兴时期著名画家、解剖学家达·芬奇（Leonardo da Vinci，1452—1519）通过尸体解剖的测量和研究，发现人体结构中的许多比例关系接近 0.618，说明人体本身就是黄金律的最杰出样本。人类自出生后最早及最普遍的审美客体，就是人体本身。

0.618作为形式美的重要法则，同医学之间也有着千丝万缕的联系，并有着许多内在的对应关系。人为什么在环境温度为22～24℃时身心感觉最舒适，机体的新陈代谢，生理节奏和生理功能均处于最佳状态？是因为人的正常体温37℃与0.618的乘积（约22.8℃）恰好位于这个温度之内。人体血压是生命的最基本标志之一，由于舒张压是在一次心跳时，心脏舒张末期动脉血压下降所达到的最低值，即血液灌注到全身各个器官所需的最低的压力值。如果此值位于收缩压的0.618倍上，恰与“下半身长度（以脐为界）”与全身身高的0.618相吻合，这样才能保证距离心脏最远处的下肢末端得到充分的血液供应。由于机体是一个复杂的动态系统，各种生理常数仅是一个范围，没有绝对数，因此可以认为，健康人的血压，收缩压的黄金律即舒张压，它的生理意义在于消耗最小的能量而能满足机体的需要，这正是人的外形与内在美、解剖特征和生理功能美高度协调、统一的表现。这也提示我们，从医学美学的角度探索未知的生命现象以及整个医学科学将成为一个新的认识途径。

现代生理学还揭示了黄金律与审美感受之间的关系和产生美感的机制，被称为“脑波和谐原理”。美国生理学家海斯博士的研究表明：人们无论看到什么物体，其形象都是通过视神经传入大脑，从而产生α、β、γ、τ、ε五种脑电波，凡是美的形象所测得的脑电波多为β波，而β的高、低频比值十分接近0.618。这就是人类对美与审美中的0.618的思维反应，也是人之所以产生“黄金分割美感”而特有的生理学基础。这一发现对于深入研究黄金律的美感生理基础有重要的意义。

3. 黄金分割律与人体美的关系　20世纪90年代初，我国孙少宣、彭庆星等根据人体实际，在研究黄金分割律与人体美的关系时，发现健美人的容貌和形体结构中的如下11个黄金点、8个黄金矩形、6个黄金指数和4个黄金三角。

（1）人体黄金点

脐：头顶-足底之分割点。

风市穴：双手自然下垂中指指尖所处的部位，为足高-头顶之分割点。

喉结：头顶-脐分割点。

乳头：乳头垂直线上锁骨-腹股沟之分割点。

肘关节：肩峰-中指中点之分割点。

膝关节：足底-脐之分割点。

眉峰点：眉毛长度之分割点。

眉间点：发缘点（额部发际中点）-颏下点连线，上1/3与下2/3之分割点。

鼻下点：发缘点-颏下点连线，下1/3与上2/3分割点。

口裂点（上、下唇闭合时口裂的中点）：鼻下点-颏点连线，上1/3与下2/3之分割点。

口角点：正面观，上、下唇移行口角外侧端相连的面部横线，左（右）1/3与对侧2/3之分割点。

（2）黄金矩形

躯干轮廓：肩宽与臀宽的平均数为宽，肩峰至臀底间距为长。

手部轮廓：手指并拢时，掌指关节连线为宽，腕关节至中指尖端为长。

头部轮廓：头高（颅顶至额点）与宽（两颧突出点）。

面部轮廓：眼水平线的面宽为宽，发际点至颏点间距为长。

外鼻轮廓：鼻翼为宽，鼻根点至鼻下点间距为长。

口唇轮廓：静止状态时，上下唇峰间距宽，两口角点间距为长。

外耳轮廓：对耳轮下脚水平的耳宽为宽，耳轮上缘至耳垂下缘间距为长。

上颌前牙轮廓：切牙、侧切牙、尖牙最大近远中径为宽，牙面长为长（左、右各3）。

（3）黄金指数

四肢指数：肩峰至中指尖间距上肢长，髂嵴至足底间距下肢长，两者之比。

目面指数：两外眦间距与眼水平线面宽之比。

鼻唇指数：鼻翼宽度与口裂长度之比。

唇目指数：口裂长度与眼内外眦间距之比。

上下唇指数：面部中线的上、下红唇高度之比。

切牙指数：下颌切牙与上颌切牙近远中径之比。

4. 黄金三角　腰与底之比为 0.618 或近似值的等腰三角形，其内角分别为 36°、72°和 72°。

外鼻正面观是黄金三角。

鼻根点与两侧口角点是黄金三角。

两肩端点与头顶点组成黄金三角。

再如，一个体形匀称的人，其体重与身高比、三围比例也都接近黄金分割律。在美容医学实践中，黄金律可以作为一种标准尺度进行测量，但因人体是一种活体，任何标准尺度均会有一定的变化幅度，不可教条。

（三）$\sqrt{2}$规律与人体美

$\sqrt{2}$视律也是一种比例美。$\sqrt{2}$规律与人体美也有密切关系。日本学者发现随着佛教传入的影响，有的庙宇建筑结构中存在$\sqrt{2}$规律，如塔楼上下层屋檐的宽度常常为 $1:\sqrt{2}=0.717$。Nakajima 报告了 7 名日本公认的美丽女人进行面部测量的结果：以虹膜为基数从水平和垂直方向测量鼻部、唇部、眼部、面部位置均存在$\sqrt{2}$规律，即面部各部分比例接近 1.414 及其数列。面部水平测量：虹膜宽度为 1，则中线至鼻翼点距为$\sqrt{2}$；鼻孔外点间距为$\sqrt{2}$；鼻宽度为$\sqrt{2}$；口角间距为$\sqrt{2}$；内外眦间距为$\sqrt{2}$；外眦间距为$\sqrt{2}$；面宽为$\sqrt{2}$。面部垂直测量：虹膜宽度为 1，上、下唇缘距为$\sqrt{2}$；鼻尖至口角为$\sqrt{2}$；鼻尖至下唇缘距为$\sqrt{2}$；上唇缘至颈点距为$\sqrt{2}$；鼻尖至颏下点距为$\sqrt{2}$；眉至下唇缘距为$\sqrt{2}$。

殷新民报告 300 名中国正常成人的测量结果，发现上前牙宽度与各面部器官间距之间存在 $1:\sqrt{2}$的比例。临床上，当全口义齿选择人工牙大小时，就可以用上前牙总宽度＝外眦间距÷2 的公式计算出。

（四）曲线与人体形态的轮廓美

人体的线条是构成人体形态美的基本要素。人体线条有直线、折线、曲线三种基本类型，每一类线条都具有各自的审美属性，其中曲线与人体美关系最为密切。

我国学者林茂昌认为，完整的人体与局部器官的轮廓线均由曲线构成，而且常常是由合乎一定数学和美学规律的曲线构成的。人体曲线是人体美重要的表现形式。在人体中，几乎能发现所有美的曲线。完美的曲线必然构成完美的人体。

1. 曲线与曲线美　“曲线美”的概念，最早是由英国著名画家、美学家荷迦兹（1697—1764）提出的。他在《美的分析》一书中指出：“一切由所谓波浪线、蛇形线组成的物体都能给人的眼睛以一种变化无常的追逐，从而产生心理乐趣”。他认为，美最大限度地蕴藏在精确的曲线之中。

众所周知，线是点的延伸，曲线则是点在空间逐渐变换方位运动的轨迹。曲线有波浪线、螺旋线、抛物线、双曲线、横曲线、竖曲线、斜曲线、圆曲线等类型。具有一定规律流动的曲线与直线相比，更能体现形式美的“多样统一”的基本法则。曲线美往往给人以流畅、变化、柔和、轻巧、优美的美感。

曲线是表达美的一种形式，但并不是所有的曲线都能产生美感。有规律的曲线可以取悦于人的视觉，而杂乱无章的曲线则是一种干扰。只有合乎一定美学规律和与一些数学公式相关的曲线才能使人产生美感。

可以引起美感的曲线主要有：抛物线、双曲线、椭圆曲线、“S”形曲线，渐变的曲线以及法国曲线（所谓法国曲线是一类基于对数或指数规律的曲线，这类曲线按一定的比率逐渐变化，所以能极大地取悦于人的眼睛）等。

2. 曲线美与人体曲线美的内涵　曲线及人体曲线为什么能给人以美感？林茂昌研究认为：

(1) 曲线是美的多样性统一：多样统一即和谐，是形式美的最高形态，曲线美的内涵无论在广度和深度上都符合这一形式美的基本特征。美国著名美学家威廉之所以认为“美蕴藏于‘S’状曲线之内”就是这个道理。

曲线多种多样，变形丰富。横曲线如水的波纹，竖曲线如蘑菇云，斜曲线如腊梅的枝条，圆曲线如明月红日等。美的曲线是多样化的，但又不是杂乱无章的，而是趋于统一的。

大千世界到处都可以看到曲线美的形象：起伏的山峦，波涛滚滚的海浪，蜿延流淌的溪流，弯弯的山道，曲折通幽的小径，还有树叶花卉，飞禽走兽的羽毛皮纹，舒卷飘动的流云，乃至富于魅力人体腰身曲线……千姿百态，它们的美都离不开曲线的造化。

人体的曲线更是多样而趋于统一。由于人类的进化，直立行走，手脚分工，肌肉和骨骼的协调形成了一种特有的曲线美。如对称弯曲的双眉，有神灵动的双眸，一启一闭的眼睑和闪动的睫毛，高而醒目的鼻，宽宽的额头，突出的颧颊，端端的下颌，形似飞燕展翅的唇弓，微翘的口角，皮肤的沟纹，面部轮廓的高低起伏，以及丰富多彩的表情变化等，无不蕴藏着曲线之美。西方最负盛名的艺术女神断臂维纳斯，她那富于感性魅力的S形波状的曲线美，正是人类女性曲线美的典型展现。

(2) 曲线具有强烈的动态感：正如荷伽兹指出的：“曲线能给人的眼睛以一种变化无常的追逐，从而产生心理乐趣。”处于运动之中的曲线，如海浪的起伏，鱼儿的游动，鸟儿的飞舞，走兽的奔驰疾跑，白云的飘浮等使人产生美感。即使静态的曲线物体也蕴含着动态美感。如对于我国北方的茫茫冰雪群山景观，毛泽东同志曾写下“山舞银蛇，原驰蜡象……”的伟大诗篇。又如，大自然的群山，倘若我们注意到其连绵起伏的态势，也能体会到一种静中有动的曲线动态之美。再如一幅江河画面，几笔起伏的线条虽是静止的，但我们仿佛看到了江河的奔流。此外，一首动听的乐曲，其节奏和旋律实际上也是声波曲线的流动。

人体的曲线之所以富于美感，也在于此。我国古代的审美学家曾把人体曲线之美，比喻为“宛若游龙”。如容貌表情的展露，双眉之舒展扬起，眼球自如协调转动，笑靥皓齿之显隐，朱唇之开闭，面颊肤色之变化，胸腹部伴随呼吸之起伏，以及躯体的四肢的运动，特别是女性行步风姿中表现出的体态等都充分展现出人体动态的曲线之美。

（3）曲线能给人以联想、满足和快慰：曲线以它无比多样的变化形式，蜿蜒多姿的流动线条，唤起人们感情上的跳跃，激起各种各样的推测、联想，给人以满足和欢快。清澈的流水、弯弯的小路，给人以清新，幽静之感；盛开的花朵构成一幅幅美丽的图案使人“心花怒放”，浮想翩翩；冬季皑皑白雪，群山银装素裹，蜿蜒千里给人以心旷神怡、开阔素洁、豪放之感。一首动听的歌曲，也体现了声波曲线之美，从而使人产生美的情绪和美的享受。

人体曲线之美何尝不是如此：富于感情的面容，灵巧自如的双手，浑圆舒展的臂膀，修长健美的大腿，富有光泽而柔韧富于曲线的身体。看看人体，尤其在女性身上体现出的多层次、多线条交融在一起的极其和谐的曲线之美，我们可以骄傲地说，人体是“造化之巅”，曲线美在人体中得到最圆满、最充分、最理想的表现，认识和欣赏人体曲线美无疑给人以最美的享受。

此外，曲线美中还富于意味深刻的哲理启示，蕴含着社会、人生的真谛。一些在事业上成功者的经历道路，很少不是呈曲线形的轨迹，所以当人们看到曲线时，很容易激起心灵上的共鸣。

（4）曲线具有修饰、软化其他线条和角形的作用：曲线可以使两条对立的线条和一些不和谐的线条和谐起来。如一横、一竖两条直线形成直角，两条线完全对立、呆板。若在它们之间画一上条曲线，经过这条曲线的修饰，它们之间的对立状态就大大减弱，从而和谐起来，增添了和谐之美感。

（5）曲线能给人一种特有的视觉效果：从生理学角度分析，眼睛在看横线时比看竖线省力，而看曲线又比看横线省力。人对曲线的视觉感受往往比其他类型线条省力且轻快愉悦、舒畅。这与眼球及眼外肌的解剖结构和生理功能相适应，能给人一种特有的视觉效果。

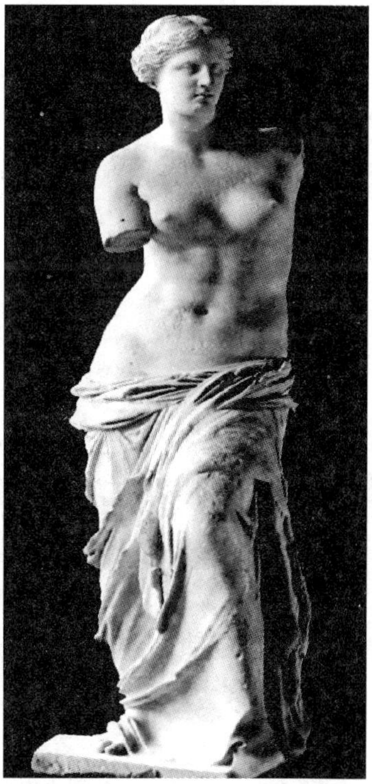
图 5－2　“维纳斯”雕像

（6）人类还从曲线联想起自身的线条特征：曲线是构成人体各部分轮廓的基础，它在人体结构形态中到处可见。在人体中，几乎能发现所有美的曲线，如椭圆形的脸，腰与臀的反向曲线，唇与额的自然放射曲线以及眼部的指数曲线等。人类在长期生活积累中逐渐形成了曲线美，尤其是对人体自身美的审美观念。

曲线是美的，而在所有曲线中人类的容貌和体型曲线是最美的。人体以它生动、柔和、对称和谐的曲线的轮廓显示出特有的人类动态和静态、局部和整体之美。“维纳斯”是举世闻名的古希腊后期的雕塑杰作，被公认为是迄今为止希腊女性雕像中最美的一尊。其美丽的椭圆形面庞，希腊式挺直的鼻梁，平坦的前额和丰满的下巴，平静的面容，流露出希腊雕塑艺术鼎盛时期沿袭下来的理想化传统；微微扭转的姿势，使半裸的身体构成了一个十分和谐而优美的螺旋形上升体态；双臂虽然已经残断，但那雕刻得栩栩如生的身躯，仍然给人以浑然完美之感（图 5－2）。

三、人体美的构成要素

就人体美的狭义而言，人体美主要表现为三个要素：

（一）身材、相貌，比例协调、匀称

古希腊的医学家噶伦说："身体美确实在于各部分之间的比例对称。"意大利学者塔棱也说过："美是自然的一种作品，因为美在于四肢、五官具有一定比例，加上适当的身材和美好悦目的色泽。"中国战国时代的宋玉在《登徒子好色赋》文中写道："东家之子，增之一分则太长，减之一分则太短；着粉则太白，施朱则太赤。"这都说明人体美的重要因素是人体各部分的比例协调。在人体上，尤其是人体的曲线之美，使人类对人体形成了以S曲线变化为核心的共同审美情结。我们可以认识到上下、左右、前后的整体关系，可以理解整体与局部的协调统一，可以感受到曲与直、方与圆、软与硬的对比和和谐产生的韵律节奏关系。由此，我们不难理解，古希腊人认为万物中唯有人体最匀称、最和谐、最庄重、最优美。

（二）姿态动作，自然、和谐、庄重、优美

人体美往往通过姿态动作表现出来。古人说："坐如钟、站如松、行如风。"就是古人对人体姿态的审美要求。姿态和动作，一般可分为静态和动态两部分：静态是人体在一定时间内的相对静止状态；动态是人体在各种活动中交换的不同姿态。静态是动态的转换形式。不管静态还是动态，作为美的人体，在体形的变化与动作协调中都能产生节奏、韵律、力量、幅度、速度等，使人体有灵巧性、稳定性、协调性、准确性、柔韧性等优美而和谐的动作姿态。姿态美是人体美的重要表现，正如培根所说："在美的方面，相貌的美高于色泽的美，而秀雅合适的动作美又高于相貌的美。"

（三）气质风度，雅而不俗

姿态，一般仅指一瞬间的动作姿势；而气质风度，则是指各种姿态长期、综合地形成的一种较为稳定的表现特征。气质风度是蕴含在形体之中，又通过形体表现出来的个体精神的总和。

第二节　人体审美标准

一、人体美的生物医学条件

人体形态指标与遗传因素、地理环境、年龄、疾病、内脏器官的类型等有着十分密切的关系。影响体型美的主要因素有：

1. 遗传因素　遗传对体形有决定性影响。在身高方面，男子出现的差异有79%是遗传造成的，女子高达92%；腿长方面的遗传因素，男子占77%，女子为92%；坐高方面，男女均为85%。

2. 地理环境　中国人体特征同样明显地以长江为界，分为南、北两大地区类型。即北部类型的人，身材较高大；南部类型的人，身材较矮小。

3. 年龄因素　体型具有增龄性变化特征，并因性别而差异。以头高与身高的关系而言，胚胎两个月时，头高为身高的1/2；出生时，头高为身高的1/4；成年人则为1/8。24岁以后，男女个体间的体重差异变大。无论男女到更年期后，一般都有体重增加的趋势。

4. 疾病因素　某些疾病与体型有着某种内在联系。据美国雷切尔·巴拉德女士和她的同行对 2021 名 30～62 岁息乳腺癌的妇女进行研究的结果，体形与乳腺癌的发病率有关；体内脂肪趋向积聚在背部和腹部的妇女，比体内脂肪主要积聚在臀部和腿部的妇女患乳腺癌的机会多 1.8 倍。

美国佛罗里达州 H Leemoffin 癌症中心预防科主任皮瑞医师说，妇女的体型有苹果型和梨型之分，前者身体脂肪绝大部分位于背部及上半身，但下肢和臀部消瘦；而后者身体脂肪多位于臀部和大腿。苹果型妇女的游离雌激素较高，且倾向于乳房和子宫内膜，从而增加患癌的危险性，如果进行减肥并变为梨型后，其患乳癌的危险性减半，并肯定会降低子宫内膜癌的危险性。美国国立癌症研究所也发现苹果型妇女患乳癌和心脏病的危险性大。妇女可以用皮尺和简单算术计算自己是“轻度苹果型”、“十足苹果型”、“轻度梨型”或“十足梨型”。例如某妇女腰围 6lcm，臀围 91.5cm，那么 61/91.5＝0.66，属于十足的梨型。另一妇女腰围 72.5cm，臀围 91.5cm，那么 72.5/91.5＝0.83，则属于十足的苹果型。

日本学者最近推出了体型胖瘦的新标准，即体重指数（BMI）统一判定标准，该指数与传统的判定方法相比，更能准确地表示体型状况，国际上已广泛采用。计算方法为：体重（kg）除以身高（m）的平方。胖瘦的判断标准为，BMI 值为 22 为标准体型；低于 20 为偏瘦体型；20～24 为正常体型；24～26.5 为稍胖体型；高于 26.5 为肥胖体型。

此外，与体型有关的因素还有内分泌激素、睡眠与饮食、情绪和体育运动等。

二、人体美的标准和评价

（一）体型与体重生物学标准

体型是指身体的外形特征和体格的类型。骨骼的发育、肌肉的形态和脂肪积累程度是构成体型的三大基础。体型的分类方法很多，这里仅介绍几种：

1. 以人体脂肪的蓄积量和肌肉的发达程度为标准

（1）瘦弱型：体质瘦、体重轻、皮下脂肪少，男性脂肪量低于体重的 25%，女性低于 22%。肌肉不发达，头小，颈细、肩窄、胸部狭长而扁平，胸围小，肋间隙大，女性乳房不丰满、四肢细、手足小。

（2）匀称型：介于瘦弱型与健壮型之间，皮下脂肪薄，肌肉欠发达。

（3）健壮型：体质健、稍高于平均体重，皮下脂肪丰满，肌肉发达，头大、颈粗、四肢发达、手足粗大。

（4）肥胖型：介于健壮型与特胖型之间，肌肉和骨骼发育与健壮型相似，但脂肪量超过正常标准，男性脂肪量占体重 25%以上，女性占 30%以上。

（5）特胖型：皮下脂胖超常沉积，肌肉和骨骼发育与皮下脂肪量不成比例，头大、颈部长度几乎消失，腹部前突，腿间缝消失。女性脂肪含量达到体重的 50%（图 5－3）。

2. 以营养状态为标准

（1）营养不良型：表现为营养不良体态，常见原因有消化道吸收不良、慢性消耗性疾病和厌食症。按消瘦程度可将营养不良分为轻度、中度和重度。

（2）正常型：营养状态及发育良好，皮下脂肪量与体重的百分比在正常范围，男性脂肪量（F%）为 15%～25%，女性为 22%～30%。体重与标准体重相比，误差不超过 10%。

（3）肥胖型：肥胖多指构成身体成分中的脂肪组织量比率已超出正常范围，体重也超出正常范围。肥胖可分为单纯性肥胖和症状性肥胖。肥胖体型依据标准体重、脂肪百分率和体重指数可分为超重、轻度肥胖、中度肥胖和重度肥胖（表 5－1、表 5－2）。

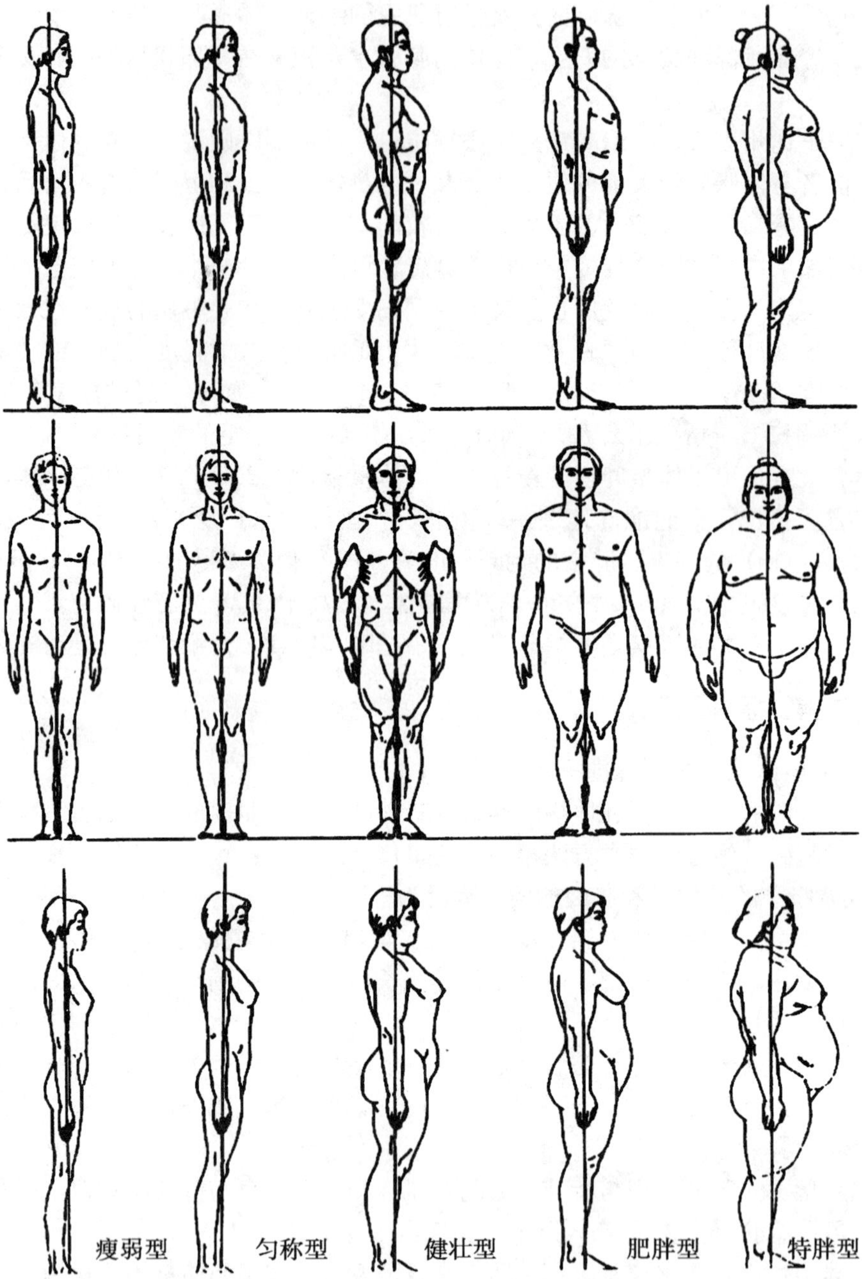

图 5-3　体型的分类

表 5-1　标准体重的计算方法

标准体重公式（kg）＝身高（cm）－100（男性）或＝身高（cm）－105（女性）
体重指数（BMI）＝体重（kg）÷身高^2（m^2）
正常男性 BMI 值为 22，女性为 20
超重：实测体重超过标准体重，但小于标准体重的 120％，BMI<25。

表 5-2　我国女性身体、体重与体型美学数据

身高（cm）	标准体重（kg）	美学体重（kg）	胸围（cm）	腰围（cm）	臀围（cm）	股围（cm）
145	45.0	41.0	77.5	54.1	81.8	45.8
148	46.8	42.1	78.0	54.8	82.0	46.3
150	48.0	43.2	79.5	55.5	83.0	46.8
152	49.2	44.3	80.6	56.2	84.8	59.9
154	50.4	45.4	81.6	57.0	85.2	47.8
156	51.6	46.5	81.6	57.7	86.3	48.6
158	52.8	47.6	82.7	58.5	87.4	48.9
160	54.0	48.0	83.7	59.2	88.5	49.4
162	55.2	48.6	84.8	59.9	89.6	49.9
164	56.4	50.4	86.9	60.7	90.7	56.4
166	57.6	51.6	88.0	61.4	91.8	51.0
168	58.8	52.8	89.0	62.2	93.0	51.5
170	60.0	53.9	90.0	62.9	94.1	52.0
172	61.2	54.8	91.0	63.7	95.2	52.5
175	63.0	55.6	92.5	65.2	97.0	54.0
180	66.0	56.8	95.0	66.7	99.8	56.5

（二）人体美的社会学评价标准

人体审美观是现代社会文化的重要组成部分。它既包含人体审美观的全部内容，又具有鲜明的时代特征。它与现代社会生产力发展水平、现代医学科学发展水平及现代人们的生活方式、社会心理、价值观念、审美观念、思维方式具有极为密切的关系。“健康活力美”是现代人体审美观的核心内容。

1. 以“健”为美　健康是人体美的基础，是力量与活力的标志。和谐、匀称要求人体各部分比例协调，左右对称，五官端正，躯体线条富于变化。就人体美的本质而言，必须充分体现人类蓬勃向上的生命活力。形体美的最高原则是健、力、美三者的和谐统一。人们逐渐认识到过于胖或过于瘦都不能视为健康，过于瘦容易造成营养不良，体力弱，抵抗力差，不能胜任社会工作；过于胖则会引起体内代谢新指标的改变，导致高血压、高血脂、高血糖、高胰岛素症、脂肪肝等一系列疾病，从而使生活质量和生命质量下降。因此根据健康体重标准 BMI≤23 这一指数，人体不胖、不瘦为最美。现代人认为标准的人体骨骼美在于匀称适度，即站立时头颈、躯干和脚的纵轴在统一垂直线上。肩稍宽，头、躯干、四肢的比例以及头、颈、胸的连接适度。肌肉美在于富有弹性和协调。肩、臂、胸部细小无力以及某种原因造成身体某部分过于干瘦或过于发达都不能称为肌肉美。皮肤美在于细腻、光泽、柔韧，看上去为浅玫瑰色最佳。以“健”为美的医学人体审美观已成为当今社会的主流。

2. 以“力”为美　现在人们不仅满足于生理健康美，而且追求力量美，追求身体的力量、速度、耐力、平衡能力、定向能力、柔韧性、协调性、灵活性和适应性；追求人体美的质感、量感、光感、立体感、动感和雕塑感。因此，具有风采的、富有生命活力的现实的人体美，成了现代人体审美观的主要内容。

3. 以“整体和谐”为美

（1）以“形体和谐”为美：社会教育文化水平的提高，为人体审美造就了具有较高文化水准的审美主体。“形体和谐美”成了现代人的追求。现代医学更侧重于人体美的升华，即美化人体使人的形体整体更趋和谐。生理基本正常，但形态上还不尽完美者，往往要求施行美容手术。正如我国学者刘燕所著文那样：“现代医学为整形外科打开了通往完美境界的大门，整形外科已不仅以娴熟的解剖功底而自傲，事实上，他们已接受了现代美学。医学美学原则、美学标准已融入美容外科，成为医学美容学的基本原则。‘和谐美’标准成为美容整形外科医生们的手术设计、手术技巧的最高追求目标。”

（2）以“心理和谐”为美：现代社会的发展，人们越来越认识到文化、审美生活对肉体感官的重要作用，认识到人是有着自己全部生活经历和心理体验的活生生的生物，人体美据于生理，本质却是文化问题，是人类审美实践中人的自觉组成部分。正如我国学者何伦在“体像学”中指出的那样，人体的美丑不仅在于客观生理的存在，还在于自己对自己身体的感受。重塑体像，建立良好体像的目的不仅是为了解决体像问题，更重要的是解决生理、心理和社会全方位适应和谐问题。事实上，现代人用整形美容改变自己先天容貌和形体，很大程度是把它作为改变使人感到沮丧疲惫年迈的特征，重新建立自我心理平衡，提高自信心和再生魅力的手段。

4. 以“自然”为美　现代社会日新月异的变化使人体审美文化不断变化更新，但是，“回归大自然”，追求人体自然美却是现代人提出的最有诗意的口号。人体是大自然的一个组成部分，生命与大自然息息相关，因此，大自然是最好的人体美容师。周末是崇尚“健力美”的现代人享受阳光、锻炼身体和外出旅游的主要时间，因而自然有了相对健美的身材和渔夫般古铜色的皮肤。不少现代人认为被大自然涂抹过的深色皮肤和充满生机活力的人体是最具有时代感和最具有魅力的人体。当然，这个自然是人工自然，是带上人的生命体验营造的自然，是不带人工痕迹的自然，是使人分不清是大自然的造化还是人工巧作的不似自然胜似自然的人体。

5. 以“个性”为美　随着现代社会的发展开放，中西文化的交融，社会由单一向多元的发展，以及社会财富增加和生活质量提高，力求以个性的方式再现人体美已成为社会进步的一种表示。科学和艺术在方法上最重要的分野在于艺术品是个性化的产物；而科学结论却是共性的东西。人体美必须遵循个性化的原则。世界上没有两片完全相同的叶子，也没有两个完全相同的人。人体千姿百态，人的心理千变万化。人自身的修养、气质的形成，个性的发展、语言的表现力，心理素质的开掘，加上形体的加工改造，只有这些因素有机地融为一体的充满生命朝气的人体，才是真正的人体美。

不同的国家、不同的服务行业对服务人员形体美的评价标准是不同的。而在一般情况下，美的体形可以概括为：身高适度，比例匀称，线条流畅，内涵饱满。

基本标准如下：

（1）骨骼发育正常，关节不显粗大；

（2）肌肉发达匀称，皮下脂肪适量；

（3）五官端正，与头部配合协调；

（4）双肩对称，男宽女圆；

（5）脊柱垂直，侧面弯曲正常；

（6）胸部隆起，背部略显“V”字形；

（7）女性乳房丰满而不下垂，侧面有明显曲线，下腰细而圆实，微显圆柱形，腹部扁平；

（8）男性腹肌块隆起，臀部圆满适度，腿长，大腿线条柔和。

但仅有形体各部位的标准还不够，形体美应当以健康为基础，男子应表现阳刚之美，女子则应表现秀丽之美。

三、特殊医疗环境中的人体美

（一）生命活力美是人体健美的核心

系统论认为，整体不是各种要素的杂乱无章的偶然堆积，而是整体的各要素合乎规律的有序集合。人作为一个有机的整体，就是人体各要素合乎规律的有序集合，即人体的生理、心理结构与功能合乎规律的有序集合，犹如任何整体事物的各要素合乎规律的有序集合一样，也表现为其形式的均衡、和谐和统一。这显然是一种美，一种自然生命力的最高层次的美，一种人的生命活力之美，并给人（包括其自身个体和社会人群）以生命活力之美感。

人作为一个生命有机体，是自然生命力的最高层次的表现。人的活动，是有生命的人的活动，其实质是人的生命活力的外在表现；而生命活力又包含着一个物体的全部特征。人之所以是一个系统整体，就在于人的生命活动存在于生命有机体的活动之中，即人的生命活力所推动的人的一切行为活动之中。因此，人的整体性，就是人的生命活动的全部特性，是人的生命活力的外在整体的集中表现。

人体美之所以能给人以美感，就在于人们接受了人的生命活力这个本质所反映出来的那些和谐的信息。医学美之所以能给人以美感，就在于把人的生命活动作用于人的生命本质时，显示出了人的生命的全部信息、生命机体系统的和谐及其自由、自觉的活力。因此，人体的健美就是强大生命活力的外在表现。健美的人体，就是人的生命活力美所培育的一朵朵健美生命之花。

（二）护士形体美的重要意义

无论从事临床护理，还是在社区从事护理工作，护理人员的体形和仪态表现都具有十分重要的意义。一方面，形体美不仅能使患者产生良好的第一印象，而且还有助于护理人员自身操作技能的发挥。另一方面，这直接影响着医院的整体形象。因此，强调护士的形体美，是医院护理管理在不断总结经验的基础上，对护理人员提出的新要求。

1. 体验生命意识，促进自我意识的发展。护士良好的形体与行动方式体现护士生命活力及良好的精力与精神状况，人体的健美就是强大生命活力的外在表现。在审美过程中，审美的体验与主体的自我是一个沟通、认同和融合的过程。护士是与病人接触最多的人，她们的生命活力可以为病人带来美的享受，同时也会给病人增加战胜疾病的信心和力量。

2. 激励个性进取，塑造完善人格品质。审美是一个动态、连续的过程，审美体验的和谐性和完整性，促使了主体审美感受、审美评价和审美创造能力的提高，使护士们对生活充满信心，有远大理想，心胸宽广，彬彬有礼，正直善良，富有社会责任感等，这些品质借助审美体验，整合于人们的心理结构之中，使人格日趋完善。健全、独立的人格是心理健康的特征，也是身心健康的重要标志。人们用“白衣天使”来赞美护理人员，说明护理人员在人们心目中是一种美的象征。在护理实践中创造美好的形象，不仅适合于病人疾病的诊断和康复所需要的环境，而且应成为护理人员的职业追求，通过美的陶冶，给人以积极向上的引导。

3. 调整心理定势，消除心理疾患。审美借助审美情感的感染、化解和宣泄等，调整心理结构，引发人们积极、能动、健康向上的激情和反应，达到恢复正常的心理状态，减轻或消除身心健康。审美作为一种有组织的情感活动，其审美情感最显著的特点是具有快乐感，可以化解已形成的心理定势，使心灵上笼罩着阴影的人们产生欢乐和喜悦的情绪，并可以从紧张焦虑的心境中解脱出来，真正体验属于正常人的情感。护士每天接触的大多是病人与病痛，对病人的疾苦感受同身受，这些对于护士的压力会影响护士的身心健康，需要进行调整。

4. 丰富情感空间，协调人际环境关系。通过审美，主体的视野里就可以展现出无穷无尽的美的形态，这些形态成为情感王国丰富的原材料，极大地丰富了情感空间的广度、高度和深度。它能自然地陶冶审美主体的情操，促使审美者精神境界的升华，同时使人与人之间、人与自然、人与社会之间都因审美情感而增添良好运行的“润滑剂”。人们将会用更加现实、更友善、更温馨的方式去处理他们之间的关系，最大限度地避免人际关系失和，减少身心疾病的形成和发展。护士的外在美是良好护患沟通的前提，护士应对于自己的自然容貌和仪表美要有一个完整的认识，使外在美与自己的社会角色协调，与社会的角色期望相一致。让自己的一颦一笑、一举一动都展示着美，美的仪容、美的行为、美的语言、美的人性，使护理服务对象在接受护理服务时始终感受着美、欣赏着美。

第三节　护理实践中对人体美的维护

一、人体美与健康

健美的人体是指在健康状态下的形式结构、生理功能、心理过程和社会适应等层面上全方位合乎目的的协调、均称、和谐和统一的人的有机整体。这是人的全面本质在人的生命活动中的显现，是自然进化与劳动实践相结合的产物。

（一）世界卫生组织提出的“健康美”的标准

体重适当，身体匀称，站立时头、肩和臀的位置协调；肌肉丰满，皮肤富有弹性；头发富有光泽，无头屑；眼睛明亮，反应敏锐；牙齿整洁，无龋齿，牙龈色泽正常；能抵抗一般性感冒和传染病；有充沛的精力，能从容不迫地担负起日常生活和繁重的工作而不感到过分紧张和疲劳；态度积极，处事乐观，乐于承担责任，事无巨细而不挑剔；善于休息，起居规律；善于用脑，应变能力强，能适应外界环境的各种变化。

（二）健美人体的基本特征

人既是审美的主体，又是审美客体。作为主体，人具有审美能力，可从事审美活动；作为客体，“人”本身就是世界上最完美的一类多样性统一的整体，也是审美的对象。

当健美的人体作为审美的客体被观照时，它具有如下基本特征：

1. 整体和谐　从整体性审美观点看，健美的人体是一种复杂而又和谐统一的有机整体，即通常所说的“人体的和谐统一整体美”。它集中表现在局部与整体、局部与局部、机体与环境、躯体与心理等对应关系的协调和谐上。这一特征，只有健康的人才存在，伤病者并不完全具备。假若某人不幸发生胫骨开放性骨折，这虽然是个局部问题，但不仅患部会出现出血、变形、肿痛等症状，同时也会出现全身冒汗，甚至休克，以及心身失衡等全身性表现。这样也就破坏了人体的和谐与统一。

2. 生理健康　健康是人类生活和工作（或劳动）的基本条件，是每个人都渴望得到并始终保持的一种良好状态。因此，自古以来，人们通过许多途径寻求保持健康的方法，但因对健康概念不认识和理解不同，所采取的方法也不一样。过去认为“机体没有疾病，就是健康”，于是采取一些使机体不致患病的方法，以保持健康或恢复健康。世界卫生组织 1948 年就提出：“健康不仅是不生病，而且是身体上、精神心理上和社会适应上均处于完好的状态。”我国著名医学家傅连暲指出：“健康的含义应包括：①身体各部位发育正常，功能健全，没有疾病；②体质强壮，对疾病有高度的抵抗力，并能吃苦耐劳，担负各种艰巨而繁重的任务，经受各种自然环境的考验；③精力充沛，能经常保持较高的效率；④意志坚定，情绪正常，精神愉快。”

3. 心理健康　心理学家王极盛认为，心理健康应包括：①智力正常；②情绪稳定而愉快；③意志坚定；④统一协调的行为；⑤人际关系的心理适应；⑥行为反应适度；⑦心理特征符合年龄。

4. 外在形态　健美的人体具有均衡、匀称的形态，即通常所谓的“体态美”。它主要表现在左右对称、比例均衡、线条柔和、体形匀称、动作协调、眼神炯炯等环节上。例如头部是身高的 1/8，肩宽是身高的 1/4，平伸两臂的宽度等于身长，乳房在肩胛骨的同一水平上，大腿的正面厚度等于脸的宽度等。又如脸部的长宽比、躯干的长宽比、乳房所在位子之上下长度比、脐之上下长度比等比例关系都是所谓“黄金值”——0.618∶1 的近似值。

二、疾病对人体美的损害

任何疾病的发生，不仅会在不同角度和不同程度上影响人体的健康，同时也会在不同角度和不同程度上影响人体之美。疾病影响人体美的主要表现是：

（一）破坏机体的和谐统一

机体的和谐统一，是人体美的基本特征之一。如果某人罹患某种疾病，其机体原有和谐、统一的协调状态就遭到破坏。疾病破坏机体的和谐、统一的主要方式是：

破坏局部与整体之间的平衡。例如，肝胆系统、血液系统疾病引起的黄疸，可使皮肤、巩膜呈现出柠檬、橘黄、金黄等各种黄色，这种颜色不但不能给人以色泽艳丽的美感，相反使人觉得是一种病态的异常表现，就是因为黄染部位与整体之间失去了正常色泽的平衡美。此外，还有心肾疾病导致的水肿，感染性疾病导致的发热等，均可因局部与整体之间失去平衡而给人以病态的外观。

破坏机体与环境之间的平衡。人体由于各系统器官的健全和机能的完整，使得机体能适应各种不同的环境，和外界环境之间始终处于完美的平衡状态。内科病人由于某些系统器官的功能不全而导致机体与外界环境失去平衡，如过敏性体质的人，由于对某些花粉尘埃的过敏，在鸟语花香的春天，在游人如织的旅游胜地，当常人受外界环境陶醉而赏心悦目、心旷神怡之时，他们却因过敏而发生哮喘、鼻腔流涕、皮肤奇痒等而感到难受。

破坏局部与局部之间的平衡。例如，患面神经瘫痪的病人，其面部两侧明显不对称；地方性甲状腺肿患者、淋巴瘤病人有颈部肿块等。外观上因局部与局部之间失去平衡协调而破坏人体美。

（二）损害形体的均衡匀称

健康人的形体之所以美，还体现在均衡和匀称上，但有的疾病却直接损害人体的均衡匀称。例如，有些疾病患者表现为满月脸、水牛肩；腹水病人的蛙腹；重度脱水病人的舟状腹。这些都是因为形体均衡匀称受到破坏而影响形体美。然而，疾病给体型的损害，一般属于暂时的，是可以逆转的，它会随着疾病的好转而自然消失。

（三）导致审美心理的特异变化

人们的美感和审美心理结构是系统内的统一性与系统性差异的对立统一，不同个体的审美心理可能有很大不同，而每个人的审美心理也不是固定不变的，它必然会随着社会生活的发展而发展，并随着环境的改变而改变。疾病可以通过改变人的外形影响人的心理活动，使人情绪低落或易怒、多疑等；也可以因为疾病影响了病人的社会交往，导致其社会适应能力的不足；同时心理的问题反过来又影响疾病的发生和发展。

（四）影响正常的生活节奏

疾病往往使患病的人不得不在饮食方面施加人为的限制，在社会活动方面设置障碍，使病人原来的生活节奏和秩序被打乱。如肝炎病人，由于害怕复发和避免转变为慢性肝炎，不得不迫使自己改变原有的生理需要，控制参加社会生活的活动量。许多疾病既损害了体型的健美，又改变了生活的时态节奏，从而导致患者的异常心理状态，同时也为形体健美带来不利的影响。

实践证明，生理、病理的因素会影响人们的美感。正常的人乐于欣赏各种艺术的美，如歌剧、舞蹈会使人振奋和陶醉，随之可不由自主地“手舞足蹈”；若让一个受严重病痛折磨的病人观看，反而会使他心烦意乱。疾病也会使原来善于交谈、喜欢热闹的人会变得沉默寡言，从而更加孤寂。这是由于疾病带来的烦恼使患者承受了心理上的巨大压力，抑制了审美的心理功能，导致了一系列的审美心理的特异变化。例如，不少慢性病的病人，病前性情温和、待人和气，但得病以后，脾气变得急躁，很难与人相处好。

三、护理实践在于维护和促进人体美

（一）健康与美是护理实践的主要内容

1. 生命是人体美的载体　生命是形态结构及功能活动相协调的统一体。在一般生命过程中，都要经历生长、发育、生殖、衰老和死亡等几个阶段。人体的形态结构和功能是在生命过程中逐渐完善和发展的，而形态结构和生理功能正是构成人体美的两个基本要素。也就是说，只有生命美才能赐予人体美。

2. 健康使人体美增艳　一个健康的机体首先必须具有健全的身体结构，各器官系统具有健全的功能。健全的神经体液调节功能，能够调节、代偿和适应体内、外环境的变化。健康的真正意义，就是具有充沛、蓬勃的生命力。一个健康的人，一定是全身的肌肤发育丰满，面色红润，双目有神，坐立挺拔，步履矫健有力。健康使人体增添艳丽的色彩，增强了人体美。

3. 疾病和衰老使人体美减色　疾病是机体与外界环境间的适应性被破坏所造成的特殊状态。它往往会给机体带来病理性的改变，使某些器官或系统的结构和功能发生异常，从而损害人体美。例如患慢性支气管炎的人，由于通气功能减弱，病程持久会引起呼吸功能障碍，最后导致胸廓异常，出现桶状胸。衰老也会使人失去健美的风姿。人体进入衰老期之后，各种生理功能逐渐衰退，能量代谢率逐渐下降，肌肉松弛，体形的发展有的趋于肥胖，有的趋于消瘦，使原有健美的体形减色。

4. 死亡使人体美消失　死亡是人体生命活动的终结。即便是一个天使般的美人，在她死后也是令人生畏的，这是因为原先在其生命活动中闪光的人体美，随着生命活动的终结而消失了。

（二）护理实践在维护和促进人体美中的重要意义

审美是人类特有的能力。它可以通过审美体验、审美评价、审美创造等途径来调整和促进人体机能的运转和发挥。人们通过维护和塑造美的医学实践和审美实践，可以消除疾病，重归于自然赋予的审美形式中。

一个人的身心健康，离不开塑造人体完好状态的社会背景。这个背景是一个国家、民族、地区健康文化的显示器。这就要求社会以大健康价值观，通过健康文化来影响全社会公民的素质，并以法律来保障人们追求生命活力美的权利。一个人不仅要努力达到躯体上的健康，还应努力达到人格上的完整。为此，首要的是消除精神疾患或心理障碍。对一些有先天缺陷，或后天无法恢复人体完整的个体，再造他们的心灵美是对个体身体缺陷的心理补偿，从心灵上补偿一个生理缺陷的生命，能使他从更高层次上体验生命活力美的价值和意义。

同时，要建立起维护生命质量的保护设施和制度，如社区保健医院、救护中心、生命保险基金、反恐怖机构、生命健康教育法规等，来预防和消除危及生命健康的各种因素，使个体的身心健美与社会的适应形成良好的互动。例如，通过断肢再植、瘢痕修复、修整创伤缺损等医学手段，可使人体归于完整和统一；通过运动和文化娱乐活动可以修炼机体和健身，使人体机能达到均衡而富有节奏；通过营养的不断补充和调理，可使人体在和谐、协调的状态中激发出生命矫健的光华。

（三）护士形体美的维持

护士形体美培养的方式主要是形体训练。形体训练是通过徒手或器械的练习来锻炼身体、塑造体形和训练仪态，是一个有目的、有计划、有组织的教育与培养过程。

形体训练以健美为基本内容。健美的含义有两个：一要健康；二要符合人体美的标准。一个疾病缠身、孱弱无力的人，尽管身材适中，也很难表现出良好的气质和形体美；一个有健康身体的人，若体形过胖或过瘦，也谈不上健美。所以，健美是身健和体美的总和，两者不可分割。

要使自己的形体健美，有两个基本途径：一是参加形体训练；二是合理用膳，讲究饮食营养。包括以下重要的内容：

1. 给予关注，重视并定期观测个人体形与体重的发展状况。

2. 坚持进行科学、系统的形体训练，如参加定期的健美培训班并持之以恒，是维护良好体形的关键。运动不仅能保持体重的正常，而且能提高人的灵敏度与反应能力，并且能促进人的身心愉悦。

3. 注意均衡膳食，满足生命的基本需要，但又不造成营养物质的过剩，不偏嗜油炸食品、甜食等，少吃零食，注意饮食的清淡，并注意补充水分与维生素。

4. 注意体型改变的几个关键时期，如女性青春期、妊娠与产后、更年期等。如在青春期注意体型的发育，在学校学习时注意形体训练，在产后注意体型的恢复训练，在日常注意合理进食、积极运动等，以保持理想的体形和灵巧的运动能力。

【本章小结】

学习人体美最重要的是要理解人体美的概念及其包含的 3 个重要的构成要素。在对于人体美的评价中既有传统的人体比例美学说，又有生物学要求的健康美的评价标准，同时还有现代社会文化所要求的综合评价标准。在特殊的医疗护理环境中，一方面，形体美不仅能使患者产生良好的第一印象，而且还有助于护理人员自身操作技能的发挥。另一方面，形体美直接影响着医院的整体形象。护士注重形体美无论是对于护士自身的身心健康及事业发展，还是对于护理服务对象的影响都具有十分重要的意义。因此，关注护士形体美要从思想上引起足够的重视，从行为上严格控制，维护符合生物学要求的标准体重，训练符合职业要求的行为规范。对护理人员进行适当的体形训练和仪态培养，强调护士的形体美，是医院护理管理在不断总结经验的基础上，对护理人员提出的新要求。

【学习效果评价】

1. 人体美的概念及其包含的3个重要的构成要素是什么？

2. 测量自己的体重并计算是否符合标准体重？如果不符合，请做出一个维持标准体重的计划并在连续的几周内进行测量检验效果。对于自己的形体美培养除了标准体重的维持你还需要做哪些？

3. 对于一个护士来说，良好的形体美有哪些重要的意义？

第六章　护理环境美

学习目标

完成本章学习内容后，学生应能：

1. 了解护理环境和护理环境美的基本概念，掌握环境美的性质与分类
2. 理解医院各种环境美的要求，能营造良好的护理生理、心理、社会文化环境美
3. 了解审美疗法，了解各种审美疗法的注意事项及具体应用

【案例导入】

某医院，在医院装修中，将儿科病房由传统的白色改成粉红色，并在病室内摆设了一些儿童玩具，在墙壁上贴上一些卡通画。通过这些改造，医护人员发现，前来住院的患儿，较以往更容易安静、配合。护理人员发现病房适合的色彩、饰物可以减轻住院儿童心理上的焦虑、恐惧和孤独感；在危重病人抢救时，护士熟练、沉着的护理操作，以及温柔、体贴的言语，也可以给人以稳重，可信赖的感觉，能够减轻病人的痛苦，促进其病情朝好的方向转归。这些护理环境及护理人员的良好素质修养，虽然在理论上可以论述，但实际上只有通过护理实践活动才会有更好的体现。

第一节　护理环境美的概念

环境，是人类赖以生存和发展的各种自然条件与社会因素的总和，它包括自然环境和社会环境两种形态。自然环境，是指由影响人类生存的因素如大气圈、岩石圈、水圈、土壤圈和生物圈所组成的相互渗透、相互制约和相互作用的复杂的物质体系。自然环境可以分为不同的层面，如区域环境、生态环境、微环境和体内环境。社会环境，指人类创造出来的人文环境，由影响人类行为的因素如聚居环境、心理状态和社会过程等相互交织而形成的人工环境，主要有家庭、同辈群体、工作单位、大众传播媒介、社区和文化等。

一、护理环境美的概念

（一）环境美的定义

环境美是指人类以生存和发展的周围空间条件的美，是人对环境的审美功能做出的一种主观评价。广义来说，环境美是一种集自然美、社会美、艺术美于一体的综合性的美。环境美的形成和发展，一方面以物质文明为基础，一方面以精神文明为灵魂。环境美不仅可以满足人的审美需要，使人得到愉悦的精神享受，还可以作为审美教育的一个重要手段，促进人的“行为美”和“心灵美”。

护理环境是直接或间接作用于护理系统的各种要素的总和，即护理工作中为患者恢复最佳状态至康复的最佳周围环境，包括围绕护理工作的各项事宜、人员和物件等。护理审美环境是指有助于增进人的美感能力、以维护个体或群体身心健美为目的的护理环境。

（二）环境美的分类

1. 自然美　大自然是美的源泉，大自然的色彩美、线条美、动态美、听觉美、嗅觉美等使人心旷神怡，人们享受大自然赐予的美，借以消除疲劳、调节精神（图 6-1）。相反，一个被污染或破坏的满目疮痍的生态系统，则使人感到心情烦躁、情绪低落（图 6-2）。

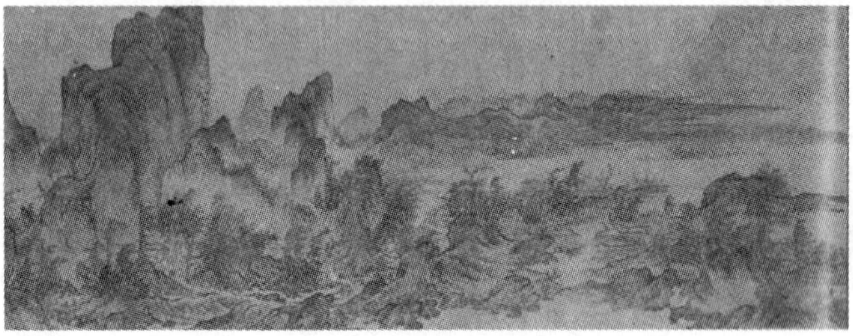

图 6-1　《溪山楼观图》燕文贵（北宋）

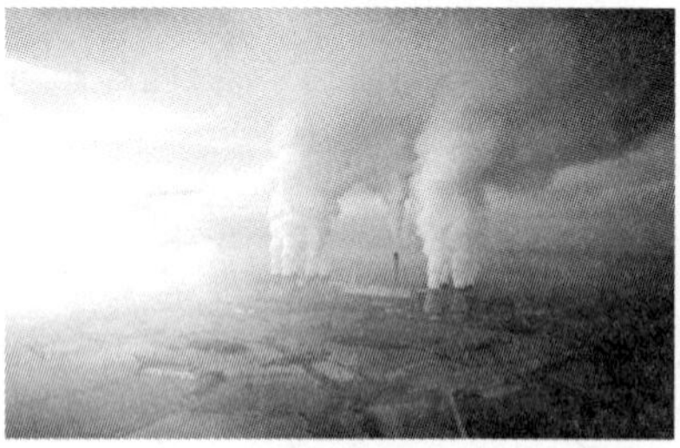

图 6-2　英国约克郡德拉克斯发电厂

2. 人文景观美　人文景观美包括农业景观美、园林景观美和城市景观美。

（1）农业景观美集中体现在农业生产劳动和农民的日常生活上，农业景观是人工与自然共生共荣的生态景观，人在大地上种植庄稼，以自然田野为背景，绿色田畴、蓝天白云为衬托，伴之以大自然的流水声、风声、雨声，韵味无穷（图 6-3）。

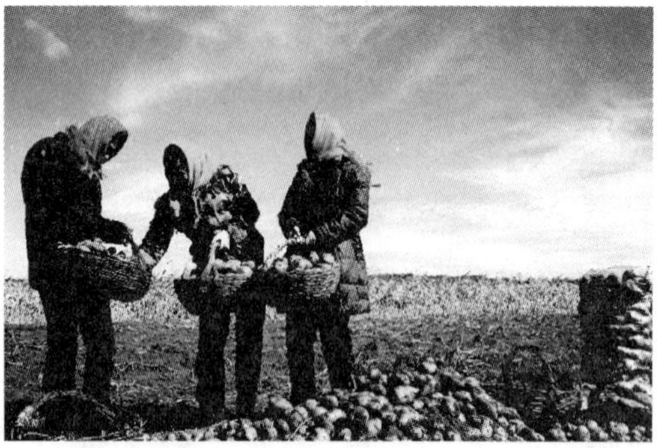

图 6-3　丰收

（2）园林美融化了人们包括美学追求在内的环境的再造。人们对园林所倾注的热情，都是出于人们为自己的生存环境和自然协调一致的需要。颐和园依山傍水、园中有园，错落有致的景物倒映在波光万顷的昆明湖上，玉带桥的优美曲线令人称赞不已，让中外游客叹为观止（图 6-4）。

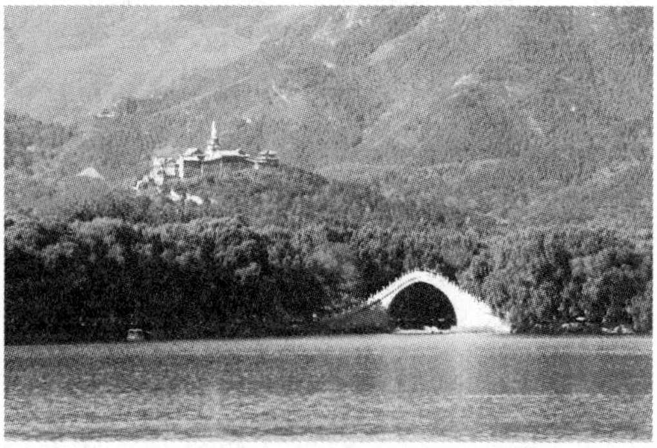

图 6-4　颐和园的玉带桥

（3）城市是一个集中了经济、人口、科学文化的空间地域系统，其美学的艺术原则就是使景、物、人尽可能圆满地联结在和谐、一致的氛围中，这是人类改造生存环境的需要，也是开发自身潜在创造力和提高整体素质的历史过程。人们对一座城市的评价，最终要回归到美学上来作出回答。

3. 社会美　广义的环境美还包括社会美，适合人类生存的社会环境应该是一个美的环境。

社会美的真谛在于人们在相互理解基础上的和谐、融洽相处，社会发展中的合作是人类整体生存发展的需要。不论人与自然的抗争还是人与社会或人与人的抗争，都会使世界处于动荡之中，动荡不宁的社会无环境美可言。和谐相处、互相协调、相互适应、真诚相对、信任理解的社会就是一个美的社会，这种美是自然美在人类社会系统中的延伸，它有利于人类获得彻底的精神解放。和谐社会代表着一种民族文化的精神，同时也是一个民族和国家存在的美的最高境界。从构建社会的角度来说，这种和谐美更能体现对社会发展的要求和关爱，在社会结构中强调美与善的统一。

（三）环境美的性质

1. 环境美的整体性　环境是一个有机的整体，一般来说，能唤起一个人的审美体验的，常常是视野和其他感官所及的环境整体。环境美不等于环境构成因素的简单相加，环境美是各种不同的元素相互作用的产物。各种构成环境的因素其相互作用产生的审美效应不简单等于它们的综合。整体性除了体现在相邻的物质性因素的相互作用上，还体现在人的活动与物质性环境的统一上。

一座城市，即使有宽广的景观大道，有顶天立地的摩天楼群，如果其居民的文明素质太低，比如垃圾遍地或出言不逊，就很难说这里的环境有多美了。环境美的整体性不仅体现在可感的现实环境中，还体现在这一环境的历史中。也就是说，环境美的整体性不仅是空间性的，而且是时间性的。城市空间合理的布局诚然重要，但突显城市的历史文明，也许更为重要。

2. 环境美的生态性　从宏观来看，环境是地球生态系统的一个断面，它纳入整个地球的生态网络之中。地球上的生态系统，分为地球与宇宙的关系与地球本身各种存在物之间的关系。地球上维持生命所需的许多条件都准备得恰到好处。生命是需要光能与热能的，这些能量来自太阳。地球成为最适合生命生存的环境不仅因为它与太阳恰到好处的关系，还与它的大气层有重要关系，地球的大气层不仅提供了地球生命必需的各种气体，还有效地阻挡了太阳的有害生命的辐射。从审美来说，正是因为有了大气层，天空才如此绚丽多姿、变化万千、美不胜收。更重要的是，从地球上有机物与无机物的关系来看，地球上的生命的存在和发展与无机物有着密不可分的关系，人体的许多元素，就来自无机物。水不仅是生命之源，而且是地球环境美之源。正是因为有了水，地球才充满蓬勃的生机，充满丰富的色彩，充满魅力无穷的美。地球上的有机物与有机物之间存在极为重要的食物链，任何一种物种的灭亡或过度发展，都会影响其他生物的生存。人类的过度繁衍，已经造成了生态的失衡，这种失衡反过来将会危及人类的生存。因此，环境美是整个生态系统的美，一个环境的生态平衡被破坏了，那就谈不上美了。

3. 环境美的文明性　环境中有人，有人的物质性活动的痕迹，有人的精神性活动的投射。所以，环境美不是纯自然的产物，它也是文明的产物。环境美本身体现出人类的文明，或者说它就是一种文明。

中国山东的泰山具有很高的审美价值。它的审美价值首先来自于它的观赏性（图 6－5）。泰山雄伟险峻，景观奇特，包括它的山形、奇石、植被和云海。但是，泰山的美在更大程度上与它的实践——精神的意义有关系。泰山是中国皇帝的封禅之地，自秦始皇起，历朝皇帝都将泰山封禅视为头等大事。其次，泰山是中国道教名山。再次，历代不少文人墨客登临过泰山，留下许多诗文。这些都在相当程度上美化了泰山（图 6－6）。

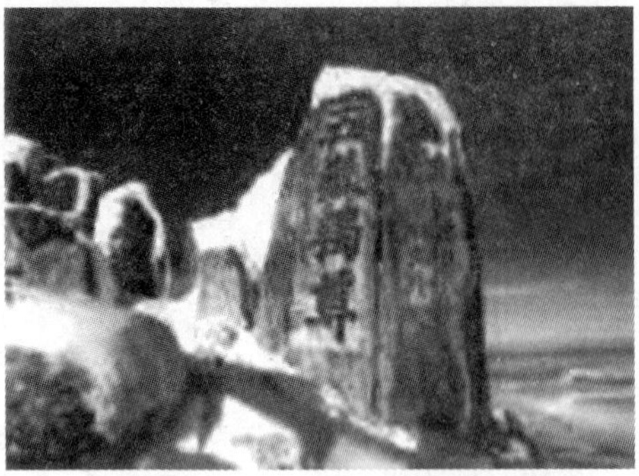

图6-5　泰山的自然景观

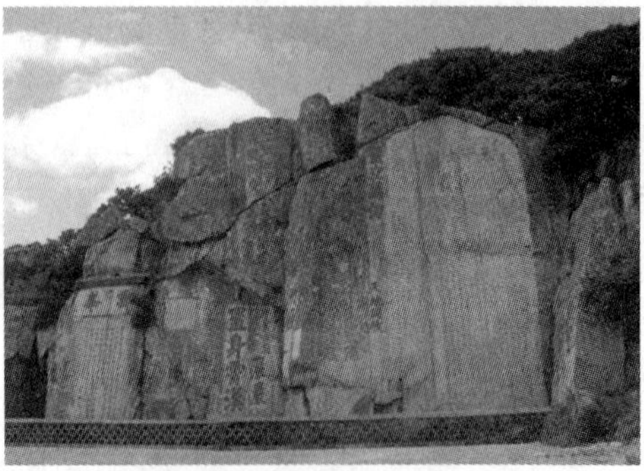

图6-6　泰山的人文景观

4. 环境美的真实性与生活性　加拿大学者艾伦·卡尔松提出景观欣赏具有“如画性”，就是说景观具有艺术美的一些性质，但是环境构成的景观与艺术形象有很大的不同。艺术形象是虚拟的存在，它是人们的一种精神性的享受，艺术的非实用性保障了它的纯精神性与非物质功利性。景观是真实的存在，环境美的真实性联系到它的生活性。在环境的诸多功能中，审美欣赏只是其中的一项，人们实际上是生活在环境中，而不是将环境单纯地当做一出戏或一幅画来欣赏。生活是第一位的，审美只是生活的派生物，如果要说欣赏，那也是在生活中欣赏。在一定的环境中生活，在生活中审美，而且审美性质与效果在很大程度上受限于生活质量，这是环境美重要的甚至于本质性的特征。

5. 环境美的宜人性　环境既然是人的生活场所，它的美必然具有宜人性，环境的宜人性体现为生理的、心理的、文化活动的宜人性。

二、生理性护理审美环境

生理的宜人性可以分为3个层面：首先指感官的宜人性，环境对人感官的满足是多元的，也就是说，人的所有感官都可以在与环境的接触中感到舒适。如环境中清新好闻的气味和清爽洁净的空气。其次是健康的宜人性。较感官宜人性更高的层面是有益于健康、有益于人类的生存与发展。如空气是否清洁、是否有噪声、饮用水质量等。最后是宜居性。比如沙漠，旅游者可能对它很感兴趣，摄影师也喜欢将它作为拍摄对象，但是它不适宜居住，不能说是优秀的环境。既适合于居住，又具观赏性的环境是理想的环境。

生理性护理审美环境着重满足人的“感官”方面的审美需要。病人在生理舒适的条件下才会感到心理愉悦，而生理舒适与生理性护理环境的优化度密切相关。根据人对环境进行感知的方式来分，影响生理性护理环境的主要有色彩环境、光环境、音响环境、嗅觉环境和热环境等。

三、心理性护理审美环境

心理的宜人性主要是指情感上的愉悦，刘勰在《文心雕龙》中说的“登山则情满于山，观海则意溢于海”，说的就是这种心理上的宜人性。心理上的宜人性既有群体性的，也有个体性的。环境对于人的心理上的宜人性更强调群体性，也许某人对香烟的气味有特殊的愉悦，但是对于绝大多数人来说，有烟味的环境不能说是宜人的。

四、社会性护理审美环境

社会文化的宜人性主要是指人文社会环境，但是也与自然环境相关。社会文化的宜人性涉及的面是非常广的，其中最重要的是民族的生活习惯和宗教习俗。

第二节　护理审美环境的营造

一、满足感官审美需求的护理环境营造

（一）色彩环境护理的环境营造

病人都是来自多色彩的生活环境，只有多色彩的病房空间环境才能使病人消除对单一的“白色”病房所产生的陌生、紧张等不良心理。色彩是人对眼睛视网膜接收到的光作出反应，并在大脑中产生的某种感觉。色彩的直接心理效应来自于色彩的物理光刺激对人的生理发生的直接影响。美国色彩专家吉伯尔（W Gerber）认为色彩是一种复杂的艺术手段，不同的色彩带来不同的感情反应。色彩对病人的潜在作用，已被世界各国有关专家广泛注意。护理环境中，利用色彩来调节人的情绪和心理，可给人以清新、宁静和干净的意境感受。病房色彩总的原则是在保证使用功能的同时，选用对病人康复有利和使人心情愉快的色调（表6-1）。

表6-1　色彩的辅助医疗功能

色彩名	色彩的辅助医疗功能
红色	能促进血液流通、加快呼吸，对麻痹、忧郁病患者有缓解作用
粉红色	给人以安抚和宽慰，激发活力、唤起希望
橙黄	促进血液循环、改善消化系统，对咽喉和脾等疾病有疗效
黄色	能适度刺激神经系统、改善大脑功能，对神经系统有疗效
绿色	安抚情绪、松弛神经，对高血压、烧伤、感冒的患者有益
蓝色	缓解肌肉紧张、降低血压，对肺炎、神经错乱的患者有效果
紫色	缓解疼痛，对失眠、神经紊乱可起一定的调适作用

护理环境色彩营造应注意以下问题：

1. 护理单元除有医疗功能的专用空间外，一般大面积的色彩宜淡雅，宜用高明度、低饱和度的调和色，建筑群的色彩应统一、协调以形成基调。

2. 小面积的标志物、诱导图标应色彩亮丽，对比鲜明；各类标志应按领域对色彩、字体、尺度、图案等要求综合设计，既要协调、统一，又要利于识别（彩图6-7，彩图6-8）。

3. 住院期短的科室，北向或北方寒冷地区的医院多用暖色调；住院期长的科室，南方炎热地区或南、东、西向的房间，宜用冷色调。

4. 儿童的病室可用色彩亮丽、明快的饰物、玩具和家具，以活跃气氛（彩图6-9）。

5. 为使色调协调统一，在同一领域内的墙面、地面、顶棚、墙裙、踢脚等位置的做法、

用料和色彩应尽量一致。不同领域可稍有变化（彩图 6－10）。

6. 注意光色变化、视觉残像对医疗工作带来的负面影响，一般诊断治疗用房不用彩色玻璃窗和深色面砖，以免反射光改变病人皮肤和体内组织器官的颜色，干扰医生的正确判断。

（二）光的护理环境营造

光环境是由光（照度和布置）与色（光的饱和度、色调以及显色性）在内部空间中建立的与空间环境有关的生理和心理环境。医院的采光分为自然采光和人工采光两种。

自然光：自然光作为一种自然现象，利用光影的效果给人以强烈的视觉变化。柔和的自然光给人一种恬静、悠闲、舒适、愉快的感觉。由于色温高、色谱全，人类对自然光有着天生的喜好，因此在医院光环境设计中尽可能、最大限度地用自然光来满足病人心理及生理需求，同时收到节能的效果。

人工光：由于医疗工艺的要求和有些医技科室的需求（如大进深的护理单元之中部出现的无自然光房间、手术室），除了采用凹入的庭院和中庭进行自然光的补充外，人工照明也已越来越多的参与到医院的照明设计中来。人工照明区别于自然照明主要是它可以随着人的意志变化而变化，通过照度值高低、色温冷暖的调节来创造或改变空间环境。要注意灯具色温和装配方式的选择。以避免眩光等现象的出现。从人的心理习惯来说，自然采光是首选的采光方式，但是由于医院的特殊性，人工采光同样重要。

（三）音响护理环境营造

乐音或噪声能影响病人的情绪及其对客观事物的评价和态度。病房过分寂静，容易加重病人的孤寂感，过分喧闹会影响睡眠和健康。适度、悦耳的乐音，可以调节病人与环境的关系。研究表明，人的脑电波运动、肠胃蠕动、心脏搏动都有一定的节奏，当音乐的节奏与人的生理节奏合拍时，就会产生生理快感。生病时则生理节律紊乱，选取适当的乐曲加以调节，使之恢复正常就可以达到治疗目的。因此，国外的医院病房普遍设有低音量的背景音乐。

医院噪声泛指人们所讨厌或对别人造成干扰的声音，是噪声还是乐音因人、因时而异。当病人需要睡眠休息时，乐音超过一定的响度也就转化为噪声。噪声作用于神经系统，会引起神经衰弱、失眠、多梦；作用于心血管，会使心跳加快、心律不齐、血压波动；作用于消化系统和内分泌系统，会导致肠胃功能紊乱，引起头晕、恶心、呕吐等不良反应而加重病情。

病房对噪声控制的要求比较高。为了保证病人能安稳入睡，病房应远离噪声源，对空调风口、电梯设备等噪声源应进行消声处理。研究表明，当噪声达到 45～50dB 时，病人的烦躁情绪明显增加；达到 60dB 时，会引起身体不适。建议病房内部噪声理想值控制在 40dB 以下。

护理环境音响调控：

1. 控制病房内部播放系统的音量和时间，让打鼾、梦呓、重病人住单床间，以减轻干扰，尽量以少床病室代替多床病室。

2. 加强对声源的管理控制，对泵房、空调机房、精神病房、儿科治疗室、产科分娩、待产、婴儿室等重点部位加强隔离和屏蔽措施。

3. 采取防噪设施减轻外部环境噪声的干扰，限制车辆在住院区的通行范围和时间。

4. 注意门窗构造选型，减轻振动和碰撞，加强其气密隔声性能。桌椅等家具接地部位应加皮垫，进入病房的推车、餐车应为软胶轮。

5. 加强医辅、陪护人员的管理培训，禁止说笑打闹，提倡步履轻盈、轻声细语。

（四）嗅觉护理环境的营造

医院往往产生多种不良气味，使病人难以适应，常引起厌烦、恶心、呕吐等反应，从而影响食欲和睡眠。这些异味主要来源于消毒剂的药味，卫生间、床用便器、脓血的臭味和烧伤病人的焦痂味。这些气味会使病人产生厌恶、恼怒情绪。改善嗅觉环境的首要问题是消除不良气味。

1. 采用少床病室控制不良气味的影响范围，适当增设单床间供病重、不能下床者使用。

2. 病室内设独立卫生间代替公用卫生间。所有卫生间和污洗间、配餐间都应有良好的排气通风装置，使之处于负压状态。

3. 病室的废弃排泄物应及时处理、清洗，加强通风换气，改善空气质量，并喷洒有适当香味的空气清新剂。

4. 尽可能使用天然建筑材料制品，自然采光通风，使医院建筑本身成为无害的“绿色建筑”，慎用刺激性强的消毒灭菌药品，并严防气味外逸。

5. 医院的空调系统也是改善嗅觉环境的重要环节。如能通过医院的生态绿化环境达到净化、美化嗅觉环境的目的则更具可持续发展的意义。

6. 自然风是病房楼特别是高层病房楼所提倡的，它能通过空气的自然流动来排除室内污浊的空气与湿气，增加人的舒适感，并减少机械通风和空调需求。

（五）热环境——温度、湿度护理环境的营造

病室温度过高时，神经系统易受抑制，影响人体散热；室温过低，使机体肌肉紧张，冷气袭人导致病人在接受诊疗护理时受凉。病室适宜的温度一般冬季为 18～22℃，夏季19～24℃。

儿科病室温度以 22～24℃，相对湿度以 50%～60%为宜。湿度过高，有利于细菌繁殖，且机体散热慢，病人感到湿闷不适；湿度过低，则空气干燥，人体水分蒸发快，热能散发易致呼吸道黏膜干燥，口干、咽痛影响气管切开或呼吸道感染者的康复。因此，应根据季节和条件因地制宜地采用开窗通风、地面洒水、空气调节器等措施，调节室内温湿度，使病人感到心境愉悦，安泰处之。

二、满足心理情感审美需求的护理环境营造

患者住进医院，要离开他熟悉的家庭环境，放弃他平时的生活习惯，中断他的工作，进入到一个陌生的病房环境，不但没有熟悉的亲朋，还要受到疾病的折磨，甚至面临死亡的威胁，常常发生焦虑不安以至恐惧的心理。因此，在医治疾病的同时，必须尽可能做到消除病人的恐惧感、不安全感、孤独感和陌生感。

（一）安全感

这是住院患者最根本的需求，既需要良好的医护技术保证，同时也需要良好的医疗人际关系与和谐的心理环境来促进。如武汉亚洲心脏病医院采用开放式的护士站，病房围绕护士站扇形展开，缩短了患者与护士的距离。每个病区都有遥测心电监护及除颤仪等抢救设备，通过各种仪器设施可方便观察病情，杜绝不安全因素，减少患者的安全顾虑。每个床单位以及洗手间都有呼叫铃，护士听到铃响后 30 秒内必须到床边；每个床单位都有床档、床帘，为患者提供合适的个人空间。洗手间有“门中门”，即洗手间的门上部分可以通过插销人为

打开，正常情况时处于关闭状态，紧急情况时外面的人可通过小门第一时间观察到患者的病情以便采取紧急措施，避免患者在洗手间发生意外。

（二）归属感

患者入院后，感受最深的就是归属感的丧失。很多患者认为最好能是同龄人住一个病房，这样交谈起来容易找到共同语言，自身的内心感受容易得到认同。归属感能够增加病人与病人之间、病人与医生之间的情感联结，凝聚对医院的共识，进而引发人们对医院环境的亲切和依恋感，有利于病人提高对医院的信任度，缓解心理压力；同时，医护人员对医院空间环境产生归属感也有利于提高他们的主人翁意识，更加耐心的对待病人的种种需要。

（三）信息需要

病人所需的信息包括医院生活制度、检查和治疗的安排、相关疾病的健康知识及康复知识等。当病人感到对情况有充分的了解时，会提高他们的自信，在医疗过程中就能更好地与医生合作。同时，外部消息如广播、报刊等物品的提供有助于使病人减少隔离感。活动室是病人活动、交往的空间。可供起居、阅读、文娱、用餐、观景、日光浴等行为的进行，可以是护理单元中设计得最为活跃的元素。病人在此可获取外界信息，交流康复经验和进行社交活动，也是鼓励病人下床活动的康复性场所。它还可以转移病人对疾病的注意力，缓解其孤独感和焦虑感。病人活动室的内部空间设计应丰富多彩，能够吸引患者出来活动，此外，也要注意这种多样性不是无限度的，要适可而止。病人活动室内部的各种设施应注意无障碍设计，室内配色、材料也要适当地与病房加以区别。应注重绿色植物的布置，激发病人战胜疾病的信心和勇气。

（四）被尊重

每一个患者，不管他们的病情严重与否、行动能力如何、有无语言交流的能力，都希望得到医生和护士的尊重，都希望医护人员知道他是谁，是一个实实在在的人，而不是被当作一个“床号”或一个凡事都得听命于医护人员的人。患者在生理上有体衰力弱的特点，这使他们的户外活动受到限制，能到户外活动的患者由于行动不便也多坐轮椅外出，但他们都有需要被尊重、独立自主的心理特性。

医院中无障碍电梯、无障碍卫生间等的设计，使患者可以不靠他人而通过自己的生理努力达到心理需求（图 6－11，图 6－12）。虽是环境外观的一些细微变化，但体现了人性化医院的特色，也让患者切身体会到医院对他们的关怀，让他们增加生活的信心。

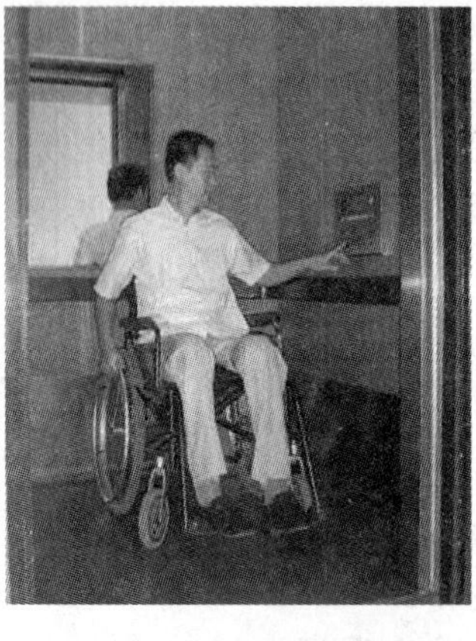

图 6－11　无障碍电梯

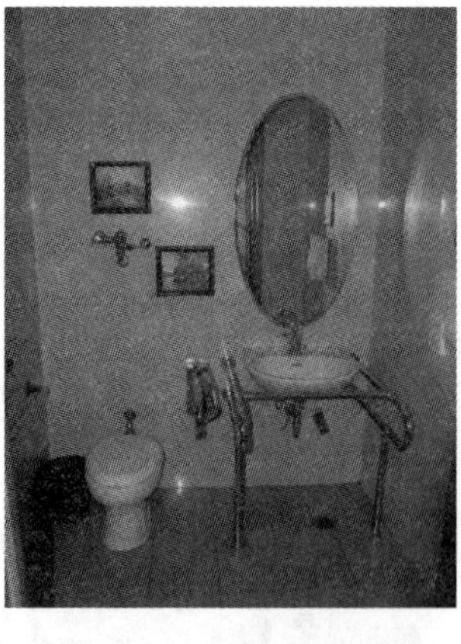

图 6－12　无障碍卫生间

三、满足人的自我价值实现需求的护理环境营造

（一）医院文化建设

狭义的医院文化是指医院在长期医疗活动中逐渐形成的以人为核心的文化理论、价值观念、生活方式和行为准则等，并使之成为医护共同体认同并自觉遵守和奉行的基本信念和行为准则，以形成合力，促进医院的竞争与发展。医院文化应该包括医院精神、医院管理风格、医院环境条件、医院形象等方面的内容。医院文化是医院发展的动力，它反应和代表了医护共同体的思想、价值标准、合乎时代要求的伦理道德和行为准则以及追求发展的文化素质。通过医院文化建设，可以提高医院的社会效益，增强医院的内在凝聚力，培养优良的医德医风。

医院文化建设的内容包括：

1.“救死扶伤，服务社会”的医院价值观；

2.“生命卫士”的医院形象；

3.“团结、求实、创新、奉献”的医院精神；

4.“病人至上，诚信优质”的医院服务理念；

5.“精益求精，永无止境”、“质量就是生命”的质量意识；

6.“管理‘无缝隙’，操作‘严、精、细’，品质‘零缺陷’”的质量行为；

7.“患者满意”的质量标准。

（二）创造和谐的人际关系

医疗活动涉及的人际关系较为复杂，有医患关系、护患关系、医护关系、护护关系、上下级关系、医院和其他组织之间的关系等，管理者要积极主动地倡导和营造和谐的人际环境，使病人与病人之间能够友善相助，医生与护士之间能够密切合作，护士和护士之间能够相互配合，上下级之间能够同心同德，让这种互动的软环境体现出和谐的美感（图 6－13）。

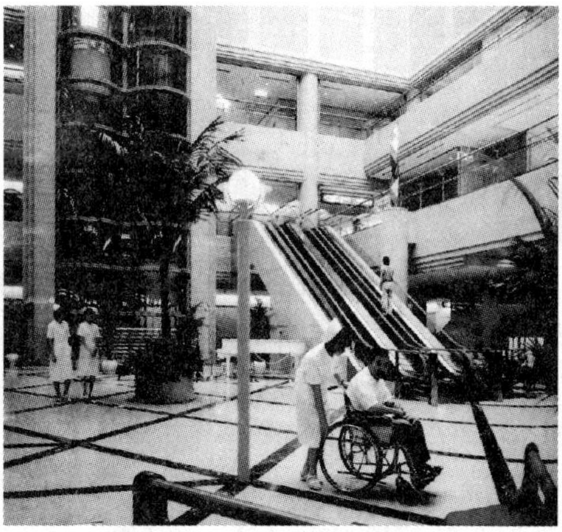

图 6－13　和谐的护患关系

（三）增强病人重返社会的信心和自身的存在价值感

1. 满足病人人际交往的社会需求　社会需求反映为患者入院后希望建立良好的人际关系，保持原有的社会交往；需要与周围的人保持友善关系，交流医院生活及养病的经验；希望得到别人的支持和帮助；需要有一定的集体活动空间，如在医院护理单元里安置咖啡厅、休息厅、活动室等，作为交往空间使用。

2. 满足病人延续社会关系的社会需求　通过家属、陪护人、探望人保持与家庭和社会的联系。陪护对维护患者的心理平衡，加速康复进程均具积极意义。友人的探视慰问、亲属的陪护鼓舞，对老人和儿童尤为重要。

3. 满足病人重返社会的心理需求　这对于正当创业期的知识分子更为重要。他们希望通过个人才能实现理想抱负，一旦这种需求因病受阻，情绪上会受到打击。为此，已有医院

为患者设置图书资料室、计算机室，儿童病室设置课桌、黑板等。这些除了为患者提供了信息资源，也是为帮助病人重返社会创造条件。

四、护理环境美营造的原则

（一）整体美

1. 医院主体建筑的规划和设计　一切建筑都是为了满足社会实用需要而产生的，医院建筑不能脱离治病和休养的需要，要以有利于治病和休养为目的，来全面考虑房屋内部的结构安排。在条件许可的前提条件下，门诊部和住院部应该分开。还要考虑整体建筑及各部分房屋良好的通风和采光。同时，医院作为一个空间实体，应能使人赏心悦目，达到精神上的满足。因此应在实用的前提条件下求美观。

2. 辅助环境的规划和设计　医院周围空地，应考虑植树、种花，宜选用四季常青的树种，花则四季各异，这对改善医院的医学审美环境是必要的。空地大的，还可以铺设草坪、安置坐椅，便于住院病人散步和休息。当然，在大城市某些人口密集地区，有的医院除了医疗用房和必要的办公用房外，几乎没有什么空地，这种情况可另当别论。但以医院的社会功能衡量，则是其不足之处。

（二）布局美

医疗护理环境的布局美包括医院选址、门诊部、住院部、后勤等各种建筑的空间层次的比例关系，建筑形态（长方形、正方形、多边形、圆形）交叉、衬托、变化等。病房以朝南或东南向为宜。一般建筑用地占15%～20%，通道用地占20%，绿化用地占60%～65%。建筑物布局应以门诊大楼、病房大楼为主体来安排，组合紧凑，尽量缩短各种室之间的距离，各部分的位置符合医疗程序和医院内部工作流程的要求，成为使用方便、高效能的建筑群。

布局美从美的形式要求，实际上是一种协调和节奏的美，包括序列安排和色调，都应从有利于治病出发。

1. 有序性　患者的就诊基本上是一种有序的空间和时间的移动，即按就医的功能空间层次有序地排列，有很强的序列性。在有序性的环境中，主体的行为也是有序性的，有组织地引导人流到达各自的目的地，在人流转折的地方设置足够的缓冲空间（图6－14），这与患者的就诊流程以及对众多患者逐级分流而创造良好的内部环境相一致，体现了就诊各层级公共空间组合的有序性。若有任何一种重叠行为如往返、重复、交叉，就会造成人流混乱、环境无序，使患者产生不平衡的心理状态，如厌恶、烦躁甚至不能忍耐。

2. 直观性　主要是指让患者处于开敞、明亮、宽松的公共空间中进行医疗辅助活动时，调动起患者的感官，在脑中形成清晰的空间意象——认知地图，从而简捷到达目的地。这样能减轻患者及陪诊者的焦虑情绪，从容地开始就诊过程，增加对医院的信任感及安全感，这正是医疗建筑文化的深层内涵。

例如门诊综合大厅是其公共空间的起点，是进行挂号、收费、取药等行为的人流集散所在地，还承担着联系各科室单间的交通枢纽作用，其三维尺度以及大厅内诸多公共部门如挂号、收费、交纽的布置，都应当符合患者对门诊各功能部门位置一目了然的直观性要求。各种标记、指示应醒目、具体、简明、具有指引用性。如“急诊科”应有灯箱装置，门诊候诊大厅有电子简介牌，门诊走道地面可以用不同颜色的线条与各辅助检查科室相连，方便病人。

3. 私密性　私密空间使护理对象能够保留个人的隐私，如足够的床间距、床与床之间应有隔帘等（图6－15）。为营造医院的双床病室灵活空间，可用灵活隔断调控私密度。门

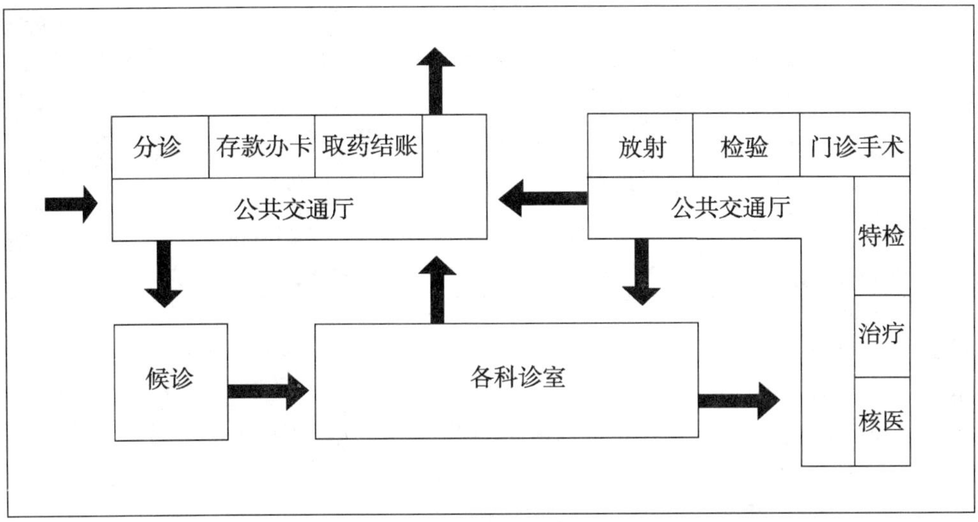

图 6-14　网络化管理门诊就诊程序图——引导人群有序流动

诊部更加强调医生和病人一对一的服务，诊室趋向小型化，增强私密性（图 6-16）；候诊区域的设置趋向二次候诊，使病人具有安静、舒适的候诊环境；另外还可使用图标提示：如闲人止步、请勿打扰、请安静等，使相关人员能自觉控制避让，并采取耳语、手势、眼色等方式传递信息，以保持环境的相对私密性。

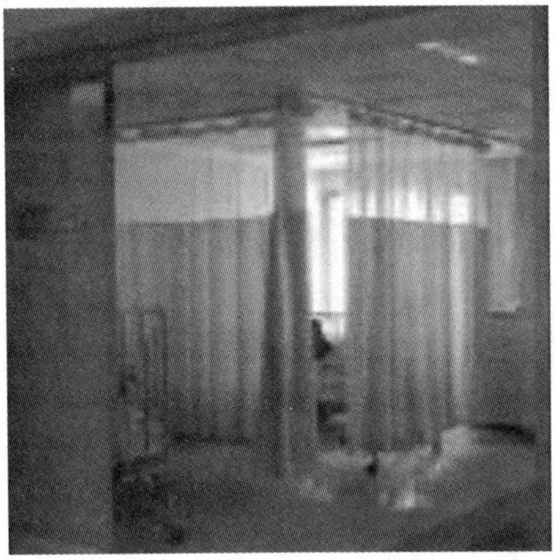

图 6-15　上海儿童医院病房的滑动幕帘

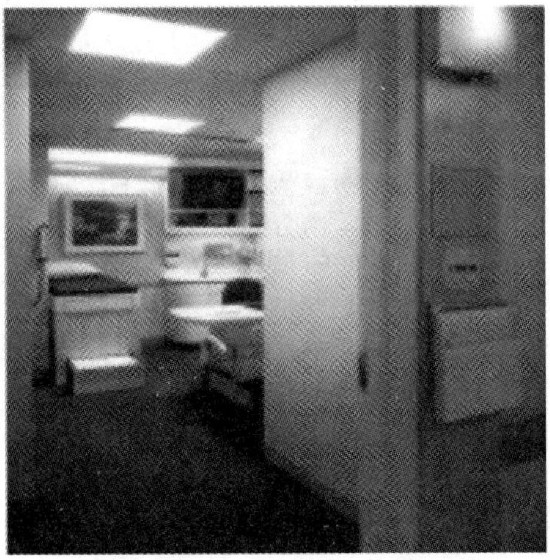

图 6-16　医生办公室

（三）服务美

服务美对医务人员来说，实际上就是医疗卫生职业道德美。医护人员具备丰厚的人文素养，正确的价值取向、人格模式和审美趣味是职业道德美的必要前提和保障。在做好专业技术工作的同时，医护人员还要成为一个专心的聆听者、仔细的观察者、敏锐的交谈者，在日趋复杂的执医环境中，可以恰到好处地服务于社会地位各异、生活方式多元、价值观悬殊、工作性质多样复杂的患者及家属。树立良好的职业形象，构建和谐的医患关系和就医环境（图 6-17）。

（四）人文化

随着医学模式的转变以及人文学科在医疗护理课程中的开设，人文化的服务理念正逐渐被医院引入和应用，医疗护理环境也越来越强调人文景观美。人文景观美是人类社会的各种文化现象的一种体现。医院建筑群体间应体现人文景观美，设置一些反映社会精神风貌、良好的医德医风、白衣天使精神及表现健康美的大型宣传画、名人名言摘录、雕像等，给病人营造美的享受和富有活力、充满朝气的精神风貌。是“以人为本”理念的最好表现形式。

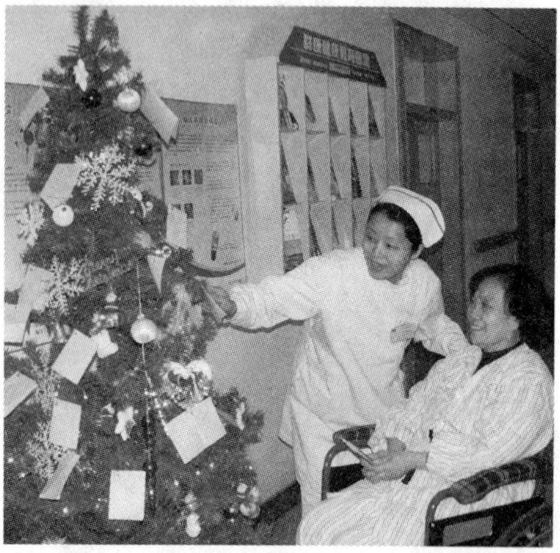

图 6-17 问候

在医院开设家庭式病房，病房内仿造家庭布置，可陈设家用电器，如电视机、冰箱微、波炉，墙壁装饰有精美图案，挂一些与健康相关的书画作品，房内摆设花卉、花瓶、镜子，给病人营造家庭氛围，消除病人紧张、焦虑、恐惧的情绪，同时也是一种艺术享受。

改变护士的工作环境。由封闭式护士办公室改为开放式护士工作站，工作站环境布置体现了“平等、关怀”等人文服务理念，以利于与病人沟通和交流，并方便护士进出护士站。

（五）艺术化

在医院的大厅、候诊室、诊疗及医技室甚至病房、室外环境里陈列或设置艺术品，如绘画、雕塑小品、建筑小品、书报服务点等，构成一个艺术化的环境，可以让病人不觉得时光难熬。在艺术宫殿里，他们自由欣赏、评论，进而迷恋、陶醉，以致忘却了自己是病人。

美国奥斯卡国民医疗中心主走廊内悬挂着许多抽象绘画，把医治病人的场所转化成为满足人审美需求的“艺术宫”。位于旧金山的加利福尼亚大学癌症诊疗室采用木质护壁镶板，天花板建造得如同星空，旋转式的扫描检查使患者恍如置身太空世界（彩图 6-18）。

在室外空间设置艺术广场或雕塑壁画，同样也能给人以某种心理上的满足（图 6-19）。在室内外空间环境的设计上，注重其色彩处理或引入音乐的因素，不但能给人以美的享受，而且还能达到辅助治疗的效果。医院环境中的雕塑主题选择应切合医院特殊的环境气氛，不选择过于高深的雕塑作品，医院雕塑的感染力在于它与病人心理的沟通和对病人的暗示作用。雕塑和壁画在于给人以美感，同时引起回忆，唤起遐想，激发情感，产生共鸣。

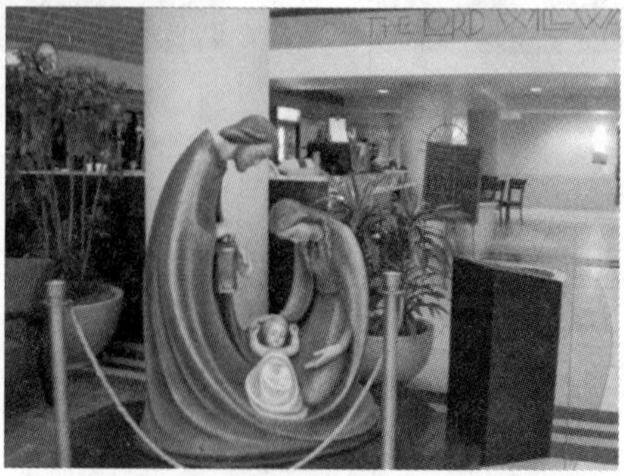

图 6-19 美国某妇产科医院一角

第三节　特殊科室审美环境

不同疾病、年龄阶段和性别的患者的生理、心理特点和社会需求各不相同，因而对护理环境要求也不同。应针对服务对象的特点来设置相应的护理审美环境。

一、充满童趣的儿科审美氛围

（一）儿童护理环境的特点

儿童的特点是活泼天真、天性好动，生活自理能力差，需要家长的陪护。一般而言，儿童都很害怕去医院，在就诊、住院时往往因各种情绪不适而造成就医过程中的障碍。儿童心理学研究表明，儿童普遍喜欢充满激情欢乐的鲜明色调，国内外许多儿童医院在走廊、病室内都挂有色彩艳丽的卡通形象的画片，病房内选用儿童喜欢的橙黄、果绿等明度较高的色调。在医院内部开设了儿童游戏室，布置了各种儿童熟悉的玩具、游戏设施，大大缓解了医院环境带来的紧张心理。

儿童住院区护士站的环境设计应突出儿童的特点，选用儿童比较熟悉的卡通造型，儿童喜欢的色彩鲜明的色块，用积木构筑的玩具似的护士站，小患者来到这里，仿佛来到了儿童游乐园，深深地被这里的一切所吸引，在与游戏玩具做伴中完成了医疗程序（彩图 6－20）。例如伦敦的艾瓦丽娜儿童医院将游戏厅、书库等娱乐设施引入其中，大大丰富了儿童在医院的活动，小患者也愿意与医护人员配合治疗，连陪护儿童的家长也乐在其中，淡化了对以往医院的认识（图 6－21）。

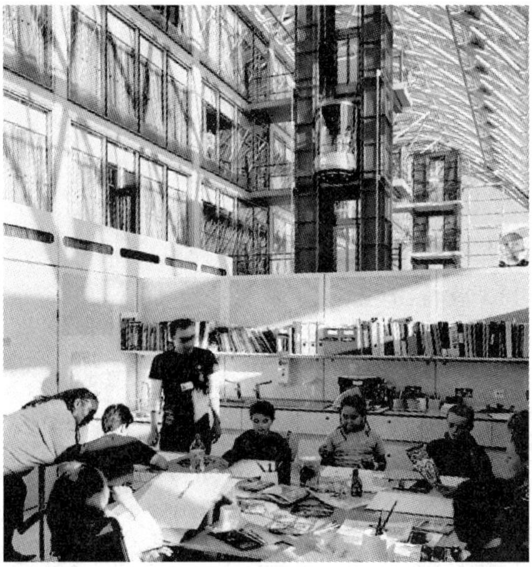

图 6－21　艾瓦丽娜儿童医院儿童游乐区和阅览区

（二）儿童患者对环境的要求

1. 病房设有娱乐活动室，放置易清洁消毒的玩具。地面采用木板或塑料等防滑材料，有条件者可放置电视机。保证室内阳光充足。

2. 房内布置充满童趣，如墙壁色彩鲜艳、丰富，走廊可贴卡通画。

3. 病床不宜过高，周围有安全栏。

4. 环境安全很重要，一切危险物品应远离患儿。

5. 厕所的便池应适合儿童的特点。幼儿专用厕所可不设门，儿童浴池宜浅，稍宽。

二、温馨舒适的产科审美氛围

（一）温馨舒适的产科审美的意义

为适应医学模式的转变，以及社会发展过程中人们对生育、健康及医疗保健需求的变化，现代妇产科护理模式也逐渐扩大到提供整体护理、开展“以家庭为中心”的产科护理。欧美一些国家早在20世纪80年代就开始推广普及“家庭式产科服务”，他们认为分娩不是病患，而是家庭生活中的一部分，产妇需要的是家庭的温暖和亲人的关怀、爱护，不能将它过分地医疗化。产科护理环境的设置应该既能满足产妇分娩的医疗需求，又能让产妇享受家一样温馨环境的医疗服务系统。

（二）产科环境审美氛围的内容

1. 强调家庭成员积极参与　鼓励孕妇的亲人如公婆、父母、配偶，甚至朋友积极参与孕妇的生育过程，包括自然分娩，甚至剖宫产的全过程。

2. 设立新颖的分娩环境　为加强家庭成员对分娩过程的直接参与，降低产妇与家庭成员的焦虑和恐惧，减轻家庭成员间的“分离性焦虑”，建立与家庭环境相仿的待产、分娩单位，设立单房间产科系统。

3. 强调产时父母及新生儿的早期接触和产后“母婴同室”（图6－22），利于产妇的产后康复，增进母婴之间的感情、促进婴儿的生长发育。

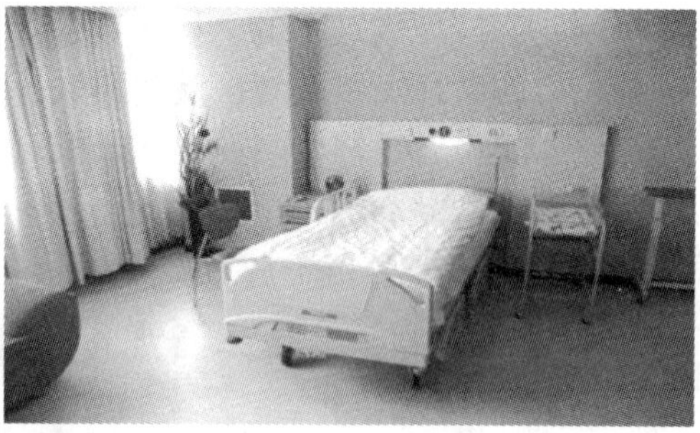

图6－22　母婴同室

4. 病房设施更多地体现人文精神　以母婴安全为核心，在医疗抢救流程、医院感染管理等充分保障的前提下，推出人文关怀服务，这种服务主要体现在细节上。如房间的设置，卫生间里的淋浴器下面设一张可翻动的小凳子，旁边安装扶手，以便虚弱的产妇可以坐着洗澡；为了防止碰伤产妇，将所有的钢化玻璃换成布帘；镜子设成椭圆形，边角可用桃红色的瓷砖包起来，以防止有产科忧郁症的产妇做出过激行为；盥洗间提供全能化的自动调温和喷水座厕，容易清洗产妇自然生产后的伤口。

5. 病区的主色调摒弃传统的白色，采用粉色系列，护理人员服饰也最好以粉色或小碎花为主，为病人创造温馨的视觉效应，消除待产孕妇的紧张心理，并增加病区的喜庆气氛，带给产妇及家属心理上的美感（图6－23）。

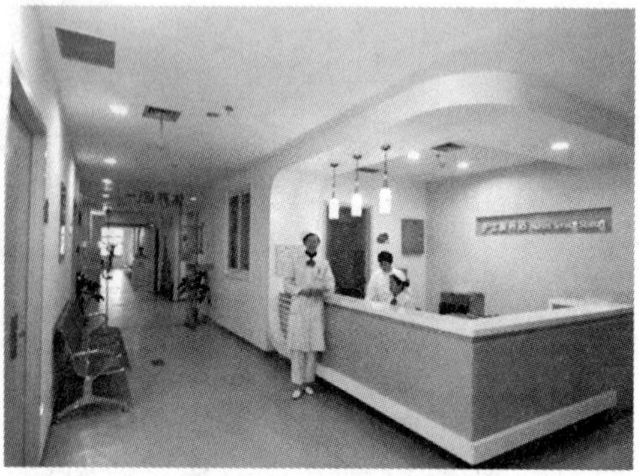

图6－23　温馨的病区

三、便捷、实用的急诊审美氛围

急诊科接治的多是突发性急、危、重症病人，一切医疗护理过程均以“急”为中心，所以急诊科的护理审美环境要以应急出发，保证流程最优，满足急诊服务“快”、“急”的特点，力求便捷、实用。

（一）在位置选择和空间布局上

急诊科通常位于医院的一侧或前部，与其他科室入口不重叠，直接临街，急救车可直接到达急诊科入口。其标志必须醒目、突出，便于就诊患者寻找。白天应有指路标志，夜间应有指路灯标明急诊科位置，便于患者迅速到达。急诊科医疗急救应当与院前急救有效衔接，并与紧急诊疗相关科室的服务保持连续与畅通，保障患者获得连贯医疗的可及性。

1. 急诊科门前应宽敞，交通保持顺畅，以便于救护车的顺利通行。应禁止停放除救护车以外的车辆（图 6－24）。急诊科应当临近大型影像检查等急诊医疗依赖较强的部门；与手术室、重症医学科室等相连接的院内紧急救治绿色通道标识应当清楚、明显。

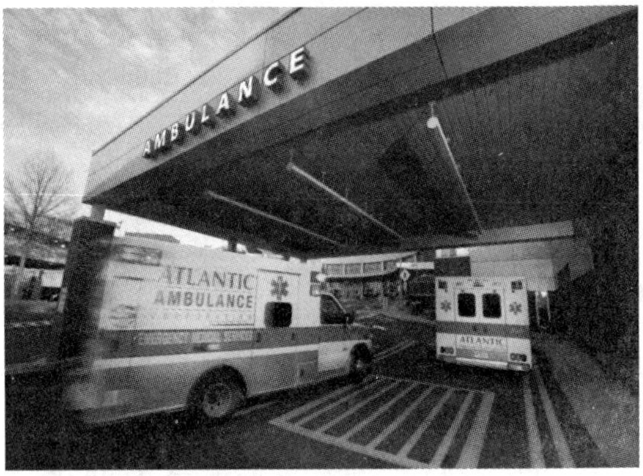

图 6－24　急诊入口

2. 急诊科有单独入口，运送病人的车辆可直接到达急诊科或抢救室门前。门应足够大，门内大厅宽敞，以利担架、车辆的进出及便于较多的病人和家属作短暂候诊时停留。

3. 预检分诊台设在大厅的明显位置。分级、分区接诊简化了急诊抢救流程，完善了急诊管理制度，进一步提高了急危重症的抢救成功率。在医院挂号、化验、药房、收费等窗口应当有抢救患者优先的措施。

4. 急诊抢救接诊区设有独立的急诊化验室、急诊收款处、急诊药房，除儿科、产科外，其他临床科室在急诊科内均设有诊室，有值班医师应诊。

5. 走廊须足够宽，一般以两边有候诊人员的情况下担架能顺利通过为宜。

6. 室内采光明亮，空气流通，冷、暖气及电话要保证。

7. 有中心吸氧和吸引管道系统，各种监护设备和急救设备齐全，电源设置合理。美国 Syracuse 市某医院急诊科抢救区床位处的天花板装有 X 光机，无需搬动病人就可直接拍 X 线片。两边设有吊塔，放着各种监测设备，急诊还有专用的 CT（图 6－25）。

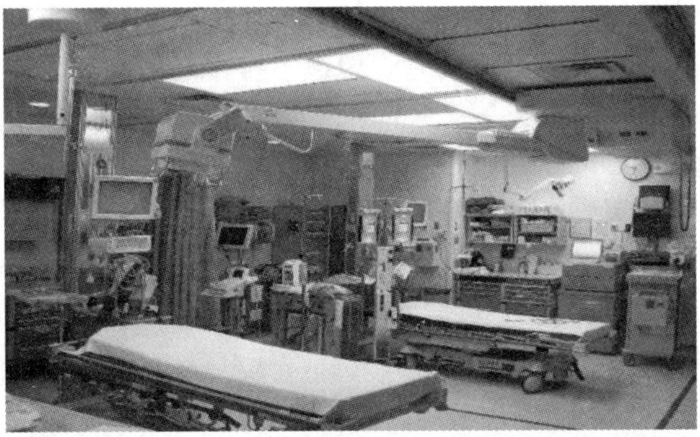

图 6－25　美国 Syracuse 市某医院急诊科抢救区

第四节　审美疗法

一、审美疗法及其生理心理基础

审美疗法是一个崭新的医学美学概念，它涉及美学的理论问题和应用问题，是随着审美艺术手段逐渐进入医院临床实践而被公认的一种审美艺术医用疗法。其内容包括音乐疗法、色彩疗法、芳香疗法、景观疗法等。在应用的初始阶段，其具体的方法、疗效、注意事项等都处在研究和探索中。

审美属于社会意识范畴，它与其他社会意识一样，有发生和发展的生理基础、心理基础和社会基础。

（一）美感产生的生理基础

美的产生，从生理学的角度来看，主要是客观事物的美作用于人的感觉器官所引起的大脑神经活动。人的感觉过程是由三个部分组成：一是外部感受器，二是传导部分，三是大脑中枢部分。感受器的感受性受一定的刺激条件的影响。首先是适宜刺激，如视网膜的适宜刺激是光波，耳蜗的适宜刺激是声波等。其次是刺激强度，刚刚能引起感受神经发出传导性冲动的刺激叫做刺激阈值，弱于此阈值的刺激叫阈下刺激，不能被感觉。最后是适应，刺激作用的持续时间愈长，感受性愈低，由弱的刺激物向强的刺激物过渡，则感受性降低；由强的刺激物向弱的刺激物过渡则提高。感受器的感受性受一定的主观条件和社会实践的影响，有些人的感受器刺激阈值小，因而感受性强些，敏感性强些。在社会实践中，人们经过长期的锻炼，在某些方面的感受性可以提高，如音乐家具有高度精确的听觉，画家对色彩光线的感受比一般人高一些。

美感的主要感觉器是视觉和听觉感受器，美感总是和视觉、听觉结合在一起的。这里有三个含义：其一，因为美有完整的形象，因此美感也必须具有形象性，而视觉和听觉结合在一起，就容易构成关于美的形象性。其二是感受的美感的程度。有时用视觉来理解和欣赏听觉形象，如音乐本来没的颜色，用绘画的语言去形容音乐，如高山、流水、花香、鸟鸣，就会加深对音乐的实感，有时又可以用听觉来理解和欣赏视觉形象，如宋祁的“红杏枝头春意闹”，一个富有音乐感的“闹”字，把红杏无声的姿色写成好似有声音的波动，绝妙地写出了春天的盎然生机。其三是同触、味、嗅觉其他感觉相比，视觉和听觉具有更大的感受范围，最少受距离的限制。

美感的主要生理感受器是视觉和听觉，但也不排斥其他感官。其他感官也是美感的基础，只是不是主要的基础，如赏花，视觉只看到花的形象，却无法闻到花香，通过嗅觉闻到花香，就会促进对花的美感的感受。

美感的生理发生：审美感官对某些客观事物产生审美注意，是由客观事物的美决定的。首先引起审美注意的是鲜明度比较大的色彩和美的奇异形象，在审美过程中动态美比静态美更能引起审美注意。静谧的蓝天，苍鹰展翅飞翔；浩瀚的大海，飞艇劈波斩浪；无际的平川，骏马奋蹄奔跑……这动态的苍鹰、飞艇、骏马比静态的蓝天、大海和平川要强烈得多，它们最先引起人们的审美注意。客观美的新颖性是审美注意的另一个原因。最美的景色，如果反复出现，审美注意就由强变弱，如“鹤立鸡群”、“高峡出平湖”这种新颖的事物，能引起人们的审美注意。

美感的生理机制和生理效应：美感的生理机制非常复杂，根据已有的认识，美感主要是大脑皮质中枢的神经活动，并协同皮质中枢的神经活动而实现的，大脑皮质的神经活动在美感认识中起着重要的作用，而皮质下中枢的神经活动与审美的情感体验和反应有密切的联系。

美的事物刺激了人的外部感受器，使人产生神经兴奋。经由传入神经引起大脑皮质的神经活动，大脑皮质把兴奋传到皮质下中枢，引起皮质下中枢的活动并发出神经冲动，引起内脏器官和腺体的活动变化。同时，内脏、腺体等效应器的活动变化又发出传入神经冲动，从皮质下中枢反馈到大脑皮质，并与皮质中正在进行的活动相结合，产生更复杂的美感。信号系统在美感中起着控制和调节的作用，这就是美感生理机制的简单概括。

美感的生理效应是多方面的，如呼吸加速、心跳加速、愉悦、微笑等。一般来讲，审美主体与审美对象并没有直接的功利关系，美感的生理效应并不十分强烈，表现也不十分明显。但它在美感中有着重要的作用，生理效应产生后又向大脑皮质发出返回信号，即反馈，使美感得以加强。

（二）美感产生的心理基础

人的感官——主要是视觉和听觉感官，是美的世界向美感过渡的生理基础。光有生理基础还不能产生美感。美感在美的刺激下萌发，还取决于审美主体的心理基础。

美感的心理基础就是人的本质力量的性质。例如，矿物有 3 种属性：价值属性、物理属性和美的属性，具有不同本质力量的人，就会与矿物建立不同的关系。商人看到的是商业价值，与之建立的关系是价值关系；矿物学家看到的是矿物的特性，与之建立的就是一种实践-认识的关系；而美学家所看到的是矿物的美，与之建立的关系就是审美关系。例如对一个没有音乐感的人来说，最美的音乐也不会引起他的审美注意，不会与它建立审美关系，不会成为他的审美对象。

审美心理是由审美趣味、审美修养、审美理想多层次、多方面的审美素质构成的。这些因素统一起来，构成了心灵的映照。通过心灵的映照，人们可以体验到视觉、听觉感官无法体验到的美。如对心灵美的认识，就是靠人脑对外在表现加工整理得到的美感。

（三）美感产生的社会基础

马克思主义把物质生产分为两部分，一部分是物质资料的生产；另一部分是人类自身的生产。这种生产活动是美感产生的社会基础。

二、音乐疗法

（一）音乐疗法的基本概念

音乐治疗以心理治疗的理论和方法为基础，运用音乐特有的生理、心理效应，使求治者在音乐治疗师的共同参与下，通过各种专门设计的音乐行为，经历音乐体验，达到消除心理障碍，恢复或增进心身健康的目的。依照中国学者提出的理论观点，音乐治疗定义为：音乐治疗是以音乐的实用性功能为基础，按照系统的治疗程序，应用音乐或音乐相关体验作为手段来治疗疾病或促进身心健康的方法。而只要是系统的，有计划、有目的地应用音乐作为手段从而达到促进人类身心健康的目的的治疗方法和治疗活动，都应属于音乐治疗的范畴。音乐疗法可分为主动性音乐疗法、被动性音乐疗法和综合性音乐疗法。被动性音乐疗法是目前国内外音乐治疗的一种主要方法，又叫做音乐欣赏疗法，是让病人感受音乐，在欣赏音乐的过程中，通过音乐的旋律、节奏、和声等因素影响人的神经系统，发挥治疗作用。目前，音乐治疗学正在精神病的康复治疗、音乐电疗、音乐胎教、儿童心理障碍的矫治、各种神经症的心理治疗及心身疾病的辅助治疗等领域进行不断的探索。

音乐疗法（music therapy）是通过生理和心理两个方面的途径来治疗疾病的。一方面，音乐声波的频率和声压会引起生理上的反应。音乐的频率、节奏和有规律的声波振动，是一种物理能量，而适度的物理能量会引起人体组织细胞发生和谐共振现象，能使颅腔、胸腔或某一个组织产生共振。这种声波引起的共振现象会直接影响人的脑电波、心率、呼吸节奏等。科学家认为，当人处在优美悦耳的音乐环境之中，可以改善神经系统、心血管系统、内分泌系统和消化系统的功能，促使人体分泌一种有利于身体健康的活性物质，可以调节体内血管的流量和神经传导。另一方面，音乐声波的频率和声压会引起心理上的反应。良性的音乐能提高大脑皮层的兴奋性，可以改善人们的情绪，激发人们的感情，振奋人们的精神。同时有助于消除心理、社会因素所造成的紧张、焦虑、忧郁、恐怖等不良心理状态，提高应激能力。

（二）音乐疗法的原理与发展过程

音乐疗法也称“心理音乐疗法”。自 20 世纪 40 年代起，人们已逐渐将音乐作为一种医疗手段，用在某些疾病的康复中并起到一定的效果，如降低血压、减轻疼痛及消除紧张等。从 20 世纪 80 年代开始，在精神病学方面也进行了音乐对精神病康复的探索和临床研究。概括起来，在初始阶段大多采用单纯聆听的形式，称为“被动聆听”或“被动感受”；后来发展到既聆听又有主动参与，如简单乐器操作训练，有选择地按音乐知识学习、乐曲赏析、演唱歌曲、音乐游戏、音乐舞蹈等而形成综合性音乐活动。由于形式各异及工作深度不同，因而认识也有所差异，但仍较普遍地认为这种综合性安排的效果好于单纯听音乐。音乐疗法的对象多数针对具有淡漠、退缩及思维贫乏等阴性症状者，据称有较好效果。也有少数试用于抑郁症、神经症与心身疾病患者。

音乐疗法的疗程一般定为 1～2 个月，也有以 3 个月为一疗程，每周 5～6 次，每次 1～2 小时。在具体实施时，如何选择音乐或歌曲是一个亟待进一步解决的问题。原则上应适合患者的心理（尤其在情绪方面），更要适合患者的病情；然后编制设计，规定出一系列适用的音乐处方。故宜深入这方面的研究，以促成相对统一的定式化、规范化。至于音乐治疗的作用机制，至今尚未明了，一般认为对精神病的阴性症状效果较好，也有报道认为作用不持久。推测由于合适的音乐在心理上能调动和激活潜在的情绪功能，提高兴趣和爱好以及促进思维联想等，所以是一种辅助疗法。

音乐主要是靠它特有的旋律与节奏作用于人体的，因为人与自然的对应关系，旋律与节奏能使人的血压降低，基础代谢和呼吸的速度减慢。所以在压力来临时，身体会因为音乐而只产生出较温和的反应，甚至无反应。

除了旋律与节奏，音乐的物理作用也是其能防病治病的一个原因。研究人员认为，我们身体的每一个细胞都在做微小的振动，比如我们的脑电波运动、胃肠蠕动、心肺的舒缩等都是一个有规律的振动系统。而音乐作为一种声音也是一种振动。当一定频率的音乐节奏与体内脏器的振动相一致时，音乐与人体就发生了同步共振，音乐与人体达到了平衡，从而使人产生心理的轻松和身体的舒适。

（三）音乐疗法的分类

音乐疗法在临床上可分为单纯音乐疗法、音乐电疗法和音乐电针疗法。

1. 单纯音乐疗法　是单纯通过听音乐而达到治疗疾病的目的。它与一般欣赏娱乐性音乐有本质区别。它是根据患者所患疾病的不同而听不同的音乐，使人体机能有不同的变化。可治疗情绪不安、精神抑郁症、神经衰弱、失眠、胃肠功能紊乱等。选曲原则，一种是按患者情绪给予同样的音乐。如患者情绪处于兴奋状态，就给予兴奋的音乐，以增强其兴奋性，过一会儿，患者就会感到疲劳了，自然会产生疲劳的情绪。抓住这个时机，再给予有镇静效果的乐曲，最终会达到让兴奋情绪平静下来的目的。如果患者的情绪处于郁闷状态，则应给予较压抑的小调。因为某种情绪在音乐的支配下达到顶峰时，会出现一个向相反情绪转化的时刻，而这一时刻，正是患者感到畅快的时刻。另外也可根据患者的文化修养水平、对音乐的欣赏能力和爱好来选曲，而不是根据疾病的种类，对患者给予良好的音乐，会增加治疗效果。

2. 音乐电疗法　是患者接受音乐治疗的同时，还接受音乐电流治疗，电流与音乐是同步的。其治疗方法是患者用耳机听音乐，音乐电流通过两个板状电极放在人体患部。临床常用于神经痛、神经衰弱、头痛、失眠、早期高血压、扭挫伤等疾病的治疗。音乐电针疗法是音乐疗法与针刺疗法相结合。在进行音乐电针治疗时，病人一边用耳听音乐，一边进行音乐电针治疗。由于音乐电流具有止痛、活血的作用，从而加强了针刺的作用。主要用于神经痛、肌肉萎缩等疾病及电针麻醉。

（四）音乐疗法的实施

1. 评估实施对象的年龄、个性特征、文化程度以及精神和心理状态。

2. 环境准备：安静，无人打扰，光线柔和。

3. 实施对象准备：排空大小便，取舒适体位。

4. 乐曲准备：根据评估结果，从音乐库中选取适合实施对象的乐曲。

5. 实施：实施对象闭目养神 3～5 分钟后开始聆听音乐，连续听赏同类的数首治疗性或个人喜爱的乐曲，在听音乐的过程中想象美好的画面或令人愉悦的事情。音量以 70dB 以下为宜，每天听赏 2 次，每次 20～30 分钟。

6. 评价：观察实施对象的表情变化，记录并比较听赏前后的生理（心率、呼吸、血压、体温、睡眠、食欲）指标和心理指标（情绪状态，可采用焦虑抑郁自评量表进行评价）有无变化。根据结果确定下次实施方案。

（五）乐曲的选择

音乐应根据病人的不同而因人而异地有所选择。合适的音乐治疗常可取得很好的疗效。音乐治疗不同于一般的音乐欣赏，它是在特定的环境气氛和特定的乐曲旋律、节奏中，使病人心理上产生自我调节作用，从而达到治疗的目的。

1. 忧郁的病人　宜听“忧郁感”的音乐。不管是“悲痛”的“圆舞曲”还是其他有忧郁成分的乐曲，都是具有美感的。当病人的心灵接受了这些乐曲的“美感”的沐浴之后，很自然便会慢慢消去心中的忧郁。这是最科学、最易见效的方法。

2. 性情急躁的病人　宜听节奏慢、让人思考的乐曲。这可以调整心绪，克服急躁情绪，如以一些古典交响乐曲中的慢板部分为好。

3. 悲观、消极的病人　宜多听宏伟、粗犷和令人振奋的音乐。这些乐曲对缺乏自信的病人是有帮助的。乐曲中充满坚定、无坚不摧的力量，会随着飞溢的旋律而洒向听者。久而久之，会使病人树立起信心，振奋起精神，认真地考虑和对待自己的人生道路。

4. 记忆力衰退的病人　最好常听熟悉的音乐。熟悉的音乐往往是与过去难忘的生活片段紧密缠绕在一起。想起难忘的生活，就会情不自禁地哼起那些歌和音乐；哼起那些歌和音乐，也同样会回忆起难忘的生活。使记忆力衰退的病人常听熟悉的音乐，确有恢复记忆的效用。

5. 原发性高血压的病人　最适宜听抒情音乐。有人做过实验，听一首抒情味很浓的小提琴协奏曲后，血压即可下降 1.3～2.7kPa。原发性高血压的病人需要的是平静，最忌讳的是那些有可能使他们听后激动的热情太甚的音乐。

6. 产妇　宜多听带有诗情画意、轻松幽雅和抒情性强的古典音乐和轻音乐。这样的乐曲可帮助产妇消除紧张情绪而心情松弛、充满信心、减少疼痛感，有利于生产。绝对不宜听那些节奏强烈、音色单调的音乐，特别是迪斯科音乐。

三、芳香疗法

（一）芳香疗法的基本概念

芳香疗法是采用香草等芳香植物、药效植物所萃取出來的纯净、清澈、芳香的液体，作为治疗身体疾病，达到身体、精神及心灵都能均衡、健康的一种辅助疗法。

芳香疗法起源于古埃及，近代盛行于欧洲，起初多用在提神或宗教冥想方面。“芳香疗法”是近代才有的名词，法国化学家 Rene Maurice Gattefosse 于 1928 年发表其研究成果于科学刊物上，首先运用此一名称而开始了芳香疗法。

芳香疗法不只是单纯的芳香味道好闻而已，借由混合纯植物精油的特性（单方或复方），运用不同的使用方式（熏香、按摩、水疗、外敷、吸入、蒸汽吸入、喷雾、沐浴、皮肤保养、护发等方法吸收香气等），搭配使用剂量、使用部位与手法，深入人体，激发起全面性的运动，提升人体自愈力，使人镇静，调理身体，以及平衡精神、情绪以达预防及治疗的功效。

（二）芳香疗法的基本原理

芳香疗法的基本原理是精油经由鼻子吸入而刺激嗅觉器官，由此传到脑中控制情绪的区域，影响人的情绪反应。另外，精油分子极微小，能穿透皮肤，经由淋巴与细胞间质传到身体其他部位，因此将精油涂抹于皮肤上，会刺激皮肤表层的神经末梢，产生反应后再传送到脑部，经过一连串化学反应，使脑部产生紧张或放松的情绪。

“精油”是指从芳香植物经过制作而取得的芳香油，也就是植物精油。植物精油的采集经过植物的摘采、洗净、萃取（蒸馏、脂吸、冷压、浸泡）等几个主要的流程。精油大都是有色、有味的挥发性油性液体，必须与其他的油性植物油调配稀释来使用，否则可能因浓度太高而容易对人体造成反作用；同时，稀释使用也能增加精油在皮肤上的延展性。精油的香味可帮助人们舒缓病症，或让头脑清醒而集中注意力，或放松心情、消除焦虑而帮助入眠。不同的芳香精油会使人产生不同的情绪及身体反应，也因为当时人处于身心愉悦放松的状态中，所有的不适也自然减轻。

（三）芳香疗法的作用

1. 减低身体与精神的紧张感、缓和情绪压力。

2. 具有美容美体的功效，能刺激皮肤细胞加速再生与代谢、延缓老化、预防毒素的产生与堆积、消炎杀菌等。

3. 情绪治疗作用，能使人集中注意力与精神；增加信心；激发创造力；增强记忆力；减少失眠等。

（四）芳香疗法的应用

一般的精油使用法最常见的包括熏香法、按摩法及沐浴法。

1. 熏香法　是让精油借由嗅觉进入鼻腔，借着芳香分子会被带到鼻子最顶端的嗅觉细胞，透过细胞中的绒毛来记忆和传达香味，再传到大脑的边缘系统，刺激脑内啡（俗称快乐荷尔蒙）的再生，从而产生镇定、放松或兴奋的效果。

2. 沐浴法　精油经过泡澡或按摩进入皮肤毛孔后，会随着血液的流动而影响体内各器官系统。一般来说，精油可在 30 分钟内完全被皮肤吸收，在数小时内经皮肤、肺、尿液排出。

3. 按摩法　因为精油的分子极微小，很容易经皮肤渗透入体内，所以用精油按摩可以得到很好的效果。但是也因为如此，孕妇及哺乳期间并不适合做精油按摩，以免因精油而影响到胎儿。婴儿及幼童可以用低浓度熏蒸的方式使用精油，但是要按摩的话，最好还是在 1 岁以后进行比较适合。

四、景观疗法

（一）景观疗法的基本概念

景观疗法包括自然景观和人文景观，两者均给人以美的感觉，人文景观尚予人爱国主义教育，使人的心灵受到强烈的震撼，这一切都可使大脑皮层产生一个新的、外来的兴奋灶，使原有的病灶受到抑制，从而消除紧张、焦虑状态，使人心情开朗、情绪稳定、食欲增加、睡眠改善；进而达到祛病强身的作用。

（二）景观疗法的作用

优美的景色、丰富色彩、形态奇特的山色、参天的树木、广阔的草原、宁静的沙漠、波浪翻滚的海洋又如同视觉的电波激荡脑海中的琴弦，使人脑波和大自然的韵律和谐共振，达到调节情绪的作用。

1. 振奋精神　惊天的电闪雷鸣、狂风暴雨、火山喷发、惊涛拍岸、海燕飞翔、喷泉冲天、瀑布飞溅，以观赏的心态来看，会有振奋精神的作用，这样的景观使人的心灵产生震撼，感觉到大自然的伟大和人类的渺小。观赏此情此景，一切的疲劳都会消失得无影无踪，一切的烦恼也都会烟消云散。

2. 激发灵感　大自然的美景如同闪电一样能够激发人的灵感，使人联想丰富、文思泉涌，唐诗宋词大多都是诗人墨客在观赏美景时，受大自然的启发而即兴所作。李白观庐山瀑布时写下“飞流直下三千尺，疑是银河落九天”，看奔腾的黄河时写下了“黄河之水天上来，东流到海不复回”等优美诗句。毛泽东观看漫天飞舞的雪花，浮想联翩，写下了“北国风光，千里冰封，万里雪飘……数风流人物，还看今朝”这样脍炙人口的诗篇。

3. 陶冶情操、净化心灵　优美的大自然景观能够陶冶情操、净化心灵。青藏高原上洁白的雪山、湛蓝的天空、宁静清澈的湖水、巍峨屹立的布达拉宫，使人心中自然产生纯洁神圣的感觉，使人的精神境界得到升华，灵魂得到洗涤。壮丽的山河、奇妙的景色、幽静的田园，都能使审美者心仪动情，感受到大自然的伟大，激发起热爱自然、珍惜生命的情感，精神境界也会有所提高。

（三）观景的心理效果

1. 美的享受　景观疗养中的美主要指的是景观的自然美。美丽的自然景观，淳朴无华、生动自然，给人以美的享受。

2. 调节情绪　欣赏美景时精神上会得到享受，有一种心灵的满足感。观赏远离都市的自然景观时，人们会产生回归自然，与自然融为一体的感觉。大自然的美景对人具有强大的吸引力。

3. 释放压力　尤其在当今竞争激烈、生活节奏加快的年代，宁静祥和、优雅奇妙的大自然美景，让人们脱离紧张的工作环境，心情得到放松，从而达到减压的作用。

【本章小结】

本章阐述了护理环境和护理环境美的基本概念和要求，重点是如何进行护理环境美的营造。在护理活动中还存在儿科、产科、急诊等性质不同的护理环境，在不同的护理环境中对环境美有不同的要求，需要护士用心去营造和建设。审美疗法涉及美学的理论问题和应用问题，逐渐进入医院临床实践而被公认为一种审美艺术医用疗法，本章重点介绍了音乐疗法、芳香疗法和景观疗法，分析其治疗原理与方法。

【学习效果评价】

1. 环境和环境美的定义是什么?
2. 环境美是如何分类的?
3. 如何营造满足感官审美需求的护理环境?
4. 如何指导病人进行音乐疗法？音乐疗法有什么具体要求?

第七章　护士形象美

学习目标

完成本章学习内容后，学生应能：

1. 掌握护士形象美的要求
2. 熟悉护士形象美的塑造
3. 了解护士形象美的内涵

【案例导入】

王护士查房时，看到2床的李大娘正在床上很费劲地拉大便，王护士急忙走到大娘床旁："大娘，您拉完大便了吗?""我拉不出，又不敢太用力。""哦，这样，我给您一个开塞露吧?"大娘用了开塞露后，又在小王的帮助下，终于解出了大便。"大娘，我帮您把便盆拿出去。"这时，正在阳台上"回避"的儿子赶紧走过来，要接过护士手中的便盆。王护士很巧妙地避开了，嘴上说："不，还是让我来吧。"处理完大便回到病房门口，李大娘的儿子站在病房门前问："护士，您叫什么名字，让我把您的名字写在意见册上。"他一边说一边把钱往王护士口袋里塞。"别，这是我分内的事，您不用挂在心上。"说完王护士转身就走出了病房。

第一节　护士形象美的概念

护理是精细的艺术，护理工作中包含美的韵律。护士形象美是护士的品德修养和知识素养在言谈举止中的自然流露，是护士内在美与外在美交映生辉的整体美，是护理艺术美的呈现。随着社会的发展及文明程度的不断提高，如何塑造并不断完善护士形象美已成为护理美学研究的重要课题和主要目的之一。

一、护士职业形象的形成与发展

护士职业形象美的形成，经历了最初的护理行为产生阶段、中世纪护理阶段、南丁格尔时代和当代护理专业学科体系基本确立的四个时期。随着护理学与社会的发展，护理专业的范畴不断扩展，人们对护理需求的不断增加，护士形象的内涵也在不断地扩展。

（一）护士职业形象的形成阶段

"护理"一词来源于拉丁文"Nutricius"，其原意是养育、保护、营养、维持生命和对老弱病残的照顾等行为。护士的英文"nurse"源于拉丁文字根"nutrix"，即养育、照顾之意。承担这一职责的多为女性，因妇女的天性或母性均与养育幼小和照顾病弱有关，由此可见，护理的起源与妇女关系密切。护理行为则是为了保存生命而维护健康，无微不致的慈爱的母亲形象得到了社会的尊重和认可也构成了护理形象的最初内涵。

19世纪以前，世界各国都没有护理职业，医院也很少。人们患病时，一般由家人照料，再就是求助于宗教，请教堂中的神父设法进行治疗，而承担护理工作的则是修女，她们认为自己的行为是“上帝”赋予的使命。那时的所谓治疗或护理更多是一种精神上的慰藉和生活上的照顾，修女们认为照顾病人是对上帝的忠贞，这使得护理职业带有圣洁与仁慈的宗教色彩。

（二）护士职业形象的发展阶段

1. 南丁格尔时代护士形象美的发展

19世纪中叶，以南丁格尔为代表开创了护理专业，标志着护理专业化的开始。在“克里米亚”战争中，南丁格尔以崇高的献身精神、善良的心灵、渊博的知识救护了大批的伤病员，从死神的手中夺回了成百上千个士兵的生命，在世人面前树立了美好的“提灯女神”护理职业形象。国际上称这个时期为“南丁格尔时代”，这是护理职业划时代的转折，也是护理专业化进程的开始。

南丁格尔全名佛罗伦萨·南丁格尔，她出身英国上层社会的贵族家庭，受过高等教育。她认为，护士必须具备一颗同情的心和一双愿意工作的手；护理工作必须由心地善良的妇女从事，护士对病人的同情不只是停留在表面的语言和行为上，而是细致入微的体贴与关怀，病人通过护士的言行举止感觉到护士“天使”般的情怀。南丁格尔塑造的护士形象给人的感受，是护士要以呵护生命和维护人类的健康为己任，以病人的利益为自己工作的出发点，以丰富的专业知识和操作技能为基础，从身心两方面对病人实施护理并令病人满意。而她所倡导的护士必须具备同情的心、精湛的护理技能和献身精神也成为这一时期护士职业形象的内涵。

2. 当代护理职业形象美的发展

随着护理学与社会的发展，护理专业的范畴不断扩展，人们对护理需求和要求也不断呈上升的趋势；审美意识也随社会的进步、发展而不断变化，现代护理工作除了运用娴熟的专业技能去减轻患者躯体痛苦外，还需要做好心理护理，通过沟通提供更完整、全面、系统和更富人情味的护理服务，使患者心理、生理和社会需要同时得到满足。因此，护士形象美的塑造应与社会的发展同步前行。一方面，有利于塑造良好的护士职业形象的内容和方式要继续保持并发扬。如护士的爱心和诚意、护士的细心和耐心、护士的善良与诚实、护士优雅的举止和无私奉献的行为等良好的职业素质，是永远都需要保持的。另一方面，从表现形式上则应赋予更多的时代特征，以体现护士良好的精神风貌。如护士的知识层次和技能水平、护士的仪表仪态和沟通能力、护士展现和创造美的能力等，都需要随时代的发展和进步不断地进行调整和更新，护士职业形象美的内涵只有日益丰富，才能满足患者对护士形象的需求，从护士的身上感受到生活的美好和对健康的渴望。

二、护士形象美的内涵

所谓形象，是指能引起人的思想或情感活动的具体形状或姿态。“形”是指事物的具体可感的外在形态，体现出客观实在性；“象”是指这种具体形态在大脑中形成的特定的印象、认识和评价，受人的思维方式、价值观的影响，具有主观能动性。因此，形象是指客观事物的主观反映。护士职业形象是指护士群体或个人在护理实践中的外表、思想、语言、行为、知识等的外在体现，包括有形的外在形象和无形的内在形象。它不仅体现在护士的仪表、风度、行为举止和姿态等外在形象中，而且反映了护士的职业道德品质、知识、心理状态等内在素质。护士职业形象美应是护士的内在美与外在美有机结合而呈现的整体美。

护理专业形象的形成，经历了一个漫长的过程，护理成为一门专业，是从 19 世纪中叶开始的。由南丁格尔创立的近代护理，通过广大护士的辛勤工作，在大众心目中树立了“白衣天使”的形象。随着医学模式和人们健康观念的转变、护理专业服务领域不断扩大、人们对护理需求的不断提高，护理专业形象的内涵也不断扩展，并被赋予了丰富的时代特色，主要表现在：

1. 在物质上表现为工作条件、工作环境越来越好；工作设备、设施不断更新、更现代化，科技含量越来越高；个人收入和社会待遇也不断增加。

2. 在社会形式上表现为护士的学历结构由以中专为主，逐渐过渡到以大专为主，护理本科、研究生教育蓬勃发展，从事护理工作的高学历人才不断增加。加上广大护士的不断学习，熟练掌握现代化的治疗、护理设备的使用方法，理论水平的不断提高，护理科技成果不断推出，护理质量得到很大的提高。通过整体护理的推广，星级服务的开展，护患关系得到改善。新概念、新模式的引入，增强了护理管理工作的现代化，使护理工作的开展更具科学性。护理学是一门科学的观点被越来越多的大众所认同。护理专业正走向显示自身独立特点的学科专业道路。

3. 在精神形式的表现上，护理专业“以人为本”的思想更加巩固，不仅表现在理念上，而且落实在具体的实际应用中。如呼叫病人由病号到叫名字、职衔、尊称，微笑服务及星级服务的实施，病区色彩的变化，各种醒目标志和有色线路等，通过点点滴滴，体现出“人性化”的护理模式。广大护士始终将病人的利益放在首位，以充满爱心、细心、耐心和责任心的态度对待每一位病人，以通过自己的工作使病人恢复健康为荣誉和幸福。广大护士通过努力，共同筑起了护理专业的现代形象，那就是具有科学性和艺术性的一门综合性的独立学科。

三、“白衣天使”称呼中的情感与伦理期待

无论是宗教还是民间的传说，天使都给人以真、善、美的圣洁形象。人们称护士是“白衣天使”，既赋予护士美丽、温柔、善良的专业形象，也是社会对护理专业形象的赞美和崇高的期望。一些调查提示，护理对象不仅对护士的仪表、语言及行为等外在形象美有着要求和期望，更期望理想的护士包含性格温柔、情绪稳定、技术精良、有责任心等内在美。因此，现代护士应注重培养自身的人文素质，争取达到内在美与外在美的统一，从而提高“以人为本”的服务质量。美的护士职业形象不仅对护理对象的身心健康有积极的影响，可使护理对象产生愉悦的生理、心理效应，能增强患者战胜疾病的信心和勇气，激发人们对美好生活的追求，从而达到治疗和康复的最佳效果。因而，护理专业形象的塑造是每位护士的责任和义务，“从我做起，从现在帮起”，不断加强素质修养，树立“白衣天使”的美好形象。

第二节　护士形象美的要求

南丁格尔开创了近代护理教育的先河，同时对护理事业提出了基本要求，即基于人类的博爱，以优良的品格和高超的技术为患者提供护理服务。当人们把南丁格尔的精神形象称为天使时，便在人类追求健康美的向往中认定和赞美了天使之美。美来自于生活，又高于生

活，就如同艺术源于生活又高于生活一样，人类对于美的追求贯穿于社会生活的方方面面并通过对美的展示，使社会不断进步。而作为越来越受到关注的护理职业，对护士形象美的要求也越来越高。

护士良好的形象、得体的妆容、亲切的话语、适度的肢体语言和对病人尊重的态度等都将对于很好地处理医患关系起到积极的作用，通过护士规范、适度、得体的言谈与举止如同一剂良药使病人从心理上得到安慰与关怀。因此，对于护士形象美的要求将直接影响到医院给公众留下的印象，同时也决定医院的整体形象。同时护士形象还直接影响社会对护士职业的评价和护士在社会中的地位。

护士的形象是指护士自身的整体形象，包含在护士对美的追求与要求上。护士美的举止言谈、美的动作、美的妆容、美的品德……是护士内在美与外在美和谐的统一与有机的结合，共同构成了护士的美好形象。

一、护士的内在形象美

护士的内在形象美主要是指护士的心灵美，是通过美的语言、美的道德、美的情操和救死扶伤、甘于奉献的美的精神来展现的。

护士是护理活动的主体，若自身缺乏美的要求，那么护理形象美就失去了动力，护士就不可能把美作为自身的素质展现于社会。护士内在美是要不断地储备知识、提高文化水平、生活阅历和道德要求来不断丰富和使天使这个形象鲜明起来的。一般来说，一个人的知识越丰富，文化水平越高，生活经验越多，爱好越广泛，那么其修养就越高，也就是其内在美的储备越充分。艺术家和从事创作工作的人其内在美的修养要比一般人高，因此，通过他们的作品可以看到平常普通的场景、人物经过艺术工作者的加工与整理，呈现出来的是可以引起大众共鸣的强烈的、深刻的美。北岳衡山是中国五岳之一，艺术家们在许多歌曲和绘画里都从不同层面描绘了衡山山峦的重叠、风景的秀丽，使衡山成为旅游胜地，中外游客络绎不绝。但是当真正到了衡山，面对同样的风景时，人们的感受却大不一样，有的流连忘返，忘记了疲劳；有的一无所获，如走马观花一般；有的感受深刻，有的感受平平……这与人的内心对美的修养不同有关。护士每天都面对着不同的病人，工作总是处在紧张、繁忙之中，要始终保持美的语言、美的表情、美的态度是非常不容易的。因此，对护士要养成不断发现和创造美的途径，在日常护理工作中积累经验，乐于奉献，收获快乐。

（一）护士美的语言

语言反映思维能力，反映人的应变能力，也反映其理论水平、学识和才华，是使人的形象变得高大并受到尊重和重视，是只可意会，不可言传的人的魅力。所以，彬彬有礼的人总有一种高雅的气质与绅士风度。前美国总统尼克松在《领导人》一书中讲周恩来总理像是“一座覆盖着冰雪的火山”，因为在正式会议上，周总理轮廓分明的面孔总是平静的；在听尼克松讲话时，他总是微微偏着头，直视着他的眼睛；在正式会议中听到谁说了句俏皮话，他会莞尔一笑；在交际性谈话中听到友好的玩笑话，他会愉快地发笑，有时甚至是放声大笑。所以，周总理在外国朋友的心目中既是一位出色的外交家，又是一位极有修养、风度翩翩的美男子。这与周总理在交谈中把握分寸、注意交谈的礼节是分不开的。

护士在日常护理工作中，在语言表达方式上面对不同的对象应有区别，要对一般交际活动中的礼节有所了解。首先，当面对患者时讲话的态度要自然、诚恳，语气要和蔼、平缓，语言表达要清晰、明了、得体，正视对方；耐心倾听对方的谈话，不轻易打断和随便插话；

明确患者的需求后用简洁、明了的话语，给予患者帮助。有的患者曾讲到，护士体贴、关注的目光和温和的话语如同春风拂面，给人以安慰和关怀，对病痛的感觉仿佛也减轻了许多。其次，要区分交谈的对象，并要注意礼节的运用。对待上级、师长要表示尊重，对下级、晚辈、学生要亲切、平等。男女之间交谈要文雅，不开过分的玩笑，注意距离。最后，在与人谈论问题时要以商量的语气婉转地表达自己的意见。最能够被人接受并具有大家风范的交谈方式，是要经过长期不断积累知识而得来的，高雅、幽默和机智的谈吐，是博学多识和才思敏捷的表现。在现实生活中，我们常会遇到容颜美丽、穿着入时、具有时髦现代气息的人，可如果一开口即言谈平庸、浅薄、粗俗，就会立即使形象大打折扣。由此可见，风度是与人的内在修养有着紧密关系的。

在工作中，护士与病人的接触最密切，使用最多的就是语言。语言要准确、说出的话语才会感情丰富，使人感觉体贴温暖。当面对病人时，不可以直呼其病床号码或用“喂”、“嘿”和“你”等语言，当见到病人或者病人家属应先主动自我介绍或者主动打招呼，语言尽量简洁、清楚、友好。常用语有：“您好！我是×××，有什么事可以帮您?”“今天我是您的责任护士，我是×××，有事到×××找我”等，要面带微笑，语气亲切、柔和。新病人入院时，病痛的折磨和对医院陌生环境的不适应，让病人在心理和思想上都有不适应感，因此护士更应该站在病人的角度多替病人考虑，帮助病人尽快适应新环境并与护士建立友谊，配合护士的护理工作。护士应热情迎接，语言充满亲切、欢迎之意。常用语有：“您好！欢迎您到×号病房，我是×××，有什么问题和需要，尽管找我。”等。护士在做各种护理或者治疗操作时要做到语言通俗明确、充满信心，以取得病人的信任和合作。常用语有：“今天给您做×××，请您放心，我一切准备工作都做好了，请您配合我的工作，有什么问题您可以随时问我。非常感谢您的支持！”等。护士在工作中一定要注意语言沟通技巧，把握好语言交流艺术，以取得病人的信任、尊重和支持。在实际工作中，护士将会遇到各种各样性格的人，不同的人对于某些语言很忌讳，尤其是病人的个人隐私等情况，切忌信口开河、毫无目的性的轻易许诺以及无根据的交谈，这是非常不礼貌的行为，也会让病人或者病人家属对护士本人产生不信任感，以致影响到今后的护理工作的开展。这就要求护理职业者在日常工作和生活中多积累经验，与年长者和长期从事护理职业的工作者进行交流，学习经验，增长见识。

作为从事护理职业的人员，除了重视护士专业实践能力的培养，更应该广泛涉猎不同的领域；不仅重视护士辅助医疗的功能和动手操作能力的培养，还应重视其他专业技能的训练与提高。加强观察能力、记忆力、分辨力、思维能力、独立处理问题的能力、语言表达与交流能力、自学和自我不断完善等方面能力的训练与提高，加强团队协作能力的培养。这些能力的加强与提高不但会显示出护士干练聪慧、稳重审慎、优雅灵秀的良好形象，也会使护士能够不断地扎实掌握专业知识，逐步成为护理方面的专家学者。因为各种能力的加强与提高有助于护士开阔视野、增长见识、增加学识和智慧的深度和广度，使自己的言谈举止逐步高雅、幽默，表现出良好的修养与内涵。

（二）护士美的道德、美的情操和美的精神

海涅说：“在一切创造物中，没有比人的心灵更美、更好的东西了。”这充分表达了人的美主要是指人的心灵和精神的美，是包括人的人生观、人生理想信念和品德、情操等方面而言的。一个受到别人尊敬的人，一定是视野开阔、博学多识、理想高远、和蔼谦逊，为大多数人谋求利益而不计较个人得失的人，这种人是将人所具有的一切智慧、才能、技巧、毅力与善相结合，才能够具有的光芒。每个人在孩童时代就已经有一个模糊的理想，如有的人想长大后成为哲学家、科学家、教师、警察等，这都是人类中善的体现，关键便是人生目标、人生理想的树立。一个人有了美好的理想和崇高的目标，就会表现出百折不挠、勇往直前的精神和斗志，展现出人特有的生命力和活力，要与坚韧不拔的毅力和恒心结合在一起才能够实现。

道德具有自发性、自觉性和继承性。道德，是调节人与人之间、人与社会之间行为规范的总称。护理职业道德在调节护患关系中体现了善待生命、善待患者的护理理念。护士在自身内在美的修养中通过学习社会主义道德、护理职业道德，以其潜移默化的作用，使自身时刻把握住以满足人们致善需要为目的的内在美的境界水平，并用真挚的情感、真诚的关心、无私的帮助与无微不至的关怀，构建和谐、温馨的医患关系。

在日常的生活与工作中，人们都喜欢与那些坦率、正直、公正、谦逊而善良的人交朋友，在这样的人面前我们可以坦诚相待，共同进步。在工作和生活中，这样的人甚至可以成为我们的生死之交。正直的人总是光明磊落、心胸开阔、秉公办事，这种凛然正气犹如一道光环照亮我们对人生价值、人生理想追求的道路。“人之初，性本善”就是告诉人们，善良是人性的基础，是对一切有生命的和美好的事物所具有的爱心。试想一个没有爱心的人，其内心世界必将是灰色的、阴暗的和没有生命力的，这样的人无论是在工作还是学习上都没有好奇的动力和不断求索的精神，这样的人最终将一无所有。因为在这样的人的眼中和头脑里，任何事物都是阻碍和影响他前进的障碍，他们有时将自己的快乐和幸福建立在毁灭的基础之上，那这样的人最终也会消亡在自我的毁灭之中。善良的人在其行为表现中充满了朝气，犹如阳光、春风一样给予别人关爱和帮助的同时也得到别人的关心和帮助。社会正气的弘扬、和谐与发展需要越来越多这样的人来建设。作为医疗战线的工作者、作为一名被人们称作为白衣天使的护理职业工作者，更需要用善良之心，关心和帮助那些饱受疾病折磨和摧残的病人们。用亲切的话语、关注的眼神、温柔的微笑、真诚的帮助、认真的解答，使护士的内在形象美更加突现，使白衣天使这个亲切的称呼散发温暖的气息，使这种高尚的职业道德与情操，在救死扶伤的奉献精神引领下影响更多的人。

二、护士的外在形象美

人是大自然最完美的杰作，人体健康美是世界上最好的审美对象。造型美如对称、比例、平衡、统一等在人体中体现；形态美如运动、协调等也在人体中再现。从形体动作到每一块肌肉、每一寸皮肤，都能显现其内在的精神与力量，由此而衬托的健康美是人体美的最高境界。那么人体健康的标准是什么呢？根据世界卫生组织对健康的表述，以及美学对人体健康美的研究，可分为以下三点：①没有疾病，这是衡量健康美的首要的、基本的条件；②挺拔的身躯、发达的肌肉、光洁的皮肤、漂亮的头发，这些是人体健康自然美的标准；③端正的五官、匀称的形体姿态、优美的轮廓线条等的和谐是人体健康的形式美。这三点构成了人体健康美的统一体系。健康美是护理工作的目标，以此为起点，善于发现美在不同民族、不同区域的不同体现，使护士自觉跟上时代、自觉充实自身健康美的内涵；以此为起点，护士会在修复他人健康的职业中锤炼自己对健康美的灵感。

护理工作者在工作中，既要从这三个标准修复、改造病人病态的机体，帮助患者获得健康美，也要使这三方面内化为自己追求生命的动力，在日常护理活动中用这种美的追求指导实际工作，用美来感召患者共同创造健康美。而护士的外在形象主要是指护士的形体美、外饰美、动作美和行为美。护士的形象是医院形象的一部分，因此，只有把护士美好的形象融入医院整体发展之中，才具有价值和意义。

（一）护士的形体美

人体的自然美是大自然的杰作，人本身的身心美是社会塑造的结果。人类的美不会拘泥于大自然已有的一切，人会在适应社会中去创造美！形体是指人的整体形象指数（如身高、体重）和各部位的比例关系（如胸围、肩宽、腿长、上下身比例等），是人体解剖结构形成的外观特征。形体美是指以人的形体作为审美对象所表现出来的容貌和形体的美感。

形体美首先要求人体的整体与局部、局部与局部应达到相对的协调、对称与和谐。这包括身体各个部分的大小、长短、高低、粗细等要达到正常比例。人体各主要部位应在人体黄金分割的比例上，形体美无论是在视觉还是在数据上应是相对均衡、匀称的。而作为形体美中的主体的体形是由体内肌肉、骨骼、脂肪的含量和分布状况决定的。所谓人体具有两方面的含义：一是作为自然美的范畴，人体在正常状态下能够达到的形体结构、生理功能和心理过程的协调、和谐、均匀、统一；二是为社会美的范畴的形体美，充分显示出人类蓬勃向上的生命活力与审美价值。具体来讲，就是结构均匀，比例对称，五官端正，肌肉健美，体魄强健，神采奕奕，英姿焕发和具有旺盛的生命力。形体美的基础是先天条件，但是，想始终保持形体美是要靠后天长期、全面、严格的训练和在一定社会环境中形成的个性气质而决定的。因此，形体美应是健、力、美的结合，是人体在外部形态上左右对称，身高和体重相称，形体匀称的人。只有健康、匀称的人体形象，才能表现出生命力的美，健康、匀称的体魄是人体美的首要条件。

我国从事护理职业的人员大多数是女性，护理工作本身对护士的外在形体美有着特别的要求。所以，护士和护理学生要长期坚持体育锻炼和形体训练，掌握训练的方法，不断加强自身修养，这样就完全可以得到健美的形体。

（二）护士的外饰美

护士的外饰美主要是指由护士的仪表、着装而形成的护士职业形象。外饰中的服饰是文明社会的产物，它是人们穿着的服装和佩戴的饰品的组合，是仪表的重要组成部分。在人际交往中，服饰是主要的视觉对象之一，可以传递人的思想和情感。莎士比亚曾说："服饰往往可以体现人格。"外饰美包含仪表美和着装美，在很大程度上反映了个体的文化修养、兴趣爱好、审美品位等，同时也受个体的身份、职业、年龄、社会地位和周围环境等的限制有关。大方、得体的外饰美使人有一种无形的魅力，有助于人们在人际交往中形成良好的第一印象。在医疗行业里，每一个护理人员的着装，既反映了护士自身的职业形象，同时又代表了所在单位的形象及其规范化程度，因此，从事护理职业的人员学习相关的服饰礼仪是有必要的。

护士服装的演变源于公元 330 年。护士帽由修女的面罩演变而来，因为当时的护士工作主要是由修道院中的女修道士来担任，有"修道派护理"之称。修女穿统一服装且有面罩，现今的护士帽即由此演变而来，象征着"谦虚服务人类"。当时的护理被视为宗教活动之一，从事护理工作的除女修道士外，多为王公贵族妇女，她们具备丰富的学识、高尚的思想及热忱的服务态度，因此，护理地位极高，这一阶段曾被认为是护理的黄金时代。

19 世纪 60 年代南丁格尔首创护士服装时，以清洁、整齐并易于"清洗"为原则，款式大同小异。此后，护士服装在世界各地的护士学校被仿效而行之，在美国，许多护士学校的服装各具特色，款式不一，且要求政府注册，彼此不准效仿，并规定不许着护士服装上街。

我国的护士服装陆续出现是在20世纪初。因我国社会习俗不崇尚白色，于是，女护士服改为粉红色衣裙，男护士服为蓝色长衫，女护士的发梢上系一根红头绳，倒也十分别致。20世纪20年代后破除陈规陋习，护士帽被赋予高尚的意义，代表着护士职业，寓意着健康与幸福，且只有正式护士才有资格戴护士帽、做护士工作。不过对男护士戴不戴护士帽则无要求。当时，我国各地护校服装虽没有统一，但设计都以庄重、严肃为主，不但体现美观大方、清洁合体，更追求表现护士纯洁、沉稳、平和的气质。

20世纪20年代，我国各地医院护士的服装与护生的样式相同，区别于颜色不同。护士为白色工作服、戴白帽，着装时要求其鞋、袜、裤颜色为全白或全黑。中华护士会规定，除佩戴护士会特制的别针外，一律不准佩戴首饰。北京护士着短白褂，外罩长坎肩，男护士服为白长衫，受美国护理界影响，左袖绣有校名。护生服为蓝色。1923年，协和护校的学生服装改为浅蓝色衬衫和白裙，头戴小方帽，身着素雅清淡的护士服，使人仪表非凡。当时，护生的服装与气质吸引了不少青年女性投身护士职业。20世纪30年代后期，毕业护生着素雅大方的护士服，蓝衣、白裙、白领、白袖头、白鞋、白袜、白色燕帽，白裙下摆一律离地10英寸，统一制作的半高跟网眼帆布鞋，走路舒服、无声，许多护士一起行走时非常整齐且精神。每年5·12国际护士节，北京、上海、武汉、南京等地的护士全部着护士服参加纪念活动。其情景庄严肃穆，感人至深，使大家深切体会到护士形象的美好和护士职业的崇高与圣洁。

目前世界各国较认可的护士服装颜色是白色，白色给人以安静、纯洁、端庄、神圣之感，更符合服务对象的心理特点。有的医院已将儿科、妇产科护士服改为淡粉色，这样可以避免孩子的恐惧心理，并以悦目的基调来点缀温馨、柔和的气氛。为淡化手术操作中长时间看到鲜红血色而产生的兴奋、烦躁、注意力不集中及焦虑心理，手术服多选用绿色，给术者以平和、镇静的心态，有利于医疗和护理安全。血液中心护士服为淡蓝色，急诊室为墨绿色。护士服的不同色调不影响规范化管理，却更符合服务对象的心理特点，在某种情况下起到了色彩语言的治疗作用。

护理工作的需要以及审美的需求，护士服有连衣裙装和衣裤分身装，衣领多采用小立领，收腰并配以宽窄适度的腰带，袖口收紧，表达出护士的严谨、干练与整洁。护士燕帽的样式世界各国各不相同，我国各医院也在细微处各具特色，帽檐有的圆弧形，有的直角形，有的还镶有标志性的彩色条带。如北京中日友好医院的护士帽上就镶有深绿色的条杠，绿色寓意着生命和希望，右侧一条竖杠代表护师，两条竖杠代表主管护师，三条竖杠代表副主任护师等；燕帽上从左到右的彩条代表职务，一条代表护士长，两条代表大科主管护士长，三条代表护理部主任等。随着服装业的兴起，护理职业服装变得更加科学、实用和美观。

在医院的不同区域，护士服的穿着有着严格的规定同时又不乏美学要求。带有护士尊严和责任的标志性的白色护士服，表现了严格的纪律、神圣的职业和风貌，服装要保持洁白、干净合体，无油渍、不缺扣；衣领和袖口处的扣子要扣牢，衣带平整，松紧适度；如着裤装不宜过长，整体要给人以整洁、利落、大方、端庄的感觉。尤其是穿在里面的服装衣领、袖口、裙边等不应外露，而且颜色不宜太鲜艳，色彩的对比不宜太大，否则会破坏整体白色的和谐。生病的人多半较敏感，医院要为病人营造安静、柔和的医疗环境，对于护士内外的着装与色彩的要求就显得尤为重要，这直接影响到医患关系的和谐、对病人的尊重以及审美鉴赏的统一。

护士的外饰美除了对服装的要求外，在对护士发型、燕帽佩戴、妆容和手部清洁等方面要求也很高。护士的燕帽应熨平，佩戴端正，后面用白色的小发卡固定，使它像一个白色的光环，戴在护士的头上，显得高雅、圣洁。帽子太靠前不但影响工作，而且会给人一种压抑感，太靠后又不好固定。手术室和监护室的护士戴圆形护士帽，要把头发全部罩住，可防止头发的滑落和头皮屑脱落造成的污染，戴这种帽子时严禁头发外露。

护士的发型方面要注意保持头发的清洁与梳理，要求发型整洁大方，如果蓄发，在工作期间应梳成辫子盘起来，或者用黑色发网罩起来，使头发不过领线。前额的刘海以不挡住眼睛为度，后面的头发不能披肩，披肩长发不但不利于工作，易于造成污染，而且对病人也不礼貌。

护士在妆容方面也应考虑病人的心理，不宜浓妆艳抹、标新立异、追求前卫或者蓬头垢面，这样会使病人产生厌烦感，失去信心，甚至会让病人认为护士缺乏同情心，而且这样的妆容也不宜于医院环境的塑造。化妆，作为一门综合艺术和人类美化自身的重要手段，在物质文明和精神文明发展的一定阶段，会日益引起人们的关注和重视。化妆不是为了彻底改变自己，而是在扬长避短的基础上强调个性和固有的美，展示护士对工作的认真和爱岗敬业精神，化妆在当今已经成为礼仪部分的范畴。护士妆容的整洁、雅致、适度和得体会给人一种典雅、含蓄、亲切、健康、靓丽的美感，会让病人顿生亲近、信任、敬重之情，激发患者对美好事物的追求和恢复健康的欲望，也体现了奉公敬业、朴素高雅的医学职业精神。

护士应有一双清洁、灵巧、柔软的手，指甲应经常修剪，在开展护理工作过程中能够给病人带来巨大的安慰和信心。护士手部的卫生非常重要，因为大多数工作都是要用手来进行的。护士在工作期间不能染红指甲，染指甲不仅会造成污染，还会刺激病人心理，引起病人的厌烦感和不安，在护理过程中还会增加病人的种种顾虑。在佩戴首饰方面，应以不妨碍操作，不影响卫生，与医院严谨、认真、整洁、卫生的工作环境相适宜为主要原则。

（三）护士的动作美

人的动作一般分为习惯性动作和特殊性动作。动作产生于语言之前，是非声音语言的动作语言，可以表达人的思想与情感，人们通常称之为“身体语言”或“肢体语言”。如昂首挺胸表示信念坚定，弯腰低头表示恭敬谦卑；挥拳表示气愤、双手抱胸表示拒绝；搂对方腰表示亲昵、拍对方肩表示亲热等。任何一个人稳定的习惯性动作都是反映其个性、思想、感情、爱好、憎恶的忠实镜子，从而形成一种公众定势，或者一些哑剧性动作成为约定俗成的体态语言。国外心理学家研究指出：人的感情全部表达＝7％言辞＋38％声音＋55％体态语言。护士学会和准确运用体态性语言往往会起到事半功倍的护理效果。如：对于儿童的哭闹，护士亲切的微笑、温柔的话语、轻轻地抚摸其头部、前额或双手，可以起到稳定情绪的作用。护士经常带着真诚的微笑容易获得病人的好感与信任。调查资料显示：大多数病人希望看到护士的微笑，微笑会给他们带来温馨、生机和轻松愉悦的情绪。“肢体语言”中，表情是高层次的，是内心活动的外在表现。一个人热情的微笑能够让人感到他对生活、工作、他人以及周围一切的关心与帮助，有探求与交流的愿望，通常这样的人容易获得别人的关注与好感，做事的成功率较高。人们通常说：“眼睛是心灵的窗口”，试想一个眼神呆滞、表情木讷的人所表现出其内心也是发呆发木的。而一个眼神灵活、顾盼自如的眼睛马上会让人感到其内在的灵敏与活力。眼睛能唤起对方心灵深处的感应与共鸣，能够引起对方的情绪反应和行为。护士在工作时应精力集中、眼神凝聚；当倾听病人谈话时，眼神要专注，传递同情、爱护和关注之情，目光是富有人情味、有感情的。但是在人际交往中不要长时间盯着对方的脸看，注视对方脸的时间占全部交谈时间的 1/3 或 2/3 为宜，间隙看一下对方的眼睛，并把时间控制在1～2秒内。交谈时把目光停留在对方的眼与嘴之间的区域最自然和得体，能表现诚意与真挚。护士在心理护理的过程中决不可忽视了表情的作用，人的表情主要是面部表情。微笑是份不花钱的礼物，请把它献给他人和自己。在目光相遇的一瞬间，微笑是最理想的招呼；重视见面瞬间的微笑，会使陌生人之间感到温馨与温暖；在病房里，当目光与人相遇时，大方地微笑，即使是初次见面，也要仿佛见到老朋友一样，会让护理工作在一个温馨、和谐的氛围中更好、更融洽地开展。

护士的工作是紧张而繁忙的，因此能够时刻保持微笑也是一件相当不容易的事情，这需要从事护理工作的人员不断加强个人修养，提高审美和鉴赏力，面对各种情况从容自如、保持良好的心态的能力。表情是可以相互影响的，所以，接近表情优美的人，人也会漂亮起来；相反，整天与板着脸的人在一起，你也会不知不觉地受其影响。“白衣天使”应该是微笑着充满阳光与温暖的形象，是那个让病房亮丽、漂亮起来的人。护士动作的美，是直接影响护理工作能否顺利开展，护患关系是否融洽，是否能够赢得病人对护士的信任感的重要因素。良好的护士形象能传达出严格的工作纪律、严谨的工作态度和高尚的医护情操。护士端庄、文雅、优美且大方的举止将永远给人们留下温和、仁爱、善良的“白衣天使”的形象。

形体梳理老师马妮说：“人的身体差异是客观存在的，要让一个生来较胖的人变成瘦子并不现实。但是，自信、优雅、形体到位却是每一个女性都可以拥有的。”由此可见，人的形体随着年龄的变化也在发生改变，相比而言，优雅端庄的姿势、协调准确轻盈的动作，除本身具有美感之外也可以弥补体型上的缺陷。因此，护士应力求在站姿、坐姿、走姿和接人待物等方面加强训练和修养，提高自身塑造美、展现美的能力，同时也通过自身所带来的美感染人。

（四）护士的行为美

培根说：“相貌的美高于色泽的美，雅秀合适的动作美又高于相貌的美，这是美的精华。”从这个意义来看，评价一个人的行为美不美，主要是以是否符合社会道德规范为标准的。符合的称之为美，反之为不美。俗话说，爱美之心，人皆有之。通过一个人的行为，可以看到其内在修养、审美能力与对生活和环境的观察能力，以及情感体验。因此，虽然人人爱美，却并非人人都能感受美、发现美和创造美。

护士在日常工作中面对最多的是病人，应该处处体现出真挚、真诚地对病人的关怀和无微不至的照顾。俗话说：“送人玫瑰，手有余香。”护士具有良好的慎独修养，具有批评与自我批评的素养，待人处事中体现出诚实可信之美德，是会使护士职业行为美成为一种衡量和评价医院整体形象的标准之一。

行为美主要是指在神态表情、举止投足、接人待物中显露出来的美感，不仅包括了一个人的举止和风度，更重要的是与道德、情操有着紧密的联系。行为美更多体现的是一种由长期的内在修养而形成的美的魅力——人的气质美，但又与品格、道德精神等不尽相同，与之相比，行为美属于外露的、感性的、可以被感知和可视的美。因此，行为美与姿态美既有区别，又有联系。在社会生活中，行为美应做到谦逊礼让、敬老爱幼、举止大方端庄、不卑不亢。在表现形式上应该是热情而不轻浮、果敢而不武断、聪明而不肤浅、自尊而不自大、谦虚而不虚伪。当一个人的修养能够达到足以包容一些丑陋的行为并不被其影响时，当一个人的行为使人们看到了一种能够感染人的美时，我们通常会形容这样的人是具有爱心的和同情心的善良的人，当善良的心在人的行为中表现出来时，便焕发出美的光彩，上升为一种道德情操方面的人格的魅力。

每个人在行为处事中不可能做到尽善尽美，当我们的行为与道德或约定俗成的原则出现分歧时，要及时改正，纠正或寻求补救的措施并能够勇敢面对，勇于承认，积极改正，尽量减少损失，决不能推卸责任。一个人的不断进步、成长与成熟，不是在不犯错的情况下培养起来的，而应是在不断出现问题、面对问题、解决问题、总结经验教训后成长起来的，这个过程是塑造自我人格、形象的过程，是人的行为最终达到行为美的基础。体现在护患之间应是相互的理解、体谅、信任，能够容忍病人的失礼、挑剔、指责行为，对受病痛折磨或精神变异的病人，要给予一定的理解和同情，做到“有容人之度”、“有礼让三分”的涵养。在与同事相处之间，对不同于自己或传统观念见解的人应持有耐心、容忍的态度，站在客观、公正的角度去理解。但在原则性问题面前一定要严肃认真，一丝不苟，坚持原则。护士行为美的要求应是从方方面面给人以温文尔雅、落落大方、谦和友善、诙谐风趣的美的印象。

三、护士形象美的意义和价值

外在形象主要是指护士的形体美、外饰美、动作美和行为美。而学识、修养、道德情操和精神、心灵的美是内在美。内在美是美的本质和核心。内在美和外在美不是等量齐观的，它们是相互影响、和谐统一的，而起主要决定方面是人的内在美，这是因为：

1. 内在修养从人的精神、道德、情感、心灵等方面，体现了人最本质的力量，是人的自发自觉的主观能动性，是人的创造能力、智慧、感情等。我们在与人见面时，都会讲到“第一印象”，主要是先从外在形体来评价的。这个人的高矮、胖瘦、容貌、着装以及精神面貌等，第一印象很好，进而产生进一步接触和了解的欲望，就会对这个人的行为举止、言谈等方面了解其思想品质方面的修养。因此，外在美是形式上的，是一种现象，不起主要的决定性作用；而内在美是本质，是内容，从根本上决定了一个人是美的还是丑的。

2. 如同内因对外因具有一定影响力一样，内在美对外在美也同样产生深刻的影响。人的情操、思想、理想等内在的东西，一定会通过服饰、仪表、风度、行为、言语等外在形态上体现出来。一个心灵美好、心胸开阔的人，一定不会放弃对自己的形体、举止、语言、服饰、仪表、风度等方面的塑造，这样的人总是能够急人所急，在别人需要帮助时伸出援助之手，并能够赢得更多的认同与赞美。

3. 内在美与外在美相互影响、相互渗透，并一定要达到和谐统一，才能真正构成护士美的形象。“质于内而形于外”，内在美是美的依据，是外在美能够施展的根源，而一切外在美又都必须表现内在美，如果内在美不转化为外在美，内在美就会是空洞的、不真实的。内在美对于外在美而言是相对稳定的，是需要长期不断充实与完善的，内在美才具有深度、具有魅力与感染力和影响力。这样的美是人体自然美与社会美统一最高级的表现形式，是美的魅力所在。

第三节　护士形象美的塑造

塑造护士的职业形象美是一个长期的系统工程。首先，要以教育为切入点，提高护士对美的感受、接受和创造的能力。其次，要使每一位护士能够充分认识到护士职业形象美不是某一个人的事情，而是护士群体共同的行为与追求，是需要大家共同努力才能实现的目标。因此，护士从学生时代起就要树立正确的人生观和价值观，培养圣洁、仁爱的心灵，造就坚强的意志和独立的精神，不断增强品质修养和提高审美能力，以塑造更为完美的护士群体形象。

一、提高对美的感受和审美的修养

护士要不断提高自身的审美欣赏和审美创造能力，才能更好地塑造护士职业美的形象。通过学习美学、护理美学及相关知识，护士在实践中发现、感受、鉴别美的形式和内容时，应清楚什么语言和行为是美的、是善的，什么样的仪表着装是丑的、是恶的和令人生厌的，并在此基础上能够把优美、崇高等美的意向和精神融入具体的护理工作中，使人们能够通过护士的形象感受到美的存在。护士还要具备艺术鉴赏能力，陶冶艺术审美情操，以美表善，以美动人。能够从艺术作品的形式中把握其内容及表现，如准确把握对称、平衡、协调、节奏、整齐、对比、虚实、比例等美感，并能够把对艺术作品的感受自然地融入护理实践中去，使护理真正升华到艺术类的高度，在更高层次上完善护士职业形象美的塑造。

二、实现对生命关怀和人的价值尊重

护理人员作为人类生命安危的保护者、健康的维护者，面对只有一次生命的患者，任何时候都要把关怀和保护生命放在首位。生命是平等的，生命对于每个人只有宝贵的一次，对生命尊严的要求是平等的。所以，护理人员要尊重病人的人格，尊重病人的生命，尊重病人的权利，维护病人的尊严。今天我们提倡以人为本的科学发展观，就是以保护人的生命为前提，保护生命是人类永远不可停止的斗争。因此，护士应培育正确的生命意识，提高生命关怀的能力。懂得保护生命、维护人格、珍惜责任，懂得生活快乐和人生幸福的真实境界，成为身心健康、心灵纯洁、人格高尚的现代护士。

三、人道主义职业情操和品格的树立

人的修养并非朝夕之功，而是终生的修炼。护士的职业道德修养落实在具体的行动中，体现在细微的小事上，不是简单的几句话所能描述的。要想达到较高的职业品德美的境界，首先要加强“慎独”修养，自觉地严格按照工作程序和原则完成各种护理行为，树立病人的利益高于一切的道德，想病人之所想，急病人之所急，满足病人的需求，为病人提供周到的护理。其次，护士广博的知识和宽容的美德来源于护士对事业的进取和追求。知识与技能的积累是护士能够为病人提供满意服务的基础，也是塑造护士职业形象美的前提。在不断学习、完善知识结构的过程中，要通过实践使理论变成自己实际的工作能力，达到理论与实践的完美结合，才能不断创造出佳绩，实现内容美与形式美的统一。最后，护士要善于培养积极的情感体验，女性细腻、温和、善解人意的情感特征无疑会对患者施以正面的影响和作用。而女性共同的比较消极的个性特质是情感脆弱、心胸狭窄、羞怯胆小等，这些因素在很大程度上影响并制约着护士美好形象的树立。要想摆脱它们的干扰和束缚，需要护士培养坚强的意志品质和宽容豁达的职业个性，对照护士的角色标准不断修正自己的情感体能和释放方式，使护士形象美得以最大限度地展现。

四、护理专业形体训练

护理专业形体训练的重点是加强从事护理工作者的优美姿态，纠正其不良的体态。提高护理人员的审美力与鉴赏力是护理专业形体课要达到的目标。形体训练的关键是对身体姿态的控制能力、礼仪与仪表，甚至是良好心态的训练。通过体态的训练使护理工作者在一定时间内在气质上变得高雅、体态上变得优美、举止上变得端庄，散发迷人的魅力，以达到形体美的学习目的。

如：人们走进医院第一眼看到的一定是护理工作人员，如果她们驼着背、挺着肚子、目光游离且四处张望着走到你的面前，问你是否需要帮助的时候，你会认为这是可以帮助自己的人，还是她是需要你的帮助的人呢?

所以，现在社会越来越注重对形象的培养和塑造，尤其是在医疗行业更加注重对护理工作者的体态、仪表等方面的要求，通过护理美好形象的树立可以使医院成为一个温馨、明朗、有亲情的场所。这个氛围的营造需要护理工作者的共同努力，同时更需要护理工作者的奉献。

（一）从动作训练方面，要符合规范的要求，动作幅度的练习、动作力度和旋律的练习能起到重要的作用。

所谓“没有规矩，不成方圆”，是指任何的学习都要先从符合规范入手。正确的站姿是人体美感的基础，行走是站立姿势的发展，会站、会走是人的本能，但要站得美、走得美，却也是需要经过认真的、刻苦的训练才能做得到。在教学中教师以生动形象的语言，优美直观的示范动作启发学生对优美姿态的认识和追求。

在形体课训练过程中，动作幅度和力度都可训练学生自如地控制自身肌肉的能力，达到姿态美、形体美的要求。通过一段时间的练习，动作自然会舒展、流畅，具有美感，从而使身体达到柔软而不懈怠，有力而不僵硬，让上下身动作配合自如，具有灵活性、协调性和审美性。

观众虽然可以通过舞蹈动作感受和体会到舞蹈所要表达的内容和意义，但总是不如音乐与舞蹈配合所带来的那种直观的、快速的感知，所谓“音乐是舞蹈的灵魂”就很好地诠释了这样一种感觉。优美的旋律能够激发学生内在情感，音乐以它和谐、悦耳的音调给练习者以情绪，给动作以速度和节奏。一首美妙动听的乐曲能直接作用于人的中枢神经，可以提高大脑皮质的兴奋和运动器官的灵活性。学生在练习中可随着音乐旋律的节奏变化提高控制姿态的能力和情感表达与保持情绪等能力，在练习中逐渐培养她们美的姿态、美的意识与美的审美。

（二）护理专业形体训练的内容和方法

形体训练是体态美、姿势美的基础，优美姿态的形成是通过形体训练和日常生活中时刻注意改正体态缺点而达到的。课堂上的学习仅仅是体态美训练的一部分，学生在日常生活中的重视与不断改正更重要。因此优美的体态是需要课堂上下的互相配合而完成的。其主要内容和方法有地面练习、把杆练习、中间练习和学习各种表演性的舞蹈组合与韵律组合等。以下主要介绍前三项。

1. 地面练习　地面练习主要是坐姿的训练。包括坐在地面上练习后背挺拔，收腹、挺胸、抬头、收紧膝关节、腿伸直勾绷脚训练、转腰等动作练习。

坐姿的训练：好的坐姿会给人留下美好的印象，能够显示出一个人高贵与典雅的气质。坐姿也是站姿、走姿的前提。

（1）勾绷脚练习准备体态：目光平视前方，肩部打开外展，后背直立挺拔，收腹、挺胸，呼吸均匀、顺畅。双手自然放到身体两侧，依靠腹部与背部的控制力保持体态。躯干与腿部形成直角，膝关节收紧，两腿伸直向前方，双脚脚踝用力使脚尖向地面绷直。通过双勾绷脚、单勾绷脚、交替勾绷脚、勾脚屈膝关节，绷膝关节，并配合上身的开合练习等，保持上身直立挺拔与松弛练习，同时要求学生呼吸要均匀、顺畅（图 7－1）。

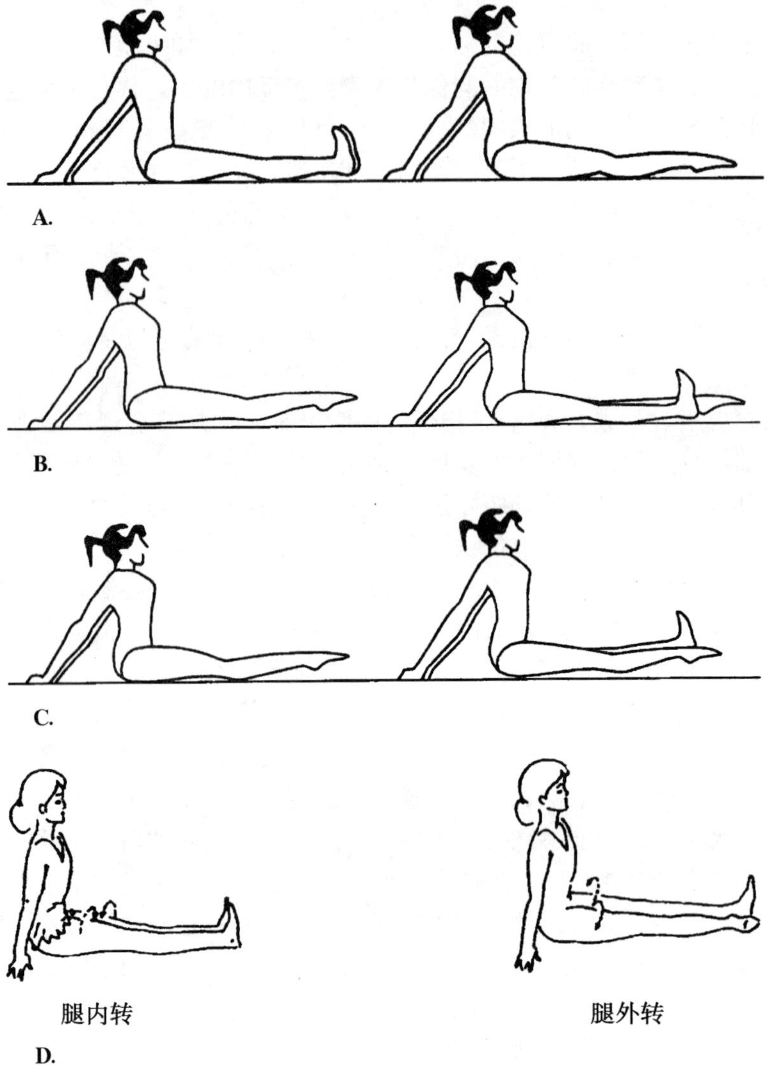

图 7－1　坐姿训练图示：勾绷脚练习准备体态

（2）压腿、抬腿、抱端腿和手臂姿态、弯腰、转腰练习：在组合中压腿、抬腿适度，主要体现腿部的绷直与延伸感，抱端腿训练腿的柔韧性和软开度，同时加强后背与小腿的训练。手臂舞姿练习、弯腰转腰练习与腿部练习配合共同完成组合，训练学生上下身动作的协调性与柔韧性（图 7－2）。

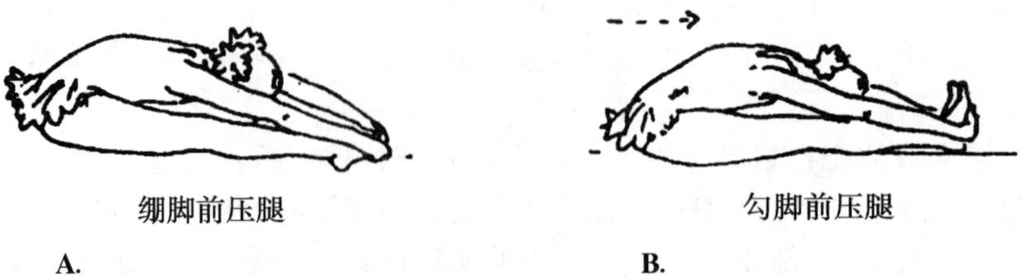

图 7－2　坐姿训练图示：压腿、抬腿、抱端腿和手臂姿态、弯腰、转腰练习

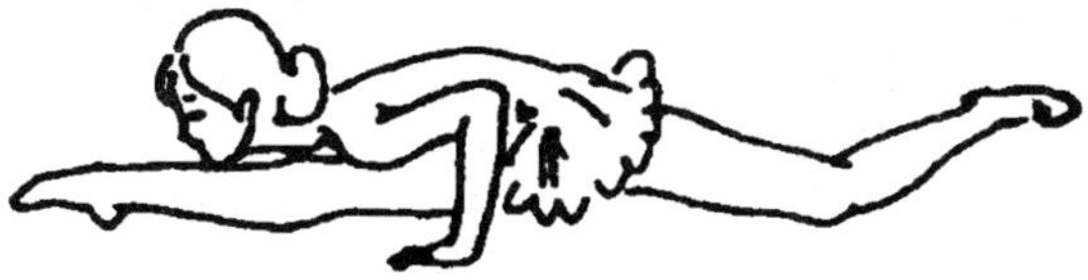

吸腿竖叉前压腿

C.

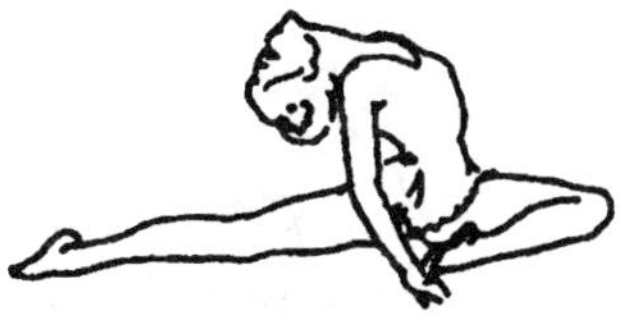

盘腿竖叉后压腿

D.

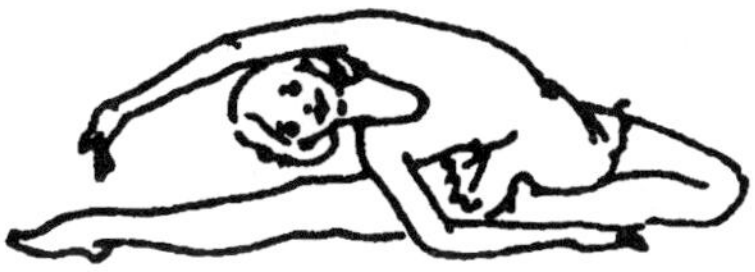

盘腿横叉旁压腿

E.

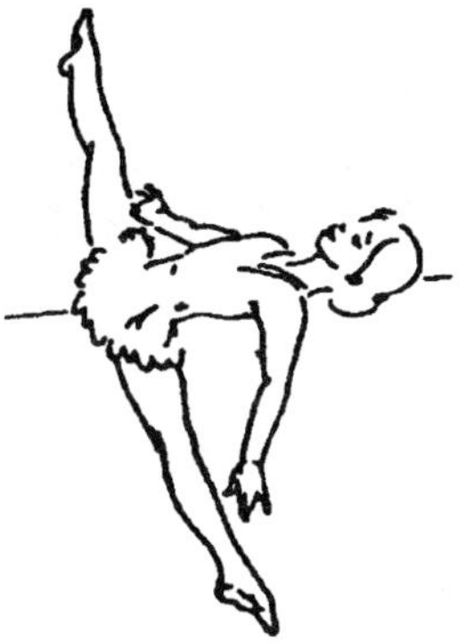

横叉

F.

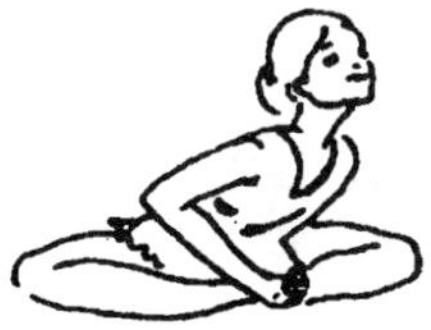

压胯

G.

图 7-2　（续）坐姿训练图示：压腿、抬腿、抱端腿和手臂姿态、弯腰、转腰练习

（3）胸腰、大腰与后腿练习：加强学生背部肌肉的能力与腿部练习，让学生充分体会到挺胸、收腹、拔腰与适当练习柔韧性的关系，这也是在把杆练习时保持上身直立的训练的前提（图 7-3）。

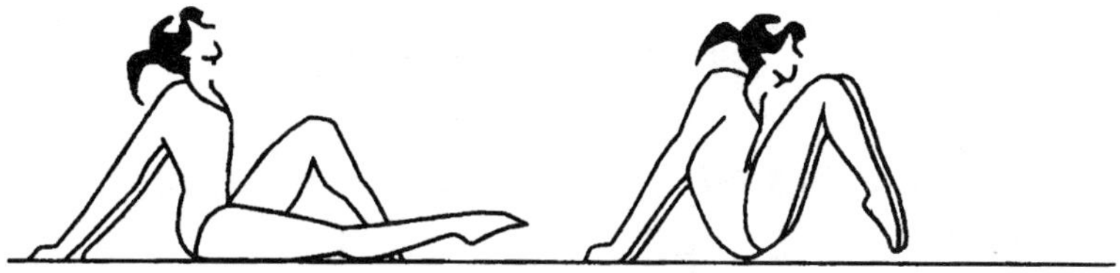

A.

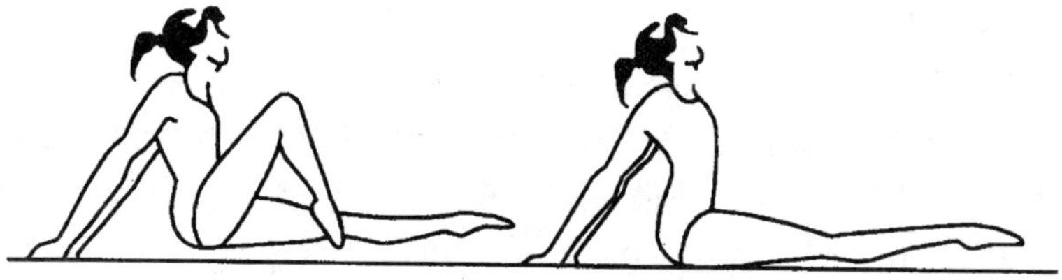

B.

图 7-3　坐姿训练图示：胸腰、大腰与后腿练习

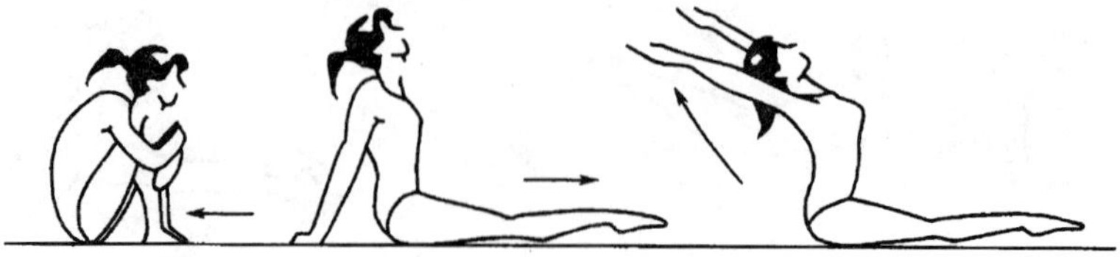

C.

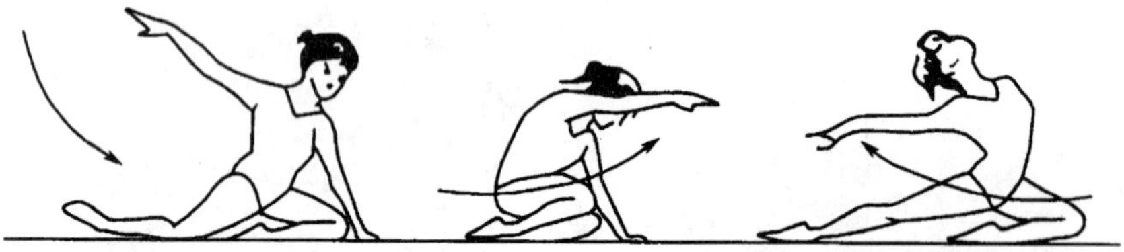

D.

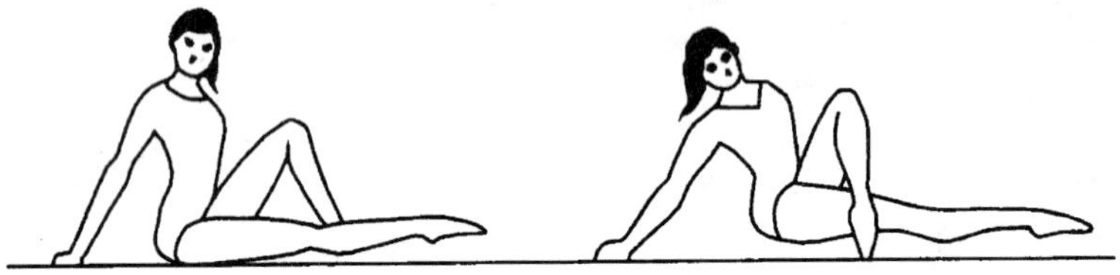

E.

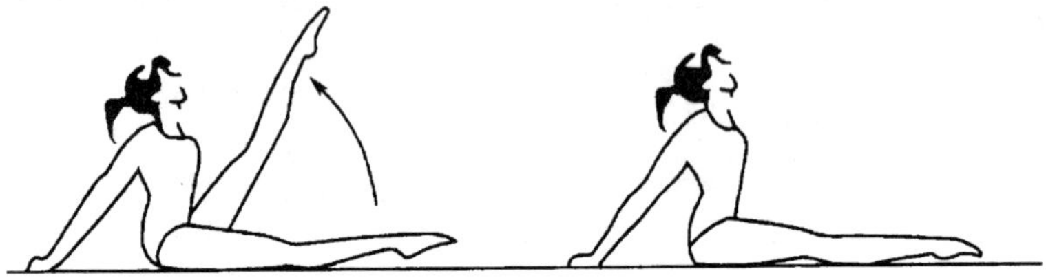

F.

图 7-3　（续）坐姿训练图示：胸腰、大腰与后腿练习

建议：在地面训练的同时要加入身韵的练习，这是训练表现力的捷径。通过手部和眼部的单一训练与组合训练，在气息组合中运用提、沉、含、仰、冲、靠和旁提与上肢的训练、动作中点与线的配合等提高学生眼睛与面部表情的情感表达能力，由机械的学习逐渐转变为融入日常的行为当中。

2. 把杆训练　有好的站立姿态才会有美的走路姿态。所以在把杆的练习中，要注重站立、头、眼与手臂舞姿等的训练，为最终脱离把杆到中间练习做准备。

站立训练是气质训练的一部分，头和眼的训练起到传情达意、传达艺术内涵的作用。头部动作和眼睛带有浓厚的感情色彩，是最具有表现力、最引人注意的部分。如抬头表现勇敢、奋发、骄傲；低头表现含蓄、深沉；左右偏头表现活泼等意境。

初学者不能够很有效地保持动作中身体的平衡与协调性，因此先从双手扶把练习开始，逐步过渡到单手扶把，最终脱离把杆中间练习。要求学生在扶把杆时一定要轻轻扶把，不能将身体全部力量都放在把杆上。

面对把杆，目光平视前方，双侧大腿内侧收紧、外旋，臀部与腹部同时向中间收紧，膝关节收紧上提。配合优美的音乐做眼睛、头部、肩部、胸腰、大腰等动作（图 7－4）。

把杆主要练习的是腿部能力，不能很好地控制腿部力量就不能保持身体的平衡，在做动作时上下身就会出现不平衡和摇摇晃晃的状态。因此，把杆练习以腿部练习为主，再融入手臂舞姿等其他动作的训练，其目的却是为配合腿部的锻炼，以实现上下身的协调性、稳定性和灵活性。通过擦地组合、蹲组合、小踢腿组合、屈伸组合、压扳腿和控制踢腿组合、腰部组合、小跳等动作训练腿的开、绷、直、灵活性、柔韧性和对身体的控制能力。

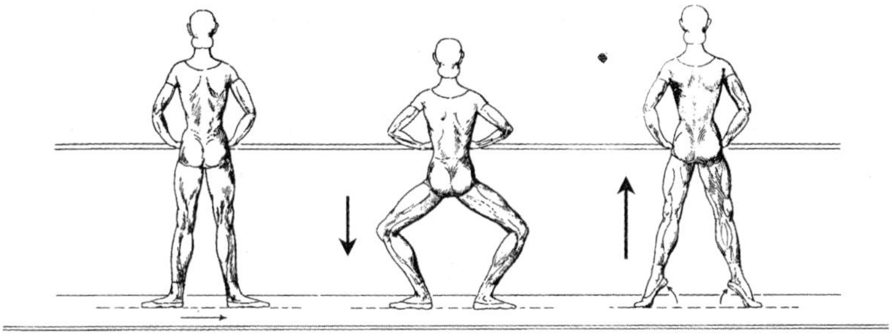

A.

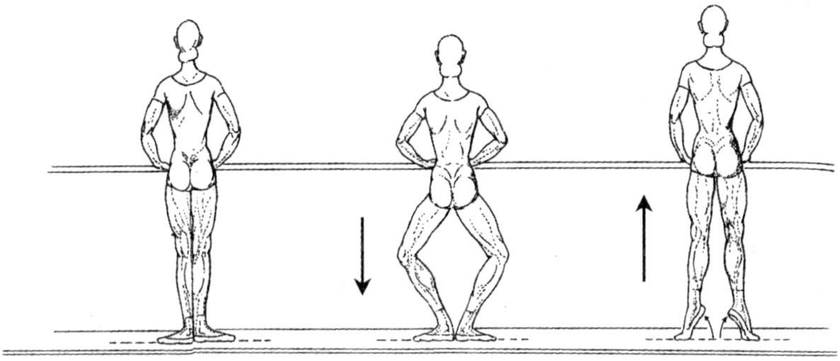

B.

图 7－4　把杆训练图示

（1）双手扶把练习方法

1）擦地：一位擦地（如果腿部能力达不到，可以小八字位站立，两脚呈 90°），要求双腿膝部外展打开，双脚全部放在地面上，挺拔腰部，后背直立、平视前方。一腿为主力腿（或称为支撑腿），一腿为动力腿，重心在主力腿上，动力腿脚面绷直，用力向前、后和旁擦出最远距离，脚跟用力外顶。还可以再交换重心和主动力腿练习擦地。擦地动作可以练习踝关节的力量与灵活性，培养学生掌握站立时腿部的正确姿态。

2）蹲组合：一位站立（或小八字位），平视前方。在一位、二位、三位、四位和五位上练习半蹲和全蹲，同时可以配合练习立半脚掌、胸腰等动作。主要让学生感受膝关节与髋的外展，下蹲时要缓慢下沉、动作连贯、平稳，注意半蹲与全蹲的区别，上身保持直立。蹲组合可以锻炼腿部肌肉的控制力、弹性和膝关节、髋部的柔韧性、灵活性。

3）小踢腿组合：准备与擦地相同。脚踢出时，脚尖要经过擦地再离地，腿与地面呈

25°，踢出与收回都要经过擦地。小踢腿组合是以训练腿的力量为主的组合，通过此组合锻炼腿的控制力和准确性与脚尖部位的延伸感。

4）屈伸组合：准备与擦地相同。开始在 45°练习，等到腿部有能力之后在 90°上练习，双腿交替做不同方位上的屈伸动作，要求屈伸要有控制、有力量，双腿同时屈和同时伸，速度平缓、均匀，脚尖要有延伸感、带有情感。屈伸组合能够锻炼膝关节和踝关节的控制力与弹性。

5）压扳腿和控制踢腿组合：利用把杆做前、旁、后压腿、扳腿、控腿和踢腿练习。压腿时充分拉长腿部肌肉，双手扳起被压的腿，一手扶把杆、一手打开做手臂舞姿动作，脚尖用力延伸，髋关节夹紧，在最高点上控制腿，之后用力踢腿放松髋关节，达到踢腿的最大限度。此组合在完成时一定要保持上身的直立与挺拔，尤其腰部不能松懈，通过压扳腿和控制踢腿组合能加强腿的控制能力和柔韧性以及腰、背部的直立感。

6）腰部组合：躯干是人体的支柱，能够表现各种特殊的动作，如含腰、挺腰、波浪等各种优美的形态。躯干部分的核心是腰，腰是躯干中最灵活的部分，它与动作的平稳、身体重心的高低、动作幅度的大小都有很大的关系。身体各种富有魅力的曲线都是通过腰部来体现的。“柔美似摆莲，挺拔如苍松”这类赞美之词的产生，完全归功于腰。腰在维持姿势、发力和传递中起着关键的作用。

在把杆上主要是扶把练习胸腰、波浪腰等，背向把杆练习控腰、涮腰等，单手扶把练习下大腰、手扶地面、手抓脚踝，单跪练习下腰、抓脚、踝划竖叉等动作。腰部组合可以增强胸腰和大腰的柔韧性以及腰肌的力量。

7）小跳：在上体保持直立的要求下，两脚经过半蹲蹬地，脚踝用力，脚离开地面时腿部肌肉、膝关节、脚踝、脚尖绷直。小跳组合能够发展腿部肌肉力量和训练弹跳力。

（2）单手扶把练习方法：把杆训练从双手逐渐过渡到单手扶把，动作也由简单、有针对性的动作逐步到手脚配合的复杂性动作，这样不断训练上下身的协调性、灵活性，同时也在柔韧性和手脚配合等方面加强了训练。从把杆到中间训练时要求学员达到能够灵活自如地运用身体各部位的能力，很好地控制肌肉，学习、了解和掌握能够通过肢体动作表达思想与情感的能力（图 7－5）。

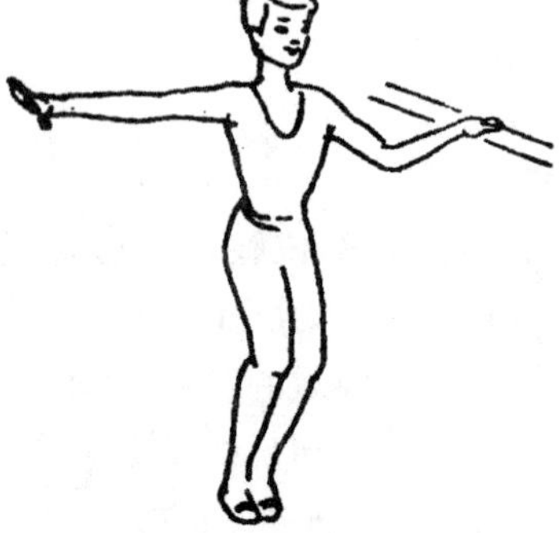

正步位半蹲

图 7－5　把杆训练图示正步位半蹲

3. 中间练习　中间练习除了包含能力的训练，还应包含身韵与各种表演性组合的训练（图 7－6），这样不但能加强学生的自身艺术修养，养成良好的规范的动作行为，而且还能了解各种民族之间不同的风土人情、习俗、礼节等知识，开阔学生的艺术视野，增强审美鉴赏能力与对护理职业的美育认识，增添学生对职业的感情、对生命的关注与热爱。通过舞蹈美育教育，也能加强学生面对困难与挫折时的心理承受能力，以及顽强、坚韧、持之以恒的能力。

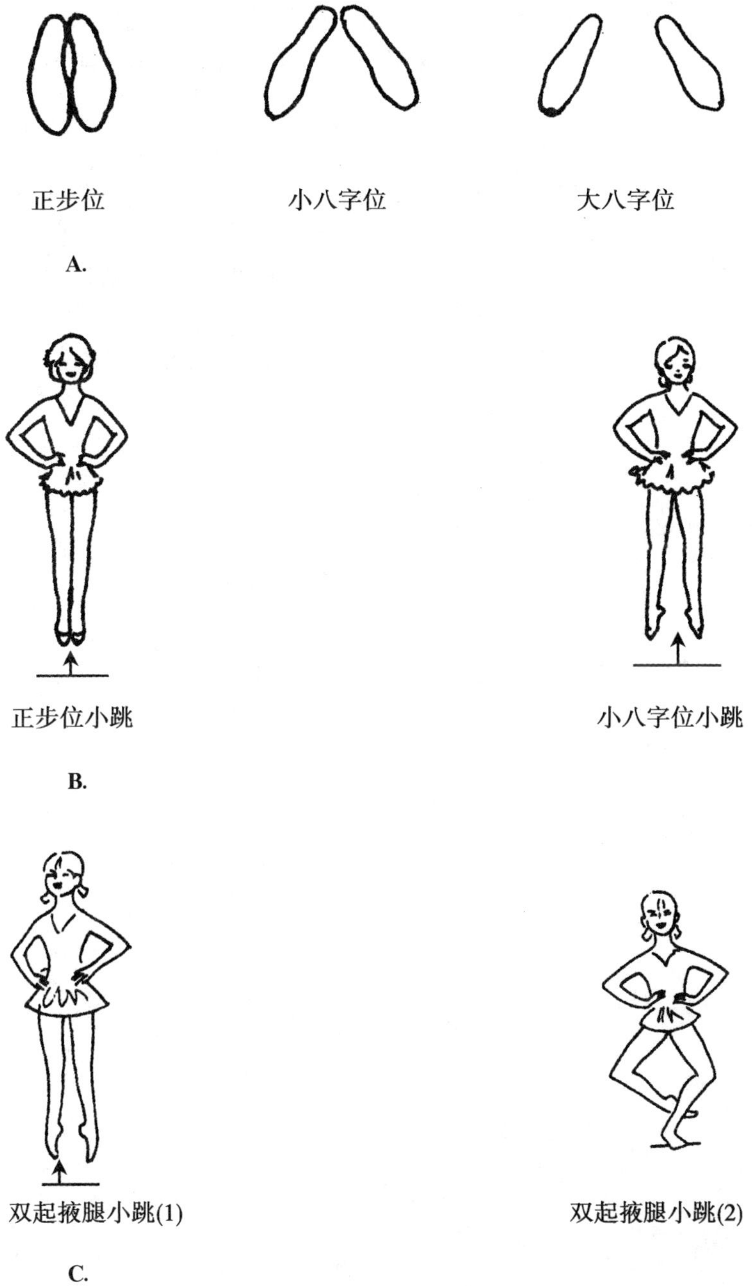

图 7－6　中间练习图示

【本章小结】

本章主要讲述了护士形象美的内涵、要求，以及护士形象塑造的途径和方法。护士形象美取决于外在美与内在美的和谐统一，两者有机结合才能产生形象美，才能将美的感觉和气氛带给患者，以形成和谐的护患关系，才能更好地发挥护理的能动作用和更有效地完成护理任务。因此，护士塑造美的职业形象很重要，护士的职业形象直接影响社会对护理职业的评价，影响护士在社会中的地位。护士的职业形象在一定程度上代表着医院的形象，也是医院整体护理水平和管理水平的体现和标志。因此护士的职业形象美已成为医治疾病、维护健康的需要。护理人员要展现护士美的形象，必须通过理论学习、实践探索及自身内在品质的强化，不断提高护理人员的道德意识和职业素质，增强审美和表现美的能力，才能塑造美的护士职业形象。

【学习效果评价】

1. 结合本章护士形象内在美与外在美的要求，分组排演关于护理工作中的一个场景："护士小王刚刚上班，就听到楼道里传来嘈杂的声音，一位病人的家属怒气冲冲的大声喊着说他的家人在医院里没有人看护，她急忙赶到病人家属面前……"请根据以上内容完成最后的内容，也可以自己设计情景，但是要结合本章内容。

2. 结合形体训练部分内容排演一个 3～5 分钟的形体训练组合或者表演性组合。

第八章　护理人际美

学习目标

完成本章学习内容后，学生应能：

1. 简描护理人际关系的定义
2. 复述护患关系的定义
3. 举例说明护患沟通中常用的礼貌用语
4. 案例讨论护理人际美的维护与创造
5. 分析护理人员的共情修养与技能

【案例导入】

一位年轻的护士刚参加工作不久，科里来了一个急诊手术患者。由于急诊来得比较突然，在其他手术都没有结束的情况下，找不到洗手护士，护士长决定派这个“新同志”上台。这是她第一次独立承担工作，非常紧张。到了台上看到那么多的器械、纱布、缝针、缝线等，不知如何下手，尽管台下老师在旁边不断提醒，高度紧张的新护士还是手忙脚乱，这时一位医生穿好无菌衣走过来，帮她完成了本应由护士完成的工作，然后，又提醒她下一步该做什么，该准备什么，还不时安慰她，告诉她别紧张。在整个手术过程中，每到一步他都事先提醒该准备什么，在他的提醒和帮助下，这个新护士慢慢适应了手术，心里对这个医生充满了感激。以后，她成为了非常出色的护士。

良好的护理人际关系，不仅能有效地维护病人的健康和生命安全，也有助于提高护理工作效率，陶冶护理人员的情操和性格，帮助其成长和成熟。

第一节　护理人际关系与护患关系

一、护理人际关系

（一）人际关系及护理人际关系的概念

1. 人际关系　“人际”是表示两个人以上的数量概念。“关系”是事物的相互联系。人际关系是指人与人通过交往而产生的心理上的距离和心理上的关系。包括社会上所有的人与人之间通过相互交往与联系而形成的关系。人际关系反映了个人或群体在寻求满足社会心理需要、事业需要和生活需要的心理状态，人际关系的产生、变化与发展决定了双方心理需要满足的程度。它是人类社会中最常见、最普遍的一种关系。

2. 护理人际关系　护理人际关系是指护士个体与医生、护士、患者（包括患者家属）以及其他群体在护理实践中所发生的人际交往关系。护士在护理工作中，围绕临床护理实践，展开了与患者、患者家属、医生、上级领导、护士同事、实习护士、护理员等人群之间的工作和关系，涉及范围非常广泛，是任何护理工作者都必须面对的人际关系。这种人际关系需要护士具备一定的知识、技能和健康的心态去良好地应对，以确保构建良好的护患关系和护理工作氛围。

（二）建立良好护理人际关系的意义

在现代社会，人际关系已经成为一种开放性的多维网络结构，每个护士都必须置身于各种各样的关系网络之中。科学地建立和调节好各种人际关系，不仅是开展护理工作和发展护理事业的需要，也是每个护理人员的愿望，谁也不愿意因为人际关系的矛盾和冲突影响自己的学习、工作和身体健康。建立良好的护理人际关系有非常重要的意义。

1. 有利于患者早日康复　良好的护理人际关系是开展护理工作的基本保证，护理人员通过与患者、护士同事、医生以及其他医务人员建立良好的信任和密切协作，使患者能够积极主动地参与到治疗护理中，使医生能够更加及时地了解患者病情的变化，有利于医疗护理活动的顺利进行，以及患者的早日康复。

2. 有利于提高护理工作的效率　和谐的护理人际关系，对于提高护理工作效率有重要的作用。护士在工作中能够同心同德，互相帮助，互相学习，可大大提高护理团队的工作效率。试想一下，如果护士之间关系冷淡、相互猜疑、缺乏协作精神，甚至相互拆台，必然会影响护理治疗。一个科室、病房或单位所创造的业绩来自于成员的协作与配合，成员之间的有效沟通和良好的人际关系也会大大促进工作效率的提高。一个团队中的每个护士都各有所长，只有不断地把自己的所想、所得和他人进行沟通，相互学习，相互促进，才能获得高效的工作业绩。“一个和尚挑水吃，两个和尚抬水吃，三个和尚没水吃”，这个众所周知的故事，很好地说明了人际关系不协调对工作效率的影响。

3. 有利于陶冶护理人员的情操和性格　人际交往的过程，是人与人之间在认识上相互沟通、情感上相互交流、性格上相互影响、行为上相互作用的过程。护理人际关系的建立同样遵循上述基本过程。广泛的、正常的人际交往能够陶冶护理人员的情操，丰富和发展护士健康良好的个性，改掉自己身上的不足，同时也能通过和他人交流，满足自己的精神需要，学习到更加先进的知识技术，培养自己更加稳重、坚强和成熟的性格。

4. 有利于新的医学模式在临床实践的广泛应用　传统的医学模式对于疾病和健康的理解，只限于从局部和单纯的生物因素去考虑，而忽视了人的心理及社会因素的重要影响，具有很大的局限性。随着社会的发展，医学科技的进步，人们逐渐认识到心理社会因素对人类健康和疾病的影响。于是，传统的医学模式被新型的生物-心理-社会模式所取代。良好的护理人际关系要求护理人员必须以患者整个人为服务对象，包括其生理-心理-社会需求，熟悉和掌握患者的心理活动，能够积极进行沟通和交流，在日常护理实践中更好地将理论模式应用于实践。

二、护患关系的概念

护患关系是一种特殊的职业关系，是指护理人员在医疗、护理活动中与病人建立起来的相互关系，即护士和病人通过语言、思想、感情、行为等交流，共同创建的一种良好、融洽的相互交往的气氛，以便顺利完成医疗任务，帮助病人获得身心健康。狭义的护患关系是指护理人员与病人本人之间的关系。广义的护患关系是指护理人员与患方之间的关系，患方包括病人及其家属、监护人、代理人以及其单位和社区的相关人员等。护患关系是护理人际关系中最主要的内容，和谐的护患关系是良好的护理人际关系的核心，并影响其他人际关系。

护患关系包括：

（一）技术性关系

指护患双方在进行一系列护理技术活动中所建立起来的行为关系。在这种技术关系中，护士拥有患者治疗疾病所需的护理技术，并能给患者提供服务，因此护士处于主动地位，而患者处于被动地位。如果出现了技术性关系引起的矛盾，护士是矛盾的主要方面，这就要求护士必须掌握娴熟的护理技术，以避免矛盾的产生。

（二）非技术性关系

指护患双方由于社会、心理、教育、经济等因素的影响，在实施护理技术过程中所形成的道德、利益、法律等多种内容的关系。

1. 道德关系　是非技术关系中最重要的内容。由于护患双方所处的地位、环境、民俗不同，所受的教育及道德修养也不同，护患双方都应按照一定的道德规范来约束自己的行为，尊重对方。

2. 利益关系　是指在护理过程中，护患双方发生的物质和精神方面的利益关系。护理人员的利益表现为付出劳动后得到工资、奖金报酬（物质利益），以及由于患者康复而得到精神上的满足与自我价值的实现。患者的利益表现在付出一定的费用后得到了正确的治疗与护理，减轻或解除了病痛，恢复了健康。

3. 法律关系　是指护患双方在护理活动中各自的行动和权益都受到法律的约束和保护。护患双方在我国法律范围内行使各自的权利和义务，侵犯任何一方的正当权利都是法律所不容许的。如果违反了法律规定，就会受到法律的制裁。

在医疗护理活动中，技术与非技术两个方面的交往是相互依赖、相互影响、相互作用的。一方面，技术方面的交往失败，如护士打错针、发错药就会损害非技术方面的交往，影响患者对护士的信任；另一方面，如果护士忽略了非技术方面的交往，如护士没有尊重患者所处特殊的民俗道德规范，没有倾听患者的诉说和交流，势必会影响护患双方的关系和开展技术性治疗的效果。

三、护患关系的性质和特点

（一）护患关系是一种互动关系

护患关系与其他人与人之间的关系一样都是一种互动关系。这种互动不仅局限于护患之间，护士与患者的家属、朋友、同事等社会支持系统都可以是护患关系中的重要方面。因此，护患关系是多层次、多维度的互动。互动双方的一些特征，如个人背景、经历、知识、情感、宗教信仰以及对健康与疾病的看法等均可影响双方对角色的期望和相互关系，进而影响护患关系。

（二）护患关系是一种工作关系

建立良好的护患关系是护士职业的要求，护士与患者的交往是一种职业行为，具有一定的强制性。护士在这一关系中处于主动地位，因而在这一关系中，要承担更多的责任。无论患者的年龄、身份、职业、素质如何，无论护士是否愿意，都必须努力与患者建立良好的护患关系。护士与患者之间应相互尊重和信赖，这是护士完成护理工作所必需的；同时护患之间也应避免情感的过分卷入，以免影响工作。

（三）护患关系是群群关系

群群关系是指群体与群体之间的关系。衡量护患关系的好坏，不仅评价某个护士与所负责的患者之间的关系，而且要评估护士群体与患者群体之间的关系。护士群体中任何一个护士对患者的态度、责任心等，都会影响患者对护理质量整体感受和评价。这就要求每一个护士要对所有的患者一视同仁，努力建立好护患关系。

（四）护患关系是一种治疗性关系

良好的护患关系，能够减轻或消除患者的生理、心理痛苦或压力，有助于患者疾病的治疗和康复。反之，紧张的护患关系会加重患者的身心负担，导致情绪恶化，严重者影响患者的康复。在这种治疗性关系中，护士应以患者为中心，通过建立良好的沟通，多了解患者的需求，通过各种措施尽量满足患者合理的需求，以协助患者的早日康复。

四、护患关系的模式

1976年，美国学者萨斯·荷伦德在《医学道德问题》上发表了题为《医生-病人关系的基本模式》的文章，提出医生与病人关系中存在的三种不同类型。这一基本模式现已被医学界广泛接受，不仅符合我国的实际情况，也适用于护患关系。

（一）主动-被动型

这是一种传统的护患关系模式。其特点是护患双方不是双向作用，而是护理人员对病人单向发生作用。护士对病人的护理处于主动的、主导的地位，病人处于被动地接受护理的从属地位。这是一种不平等的相互关系，这种模式适用于某些难以表达主观意志的病人。如危重病人，休克、昏迷病人，婴幼儿以及精神病病人，因他们无法参与意见，故必须采用这一模式来护理。这种模式的最大缺陷是完全排除了病人的主观能动作用，视病人为单纯的生物学上的人，忽视了病人是战胜疾病的主体，对病人的心理、社会因素以及合理的要求全然不予考虑。因此护士不能完全取得病人的合作和信任，影响护理效果，一般来说对于能够表达主观意志的病人不提倡采用这种模式。

（二）指导-合作型

护患双方在护理活动中，护士充当指导者，病人接受护士的指导，与之密切合作；病人可以向护士提供有关自己疾病的信息，也可以提出意见和要求，但护士的权威仍是决定性的；护士在这种关系模式中，充当教师的角色，告诉病人做什么，怎么做。患者主动合作，包括诉说病情、反映治疗情况，提供检查方便，配合各种护理措施，都是以护士的要求为前提的，病人的地位是“合作”。这种模式无疑比主动-被动型的护患关系模式前进了一大步，但护患关系仍然是不平等的。这种模式可用于一般清醒的病人，尤其是急性病人。

（三）共同参与型

这种模式的护患关系是双向的，是一种新型的平等、合作的护患关系。该模式具有相互作用，护士和患者双方都具有大致同等的主动性，共同参与医疗护理的决策和实施；病人不仅主动地配合治疗、护理，还可参与有关自身疾病的治疗护理讲座，并提出适合自己身心状态的护理措施，与护理人员共同做出正确的诊治和护理，体现了护患之间的双向活动。例如在患者体力允许的情况下，自己可以独立完成某些护理措施，如自己服药、自己测尿糖、自己测血压等。这种模式多用于具有一定文化知识水平的慢性疾病病人，对自身所患疾病有比较充分的了解，知道诊断、治疗和护理的意义。这种护患关系的要点是“护士帮助病人自护”。

在以上三种类型的护患关系模式中，共同参与型和指导-合作型较主动-被动型更能发挥病人的积极性，提高治疗护理效果，有利于患者早日康复。但并不是所有的病人都适用于这两种类型，这就要求护理人员必须了解三种护患关系模式的特点和适用对象，根据不同病情的病人，有针对性地选择不同类型的护患关系模式。在临床实践中，护理人员同某一患者之间的护患关系模式不是固定不变的，随着患者病情的变化，可以由一种模式转向另一种模式。例如，对一个因昏迷而入院治疗的病人，可以开始时按照“主动-被动”模式开展护理工作；随着病人病情的好转和意识的恢复，可以逐渐转入“指导-合作”模式；最后，患者进入康复阶段，可以根据情况采用“共同参与”模式开展护理工作。

五、影响护患关系的因素

护患关系受到多方因素的影响，理解和认识这些因素，对于调整护士的自身素质，加强与病人的沟通，构建和谐的护患关系以及护理人际关系有重要的意义。

（一）护方因素

1. 道德因素　护士道德水平的高低，决定了其职业素养。只有具有高尚护德的护士，才能热爱自己的专业，具有奉献精神，发自内心地去关爱患者；也只有具有高尚护德的护士，才能不断进取，对业务精益求精，减轻患者的痛苦；同样，只有具有高尚护德的护士，才能在工作中以患者为中心，从患者的生理、心理和社会各方面因素出发，帮助患者早日康复。

2. 心理因素　护理人员的服务对象是有健康问题或潜在健康问题的患者，并不是某一患病的器官或组织。这就要求护理人员必须首先具备健康、稳定的心理素质，细致、敏锐的观察能力，高超专业的心理疏导技能。否则，如果护理人员自身的心理状态不好，怀带不良情绪进行工作，加之工作繁忙、任务重以及患者的不良情绪，势必会导致护患关系紧张，从而影响患者的诊疗和康复。

3. 技术因素　护理工作是一项技术性很强的复杂业务。护士的业务能力不仅关系到护理质量，也常常影响到护患关系。例如，在儿科病房，年轻护士由于业务不熟练造成抽血时没有一针见血，围观的家长们脸色立刻就变了，连打第二针的机会都没有了，严重影响了护患关系。

4. 身体因素　我国目前的护理岗位存在着人手少、任务重的现象。护理人员工作加班加点，遇到危重病人连续加班是常有的事情，有时甚至不分白天黑夜。如果护理人员没有良好的身体素质，在岗工作时身体吃不消，人手缺乏时又不能及时休息，就会身心疲乏，造成工作效率降低，也会对护患关系造成负面影响。

（二）患方因素

1. 患者特殊的生理状态　病人患病以后，其生理状态会发生特定的变化，例如出现了疼痛、寒战、发热、呼吸不畅等身体不适。此时护理人员应认真了解病人产生不适状况的原因，给予适当的护理措施，使病人在疾病的情况下，尽量缩短不适的时间。比如有的生活不能自理的病人，或者老年人、儿童及躯体疾病患者，护理人员应积极主动地帮助他们处理日常个人卫生；对于发热的患者，护士在测量体温之后应将患者的被褥盖严。往往这些“小”动作，能够促进和谐护患关系的建立。

2. 患者特殊的心理状态　病人患病以后，其社会角色发生了多重变化，尤其是对于住院治疗的病人，其日常生活习惯被改变，工作、学习、休闲娱乐都受到了某种程度的限制，综合起来常常会表现出心理失衡，烦恼、愤怒、多疑，这一切势必会影响患者和他人的关系，其中也包括护患关系。而当经过一段时期的适应，随着患者对病房的熟悉和适应时，又有些病人会产生对医院的依赖，不愿转诊，不愿出院，带来另一种形式的护患关系紧张。

3. 对医护服务的特殊性认识不足　医护服务是一种特殊性质的消费服务，有一部分病人对自己患有的慢性疾病、重大疾病认识不足，认为只要是付了钱，就应该“钱到病除”，将医护服务等同于其他形式的商业服务。实际上，医学和护理学科本身的未知性和高风险性使得医护人员只能是尽力而为。另外，对医护服务的不满意，也不能像其他商品那样进行退货换货，这些都有可能导致不和谐的护患关系。

六、护患关系中患者对护士角色的期待

所谓角色，是一定地位的权利和义务的语言、行为及思想的表现，是身份的动态表现。处在不同社会地位的人，社会对其有不同的要求，即有不同的行为期待，因此形成了不同的角色。在护患关系中同时存在着病人角色和护士角色两种特定的角色，了解病人对护士角色的期待有助于护理人员更好地帮助患者康复，构建和谐的护患关系，为加强护理人际关系奠定坚实的基础。

（一）病人角色

“患者（病人）”这一术语过去常指患有疾病的人，现代医学中的病人通常是指“有求医行为或正处于医疗、护理中的人”，这种求医行为可以是主动的，也可以是被动的。病人实际上就是“由于某些原因引起生理、心理的异常变化或阳性体征的出现而导致个体行为的变化且得到社会承认的人”。

（二）护士角色

1. 护士的定义　护士是指“受过护理专业教育，掌握护理、病房管理知识和技术，一般卫生预防工作能力的初、中、高级卫生人员。主要在医院、门诊部和其他医疗预防机构内担任各种护理工作，配合医生执行治疗或在负责的地段内进行一般医疗处理和卫生防疫等工作的卫生人员”。这里的“护士”是所有从事护理工作人员的总称。在人们常见的医疗机构，如医院内，护士依据不同的职称，分为护士、护师、主管护师、副主任护师和主任护师；按照所从事的不同工作领域，可以分为营养护士、保健护士和保育护士等。

2. 护士角色的素质　护士的角色要求护士应具有高度的社会责任感，热爱护理事业，刻苦钻研技术，严格执行工作制度，言语举止文明礼貌；应具有较好的心理素质，善于保持稳定情绪并具备较强的感染力；应具备敏锐的观察力，较强的语言能力，尤其是熟练运用安慰性语言、治疗性语言、保护性语言的能力；能够顺利解决日常工作中遇到的技术性问题和意外情况；具有良好的气质和性格；有一定的专业知识储备，不断更新充实知识结构，还要有健康的体魄。

3. 护士角色的要求　在护理发展的不同阶段，护士角色的要求也不同。

（1）在以疾病为中心的护理发展阶段，护士的工作就是在医生指导下，执行医嘱，完成医嘱规定的护理操作技术。护士仅仅是医生的助手，是医嘱的执行者，护患关系是被动服务型。

（2）在以病人为中心的护理发展阶段，对护士的角色要求是：护士除需熟练掌握护理操作技术外，还必须了解和掌握病人的需要，为病人提供全面的整体护理；护士不再是被动地、单纯地执行医嘱和各项护理操作技术，而要主动、全面、系统地了解并帮助病人。护士的角色对病人，不仅仅是照顾者，还是教育者、管理者和研究者。医生和护士同样担负着为病人解决问题，帮助病人恢复健康的任务，医生和护士的关系是平等合作型的关系，护患关

系也要由被动服务型改为主动参与型。护理管理不再只是护理部主任、护士长等护理管理者的责任，每个护士都要参与病人、环境的管理。

（3）在以健康为中心的护理发展阶段，护士不仅要关注病人的恢复和健康，而且要关注所有人的潜在的健康问题。护士的岗位也不仅仅是在医疗单位，还要包括社区、家庭，为更多的人提供健康保健护理服务。

4. 几种新型的护士角色

（1）责任护士（primary care nurse）：责任护士是对病人实施身心整体护理的新型护士角色，20 世纪 50 年代由莉迪亚·霍尔（Lydia Hall）首先提出，20 世纪 70 年代在美国普及。责任护士是生物、心理、社会医学模式在护理中的具体体现，责任护士对所管病人在护理上有自主、自治和决定三大权力。责任护士的核心工作是护理程序，即通过评估、制订护理计划、实施护理措施和评价效果四个阶段，对病人从入院到出院的全过程进行有计划、系统的生理和心理护理。责任护士突破了功能制护士分割护理的局面，承担了病人的身心全面护理，有助于病人迅速、全面地恢复健康。

（2）临床护理专家（clinical nurse specialist，CNS）：CNS 是一种新的高层次护理职务。美国护士协会（ANA）1987 年曾对临床护理专家的工作任务进行了这样的定义：CNS 是具有硕士或博士学位的护士，是特定的临床护理领域中有关知识和实践的专家，其实践包括临床和咨询、教学、管理、科研以及有关护理研究的应用，只有参加所有这些活动的护士才能称 CNS。这一新的护士角色与一般的治疗护士角色有三个显著不同：首先，两者的临床要求不同。治疗人员在诊断、设计治疗方案、实施治疗和评估等各阶段都要参加实际工作为病人服务，而 CNS 则相反，除做咨询外，很少实际参与护理。其次，治疗护士可能承担病人由始至终的全面护理，而 CNS 常常只负责处于某一治疗阶段病人的护理事宜。最后，CNS 和治疗护士有不同的工作范围，治疗护士一般局限于病房、科室、医院或治疗社区，而 CNS 责任范围更广，他们为某医院或某卫生行政当局服务，在专门性问题上，提供高级咨询。CNS 的出现，是护理水平提高的必然结果和要求，护理理论、护理技术发展的专门化，迫切需要以教学、科研、管理为主要活动内容的高级专家。CNS 和其他医疗领域的各类专家一样都是同一层次的高级人才，他们形成高层次的相互协作关系。CNS 的出现标志着护士的地位提高到了一个新的水平。

（3）新型专科护士：随着护理专业化程度的提高，专科护士角色类型迅速增加。一方面，医院内分科较细，新增加了例如重症监护病房、心血管病房等多种专科病房，迫切需要具有较强专业知识的专科护士；另一方面，由于护理领域的扩展，新型护士角色也不断出现，如康复护士、妇女保健护士、老年病护士等。

（三）护患关系中患者对护士角色的期待

1.“天使”角色　护士常被人们称为“白衣天使”。这种美的称谓是人们对护士角色行为期待的反映，是人们根据护理工作的性质和特点对护士辛勤劳动和服务态度所表现出来的美好行为和高尚品质的赞美、颂扬。南丁格尔曾经说过：“人是各种各样的，由于社会职业、地位、民族、信仰、生活习惯、文化程度不同，所得的病与病情也不同。要使千差万别的人都能达到治疗或康复所需要的最佳身心状态本身就是一门最精细的艺术。”这就是说，护理工作本身就是一门最精细的艺术，艺术的效果就是使各种病人都处于最佳的心理和生理状态中，通过美好的护理行为达到良好的治疗效果，并通过预防促进人群健康水平的提高，这些神圣的使命，正是护士天使角色的高尚职责。

2. “战士”角色　“白衣战士”是用形象的比喻反映了从事日常医疗工作中护士的角色。2003年，一场“SARS风暴”无情地席卷了全球多个国家，在这场没有硝烟的战场中，有多少“白衣战士”不顾个人的安危，义无反顾地与恶魔战斗在第一线，用他们的知识、技能甚至是生命保卫了广大人民的健康。“战士”角色充分反映了护士高度的责任感和义务感，反映了护士对病人护理的重要性。由于护士接触病人的时间最长，可充分了解病人的病情及心理动态，掌握病人的各种信息，果断处理各种紧急情况，协助患者战胜病魔，维护身体健康。

3. “亲人”角色　护理工作的对象是病人，在医疗护理活动中，护士是病人同自身疾病作斗争的最佳助手，是病人心灵中最大的安慰者，是病人的亲人。把病人视作亲人，护士的言行都应倾注着感情，并要设身处地地为病人着想，理解病人的不适，设法解决这些问题。对于病人而言，当护士以亲人的角色出现在其面前时，病人便会产生信赖感、安全感和舒适感，从而得到鼓励，有了战胜病魔的信心和力量。护士也可从病人的信赖中获得更多信息，有助于更好的了解病人，建立良好的护患关系。

第二节　护理人际美的范畴

一、护患交往中的礼仪美

礼仪是一个人、一个组织乃至一个国家和民族内在的精神文化素养的显示，也是协调人际关系的约定俗成的行为规范。护患交往中的礼仪美，是指为了建立和维护良好的护患关系，护士应在交往中遵循的律己敬人的行为准则或规范，涉及不同场合下护士所应表现出的不同形式的礼仪美。下面就以在病房内常见的护理礼仪为例进行说明。

（一）患者入院的护理礼仪

当新入院的患者来到病房时，护士应起身迎接，面带微笑，并亲切、热情地向患者做自我介绍，讲解病房环境和作息时间。如果患者病情允许，可以带领患者参观病房后送患者到床旁。在对住院制度进行介绍时，注意使用礼貌用语，尽量用“请”、“谢谢”等词语，尽量避免使用“不准”、“不能”等语言。

（二）患者住院治疗中的护理礼仪

患者从自己熟悉的环境突然转变到陌生的病房环境，需要一定时间的适应和熟悉，在整个住院过程中，护士应从各方面帮助患者尽快适应新的环境，以有利于患者身心的早日康复。

1. 自然大方、亲切温柔　护士在病房的站、坐、行等各种操作都要规范，与患者交流要自然大方，语气要亲切温柔，使患者尽快摆脱孤独的情绪，融入新的环境中。治疗时一句简单的问候，亲切地称呼，均可使患者产生亲近、信任护理人员的感情，从而缩短护患之间的距离。

2. 技术娴熟、敏捷准确　护理人员在工作中，必须做到技术娴熟，动作敏捷、准确无误。特别是遇到患者病情紧急时，丰富的知识、娴熟的技能和丰富的经验能够为患者赢得宝贵的治疗时间，也是护理礼仪美的体现之一。

3. 及时沟通、满足患者需要　护理人员的职责就是通过恰当的护理措施来满足患者的需求。例如，病人检查和治疗后急于知道自己疾病的相关信息，护理人员应根据患者的情况进行指导，并给予适当的解释。及时与患者交流和沟通，可以取得患者的信任和配合，也有利于患者的早日康复。

（三）患者出院时的护理礼仪

1. 出院前的祝福　患者即将出院，护理人员首先应对其康复表示祝贺，感谢患者住院期间对护理工作的配合和支持，并谦虚地请患者留下宝贵意见和建议，以加强护理工作的改善和提高。

2. 周到的出院指导　患者即将出院，作为一名责任护士，一定要做好细致、周到的出院指导。指导患者或家属办理出院手续，介绍出院后如何服药治疗，何时随访，以及出院后的饮食、运动、休息等注意事项。

3. 出院时的送别礼仪　患者办理好出院手续，即将离开病房时，责任护士应送至病房门口，并嘱咐患者多保重，并行握手礼或挥手礼进行告别。

二、护患沟通中的语言美

语言是人类交往的工具，美好的语言是良好护患关系的纽带。重视语言艺术的运用是每个护理人员的基本技能之一。

（一）护理工作中语言美的艺术

1. 热情、诚恳、亲切、友善的语言美　美好的态度是与人交谈的基础。护士在交谈时言语中洋溢出热情、诚恳、亲切、友善的态度，与患者之间就容易达到相互理解和信任，建立起和谐的人际关系。护理人员面对的往往是情绪悲观、性情脆弱、忧虑多疑的病人，就更需要注意在交谈的语气中透露出态度的热情、诚恳和亲切，内容的关怀和体贴，让病人切实感受到自己受到了尊重、关心和理解，愿意接受护理人员对他们发自内心的真诚帮助。

2. 通俗易懂的语言美　交谈用语应朴实无华、贴近生活。护理人员与病人交谈时，要考虑到病人的知识水平、疾病经验、人生态度、社会文化等因素对交谈的影响，用他们能够理解的、听得懂的语言，用词话语简洁易懂，避免使用专业性很强的医学术语。

3. 遵循保护性医疗原则的语言美　护理人员与病人之间相互尊重的前提是“以诚相待”。对病人要讲真话、守诺言，这样才能得到病人的信任。护患交往中，不在病人面前议论其不良的检查结果和治疗中的问题，不讲无希望的话，对于一些可能会影响病人治疗心态的问题，应先告知家属，尊重家人意见后再决定是否告知患者本人。另外也不要谈论护理人员之间的是非、缺点和矛盾等事情。

4. 婉转得体的语言美　语言应适当、贴切、恰到好处，并且以含蓄、委婉的形式进行表达。住院病人多有恐惧、焦虑、忧郁的情绪，因此在交谈时护理人员应掌握病人的心理，避免忌讳的话题。根据病人病情、文化、信仰、生活习惯、性格和家庭情况的不同，恰当地掌握“伺机而说”的原则，进行循循善诱，并且留有适当的余地，尤其要注意回避病人敏感的话题。

5. 严肃、灵活的语言美　严肃表现在护理人员与病人交谈时的礼貌、认真、正确和分寸的把握上，不过多地谈论工作以外的琐事，对年轻异性病人的关心不超过正常工作范围，对一些言行不当的病人，能够不卑不亢地妥善对待，以保持护理工作的严肃性和护理人员自身的尊严。灵活则体现在交谈中的因势利导和幽默风趣，促使交谈既有效又轻松愉快。

6. 声音悦耳的语言美　声音在表达人的情感方面起到了重要作用。护理人员首先应说话口齿清楚、字正腔圆，再加上语调抑扬顿挫，才能达到发音准确清晰的程度。护理人员与病人交谈时的语调、语气要柔和、适中，能使病人听后感到亲切并产生信赖。音量和语速也要符合交谈对象的具体情况，使病人既能听清护理人员的话语，跟上你的思路，又倍感亲切。注意千万不可叫嚷或对患者粗声大气地谈笑，更不能因不耐烦而加大音量或加重语气。

（二）护理工作中常用的美好语言

1. 礼貌用语　礼貌性语言在护理人员的治疗护理中有极其重要的意义。病人住院后，由于置身于陌生环境，再加上对自身疾病的恐惧、担心，心情常处于抑郁、焦虑、期待状态，护理人员亲切、有礼的语言，让病人倍感安慰和受到尊重。同时，护理人员亲切、礼貌的语言还可提升病人对医院的总体印象，增强康复的信心。护理人员在工作中常用的礼貌用语主要有：

（1）称呼用语：称呼病人时，应根据年龄、性别等称“同志”、“先生”、“女士”、“阿姨”等他们喜欢听的、恰当的称呼；而不应以床号，如 17 床称呼，也不应省略称呼，以“喂，你过来一下”这种方式和病人说话。

（2）应答用语：病人呼叫时应及时应答说：“好的”、“请稍等”、“马上就到”，即便是当时正在处理其他事物，确实走不开，也要对病人有所交代，并说“对不起”、“请原谅”、“让您久等了”等话语，以取得病人的谅解。

（3）请求协助用语：一般情况下，护理人员应独立完成工作，但如确需病人或者家属进行协助，可以用“劳驾”、“打扰了”、“不好意思”、“谢谢协助”等话语请求协助或表示歉意。

（4）谦虚用语：如果病人表达对护士的感谢或有所馈赠时，护士也应注意使用婉转的语言，如“不客气”、“不用谢”、“这是我应该做的”、“您的心意我领了”等谦虚用语。

2. 介绍用语　介绍用语应力求清晰、友好、简洁、全面。护理人员在工作中常用的介绍用语有：

（1）自我介绍用语：应亲切、简洁地交代清楚自己的姓名、职责、分管工作、办公地点等内容。

（2）介绍后用语：介绍情况后，还可能会有一时尚没有发现的问题，所以应该问：“我说清楚了吗”、“有事情请找我”、“我会帮助您的”等用语，以消除患者的后顾之忧。

3. 安慰用语　安慰是临床上常用的心理护理方法，有很大的安抚作用。“疗人之疾、医人之心”，护理人员应熟练应用安慰用语。

（1）手术或特殊检查前的用语：这类病人心理负担重，如怕疼痛，担心手术和检查不顺利，术后有并发症等。这时，最重要的是安慰，就是向病人解释手术和检查的必要性、可靠性，启发他们看到积极的一面，促使他们获得情绪上的稳定。在解释的过程中，不时加上一句“我一定会一直关注您的情况”、“有什么感觉和要求请随时跟我说”、“我会尽力帮您想办法的”等，这些安慰的话语可以起到“定心丸”的作用。

（2）对重症病人的用语：这类病人思想顾虑较多，要及时用一些正面的案例进行鼓励和开导，多和患者沟通，陪伴他们，使他们感受到更多的希望，感受到“亲人般”的关爱。例如，“治疗刚刚开始，我们给您用的是最好的药物，由最好的医生使用最先进的技术为您治疗，您自己一定要有信心”、“请您一定要相信我们，同时也要相信您自己”等鼓励性的话语常常会对病人起到积极的作用。

（3）对临终者家属的用语：需要根据不同的情况进行恰当的劝慰，如：“请您不要太伤心，您已经尽力了。”“您要节哀，保重身体要紧，还要处理很多后事，多保重。”

4. 治疗用语　治疗用语是指护理人员在做治疗和护理时，对病人使用的指导性用语，以期得到患者对治疗和检查的配合。

（1）治疗前用语：为了使患者的情绪稳定，积极配合治疗，治疗前护士需将此次治疗的目的、过程、配合方法和技巧等向病人进行交代，并可以说："这种治疗我们做过很多了，有丰富的经验，您不用紧张，只需要按照我告诉您的配合我们就可以了"；"在治疗前我们会给您打麻药，打药时可能会有一点疼，但治疗时您就不会感觉到疼了。"

（2）治疗中用语：治疗中的用语应力求简洁、明了、平缓、亲切、有力度，使患者不知不觉地循声而作。如为病人进行静脉输液时，护理人员可以这样说："请放松，不要紧张，伸出手臂让我看看，您的静脉很清楚，手握紧拳，好了，已经扎好了，慢慢松开拳头吧，手放好就不要随便动了。"这样通过语言一步一步地指导患者行动，使他们放松情绪，消除疑虑，进行配合，有利于治疗的成功。

（3）治疗后用语：治疗后的语言主要是对病人进行安慰，观察疗效和交代需要注意的事项。如："治疗成功了，您放心吧，效果很好。""现在治疗结束了，您感觉如何?""您还有什么问题，我会常来看您的，可以随时问我。"这些话语虽然简单，但可以让患者感受到护士对他们的深切关怀，充分体现出了护患沟通中的语言美。

三、护理实施中的技能美

人的形体姿态与动作，可以表达人的思想与情感，实际就是非声音语言的动作语言。国外心理学家研究指出：人的感情全部表达＝7％言辞＋38％声音＋55％体态语言。而护理人员的操作技能在很大程度上是其"体态语言"的表现形式之一。精湛的操作技能不仅能减轻患者的痛苦，还能取得患者的信任，有利于建立良好的护患关系。熟练的护理技术操作能力是对专业护士的基本要求。护理技术操作不但要熟练，而且动作要体现美感，使接受者感觉舒适。

（一）操作程序要求规范严谨，符合科学性

护理人员在工作过程中应严格执行"三查七对"制度。护士即使是给患者服用一片维生素，做一个细微的操作，也绝不能马虎。如肌内注射部位的选择，一定要按局部解剖位置选择安全的注射部位，不能随意注射，否则将会发生差错，甚至发生事故。护理人员不仅要认真、及时、准确执行医嘱，也要检查医嘱，发现问题及时汇报。在交接班过程中也要严格按照操作程序进行，在进行交接班会议后，两班护士应共同查房进行床头交接班。只有严格的工作作风，才能做到技术上的精益求精。

（二）操作动作要细致熟练

护理人员要仔细处置每一件事，做到精细、娴熟，刻苦钻研技术，熟能生巧，巧中有美。熟练掌握基本功，才能有精巧的操作之美。如静脉注射要做到一针见血；肌内注射要做到"两快一慢"（进出针快，推药慢）；膀胱冲洗清洁、利落；口腔护理要干净整洁；饮食护理要细心观察病人的食欲，耐心喂养，适当调剂；采集标本要留心异常的细微变化；对危重病人的护理要加强巡视，细致观察，及时与医生联系等。熟中有精，精中有细，细中方显出护理艺术之美。

（三）操作的动作要符合人体力学原理

人体力学是研究人在日常活动及工作中如何维持和掌握身体平衡，使身体各部分正常发挥作用、保持合适姿势的一门学科。在护理工作中，经常会遇到各种力在运动中的变化，如

移动病人、为病人翻身、更换体位等。维持良好的姿势，不但可避免肌肉过度紧张疲劳，预防关节、肢体的畸形，减少并发症，促进舒适，而且会给人以美感。因此，在护理技术实施中，要充分运用力学原理。

（四）操作动作给人以美感

例如，为病人插胃管时，除了动作轻柔、仔细观察胃管的位置外，还要适当遮挡病人的视线，不要让病人看见胃管，避免视觉不良的刺激给病人带来心理紧张。在为患者进行晨、晚间护理时，协助患者将病床上的衣物和日用品有秩序地整理好或者放入床头柜中，而不是随意将患者物品堆在床头或枕头下。

四、护患关系中的情感美

情感是人的需要是否得到满足时所产生的一种内心体验，是人们对客观事物的喜、怒、哀、乐的态度。护理人员的情感美主要体现在忠诚于护理事业、热爱本职工作之中。这是由护理的工作特点、工作对象及工作内容所决定的。由于护理工作的服务对象大多是身心处于不佳状态的病人，有的甚至肢体残缺、智力低下，这就更加要求护理人员在为患者提供护理服务时，要一切以患者为中心，用爱心、热心和责任心对待患者，帮助他们早日康复。

（一）同情体贴，热情负责

白求恩曾经说过，伤病员比你的父兄还要亲，因为他们是你的同志。护理人员为了患者的健康，必须对患者有深切的同情心，但并不是怜悯。对患者同情体贴、热情负责，体现了人道主义原则，也体现了护士全心全意为人民服务的精神，是情感美的形式之一。

（二）尊重患者，一视同仁

尊重他人是每个公民必须遵守的行为准则。护士在为患者提供服务时，必须尊重每一位患者，不论他的社会地位、容貌、财富、职务高低等因素，都应一视同仁，平等待人。不能因为自己的个人偏好，或者以贵贱、容貌取人。

（三）真诚待人，实事求是

真诚的交往，能增进人们之间的信任，进而增进护患关系的感情。护理人员不应背后议论患者及其家属的是非，也不能将检查结果虚报或隐瞒患者或家属。护理学是一门科学性、实践性很强的学科，护士的工作是否实事求是，不仅关系到护理学的发展，而且直接影响到患者的生命。因此，对待每一项操作、检查都必须严肃认真，一丝不苟，不能够违反操作规范，弄虚作假。对于护理工作中的失误或差错，不隐瞒、不推卸责任，做到实事求是，勇于正视自己的缺点，改正不足。

（四）恪守承诺，保守秘密

疾病给患者带来了身心痛苦，作为与患者接触最密切的护理人员，通过与患者良好的沟通，取得了患者的信任，患者可能会将自己的心愿与要求向护理人员和盘托出，以期能够得到护理人员的理解和帮助。护士必须恪守对患者的承诺，对患者的隐私进行保密，采用恰当的方法，协助患者满足合理的要求，这样才能进一步取得患者的信任，建立更加深厚的护患关系。

第三节　护理人际美的创造与维护

护理人际美的创造与维护是护理审美研究的重要内容，其重点应包含护患交往中的人文关怀及美学视角下的护患沟通等内容。

一、护患交往中的人文关怀

护理人员是否具有人文精神是护理人际美能否实现的先决条件。在探讨护理人际美的过程中，始终应该重点关注的是护患交往中的人文精神与体现这种人文精神的人文关怀。

1. 护患关系性质决定护患交往中要实现人文关怀。护理人际关系的核心是护患关系，作为一种专业性人际关系，护患关系是护士与患者之间在提供和接受服务过程中，自然地形成的一种帮助与被帮助的人际关系。这就决定了护患关系的中心是患者，是护理人员帮助患者解决困难。在护患交往中，护士以患者为中心，通过执行护理程序，使患者能够克服病痛，恢复及维持健康，生活得更舒适。当前，在医患关系中被人们所诟病的一个最大的道德问题就是“人性化缺失”。特别是在市场经济不断发展的今天，有些医护人员容易在工作中把科学原则、技术要求乃至经济效益放在第一位，而忽视了医患关系中最重要的人的价值原则。有些医疗纠纷乃至事故都是由此而来。因此，在护理人际美的创造与维护中，实现护患交往中的人文关怀，实现对患者生命的尊重与关注，尊重和理解患者，关注其躯体需求之外的情感、精神和社会的需求，将是必不可少的基础内容。

2. 人文精神是护理人员综合素质的重要内容和体现。前面已经说过，护患关系的中心是患者，而护士则在这种专业性人际关系中处于主导地位，这就意味着是护士而非患者在双方的关系中承担了更多的责任和义务。在临床护理中，护士的行为可能使双方关系积极健康地发展，有利于患者恢复健康；也有可能是消极的，导致双方关系紧张，不仅不利于病人康复，甚至使病人的病情更趋恶化。因此，护士的专业技能和人文素养是决定护患关系的一个重要因素。具有良好人文精神与素养的护士，能够在为患者服务的过程中，时时处处把患者的利益放在首位，对患者负责，忠于职守，保证和提高护理质量，并以此取得患者的信任和支持，使患者积极主动配合治疗康复。这种良好的心境和应急状态对患者恢复健康起着积极的作用。

相反，如果医护人员责任心不强，服务态度不好，也将直接影响护患关系。在工作中，如果护理人员态度生硬、工作粗糙、情感淡漠、缺乏耐心，甚至出言不逊，恶语伤人，都会使患者情感上受到伤害。而有些护士以施恩者自居，无视患者应享有的医疗护理权利，见病不见人，从个人的利益出发对待患者，把患者置于为我所需的地位，颠倒了护患之间的关系，使患者精神上得不到尊重和满足，甚至受到伤害。因此，一个合格的护士，必须坚持以人为本的精神，对患者全面负责，发扬人类共有的共情心，努力学习人文学科知识，不断提高处理人际关系的能力，为病人提供优质的服务。

3. 人文精神是护患双方提升审美意识的基础。在护患交往的过程中，双方对护患关系的价值取向都有着自己的认知和追求，从而构成了护理审美中的护患关系。然而，不同的价值认定和追求，既体现了医务人员和患者的思想觉悟、社会经历、文化程度、知识水平等诸多方面，同时又是他们各自人文精神的展示。通常，具有健康向上的人文精神的人，对社会和工作及他人会持一种豁达积极的正确态度，更加能够包容他人；而对于失去了人文精神的人，往往更倾向于用消极、偏执的目光去审视世界，感受不到生活的快乐和人性的美好，更谈不上美的享受和美的创造了。

二、护患沟通的方式与技巧

护患沟通问题是关系到人们对医患关系和医疗服务是否满意的一个十分关键的问题。在某种意义上说，护患沟通的好坏，可以说是衡量人们满足医疗保健水平高低的重要标志之一，也是评价当代护理人员素质高低的一个重要指标。美学视角的护患沟通就是对护患沟通的主客体、沟通方式、沟通效果等进行审美考察和审美评价，以促进护患沟通的日臻万善。

（一）护患沟通的概念

护患沟通就是护患双方为了实现医学目的，围绕患者的疾病及其相关问题，在医疗护理实践活动中产生和发展起来的一种人际交往活动，通过这种交往活动可以建立起某种护患关系。护患关系的好坏在一定程度上取决于护患沟通是否成功。

在医患交往中，医护人员借助技术手段和检查设备来帮助和完成诊断后，医患之间往往不再是直接的面对面的沟通。人际沟通的减少使医患关系出现“物化”的趋势。由此，新的生物-心理-社会医学模式要求医护人员将患者当做有理智、有情感的整体的人来对待，充分重视医患沟通。同时，一些有关医学与健康的观念，如健康不仅仅是没有躯体疾病，医学不仅仅是治疗，医学的目的不仅仅是延长生命等观点的提出，也从理论上论证了医患沟通的重要性。而医护实践中，因沟通不良导致的不必要的医患纠纷和诉讼，也从反面证明了医患沟通的必要性。

（二）护患沟通的主要内容

在新的医学模式下，医学与护理是以病人为中心，而不是仅仅以患者的某种疾病为重心，因此，护患沟通所涉及的内容是多方面的。它主要涉及患者的身体、心理和社会适应等诸多问题。这些问题主要分属两个方面。

一是技术方面。技术方面的沟通主要是指在医疗护理过程中，护士与患者之间就患者疾病的有关情况、可供选择的治疗及护理方案、所实施的护理程序及采取的具体护理操作等问题进行的交流。二是非技术方面，主要指在医疗护理过程中，护士与患者之间就患者的心理感受、精神状态、有关愿望、护士的服务态度、医院病区的环境与管理等与疾病有关的心理和社会问题所进行的沟通。这一部分所涉及的内容非常广泛，有时可包括对患者进行死亡教育和帮助患者解决其他因疾病导致的思想上的症结等。总之，非技术方面没有固定的模式，主要视患者的具体情况而定。

概括地讲，护患沟通的主要目的就是要求一切的护理行为建立在患者知情同意的基础上。从护理伦理学上讲，没有知情的同意是虚假的同意，这种同意对于护理行为的伦理评价没有意义，或者只具有负面的意义。它对于护理行为的美学评价也同样如此。

由此可见，尽管护患沟通作为一种人际沟通和人际交往，其交往行为也是双方互为主体，互为对象，是交往双方的行为互动。但是这种交往又不同于一般的人际交往。由于交往双方中患者所处的弱势地位，交往时又是围绕患者的疾病展开，还由于交往行为的结果——护理行为直接关系到患者的身心健康甚至生命安全，因此，在护患交往中，护士起主导作用，交往的成功与否护士负主要责任。护士作为交往的主体应该根据患者的性别、年龄、性格、文化程度、宗教信仰等因素调整自己的措辞、语音、语调、语速、态度等语言交往方式，并恰当运用暗示、倾听、体语等非语言交往方式。而作为交往客体时，则要认真分辨患者所提供的信息，去粗取精、去伪存真。有时对于表达有困难、层次不清、条理混乱等文化程度比较低的患者，应该引导患者多讲与自己疾病有关的事，少讲与疾病无关的事，在尊重患者的前提下，尽快获得有用的信息，只有这样才能保证交往的成功。

（三）护患沟通的方式和技巧

护患沟通的方式可分为语言的沟通和非语言的沟通。

语言不仅是信息传播最有效、最便捷的媒介，也是与他人共享文化经验及个人经验的工具，使用语言或文字进行的沟通称为语言性沟通。在语言性沟通过程中，语言是用来传递信息的实际符号，只有当信息的发出者和接收者能清楚地理解信息的内容时，语言才是有效的。因此，在使用语言时，一定要注意语言的准确、清晰，尽量使用规范或普遍认可的语言，不要使用一般人难以理解的词汇或专业性、行业性过强的词汇。如在护患交往过程中，为了达到有效的沟通，护士必须选用患者易懂的语言和文字与患者进行沟通交流，忌用患者难以理解的医学术语或医院常用的缩略语。同时，语言的选择要适合沟通对象，即适合沟通双方的身份、地位、人际关系的性质、亲密程度以及各自的经验、知识范围、理解水平、心理需要和交往目的等。另外，语言的表达要有层次性和条理性。如与陌生人或亲密程度不高的对象交往时，"开门见山"往往效果不好，可在接触实质性论题之前，先设一个铺垫，即准备、诱导阶段，使谈话具有层次性。因为没有一定的心理认同作为基础，要深入地交流思想感情就比较困难。在使用语言的过程中，为了获得更好的沟通效果，还应注意语言表达的艺术性。如语言要简洁，要形象生动，含蓄而幽默等。可见，在日常沟通交往过程中，护士应将语言作为一种艺术，不断地去进行实践和摸索，以提高自己的沟通能力。

非语言的沟通是指在护患的交往过程中，借助于非语词符号，如服饰、表情、姿势、动作、气质、体触、类语言等实现的沟通。在人际交流中，真正做到心灵沟通，除了要掌握语言文流技巧外，还要注意感受对方的身体语言等非语言性沟通形式。据心理学家测定，人们在表达思想感情时，55%的成分需要借助身体各部位做出的姿态和动作，38%借助声音，而只有 7%借助于语言。由此可见非语言性沟通在人际沟通中的重要地位。非语言性行为在沟通中的作用主要有加强语言、配合语言、实现反馈和传达情感。其特点是信息负载量大，并可以表达语言不能表达的思想和情感，且比语言更加普遍、生动。在使用非语言沟通时，要注意适时、适地、适情、适人。也就是说，要在恰当的时间、地点和恰当的情境中，针对适当的交往对象而采用恰当的非语言沟通形式，方可具有好的沟通效果。

三、美学观照下护患纠纷的审视

（一）护患纠纷的划分

所谓护患纠纷是指由于护患双方对护理过程中发生的不良后果，及其在产生原因的认识不一致而向卫生行政部分或司法机关提出控告所引起的纠纷。

护患纠纷的表现形式及其产生原因是多种多样的。一般所说的护患纠纷是泛指护患双方发生的一种纠葛。从纠纷内容而论，有的是在护理工作中护理人员确实曾有失职行为或技术过失，导致患者发生了不良后果，其中少数已构成医疗事故；多数纠纷中，护理人员并没有护理过失，或者虽有过失，但是其过失与不良后果无直接因果关系。因此，根据护理人员在护理过程中是否有过失，一般可以将护患纠纷分为两大类：即有过失的护患纠纷和无过失的护患纠纷。具体说来，有过失的护患纠纷，是指患者的死亡或伤残等不良后果的发生是由于护理人员的护理过失所致，但患者及其家属与医疗单位对这种不良后果的性质、程度以及处理结果等存在着不同的看法而引起的纠纷。例如，在护理过程中，确实因为护理人员的过失而造成患者残疾，医疗单位、患者及其家属都承认这属于医疗事故。但双方在这属于什么性质的医疗事故，是责任事故还是技术事故，属于几级医疗事故，是一级、二级还是三级，如何处理，在应给予多少经济补偿等问题上存在意见分歧而产生的纠纷。无过失的医疗纠纷，是指虽然在护理过程中发生了患者死亡或伤残等不良后果，但是，这种不良后果的发生并非医务人员的过失所致，而病人或其家属却认为医务人员有过失，属于医疗事故，以致发生纠纷。例如，有个病人因患不治之症而丧失信心，在住院期间，趁医护人员不注意，在深夜跳楼身亡。病人家属认为病人的自杀是护理人员没有尽到照料和看护职责的失职行为所致，认为医院应对病人的死亡承担责任。而医院则认为，病人的自杀是在深夜，是医务人员没有预见也不可能预见和防范的意外情况，医院不应对此承担任何责任。这种纠纷就是无过失的医患纠纷。

（二）护患纠纷与护理审美难题

这里所讲的护患纠纷和护理审美难题，主要是指有的护患纠纷的发生，既不是护理人员的技术事故和责任事故，也不是患者的无理取闹，似乎医患双方都没有责任，都很无辜，但是护患纠纷确实发生了，其主要原因是护患双方的医学观、价值观有较大的差异，交流沟通不够造成的。

当然，有过失的护患纠纷，其主要责任当然在医方。但是，对于那些占很大部分的无过失的护患纠纷，护患双方都存在原因。其中，在护理人员方面主要有以下因素：

1. 护理人员态度不好，或者解释不周引起的护患纠纷。这种护患纠纷在实护理实践中较为多见。护士对患者及其家属，出于对患者生命或健康的关心所询问的与其疾病有关的问题，有责任、有义务作认真、耐心的解答。护士应体谅患者一方的心情。但有些护士对患者缺乏人文关怀，对他们的心情并不理解，对这种沟通护患双方情感的询问，不仅表示出不耐烦、不理解，甚至态度冷淡，言语不逊，从而引起患者的不满而导致护患纠纷。

2. 护理人员语言不当引起的护患纠纷。在护理过程中，由于各个医疗单位的条件、设备和医护人员的个人技术水平等方面的因素不同，加之各种疾病的发生与发展都有一个过程，因此，医务人员对疾病的认识也要有一个过程。如果认识出现严重的滞后或超前，对疾病就难以作出正确的诊断，并难以采取有效的治疗措施。在正常情况下，对一种疾病的认识能力和诊断治疗效果是会有一定差异的：如果某种疾病发病初期典型症状不明显，或者表现出的症状与其他疾病相类似，根据各项常规或特殊检查结果，确实难以作出准确的诊断或鉴别诊断。在这种情形下，医生根据当时的症状作出初步诊断，并在不违背治疗原则的前提下，采取探索性的治疗是允许的。经过一段时间的治疗无效后，病人可能会到另一家医院就诊，此时典型症状可能就比较明显，接诊医生就有可能较快地作出与原来医院诊断完全不同的结论，这是理所当然的、符合疾病诊断规律的事情。但是如果后一家医院医护人员不假思索地讲一些刻意抬高自己、贬低他人的话，如“这个病很明显是原来的医院诊断错了”，“您这个病早来我们这儿就诊就会没有问题，现在晚了可就不好说了”之类，只是几句不负责任的话，就可能产生不堪设想的后果：倘若这位患者出现严重不良后果，或留有后遗症或者死亡，家属就有可能找初诊的医疗单位，要求追究医疗责任，最终可能引起医患纠纷。还有一些医务人员在患者病床前、手术台上、治疗室抢救过程中，随便乱发一些议论，被病人或一些病人家属听到。如“氧气不够用了”，“怎么能用这种药”，“切口太大伤到其他组织了”，等等，这些都有可能引起患方的误解，从而引发医患纠纷。

3. 医务人员不遵守医疗性保密制度，忽视患者的心理变化及可能出现的不良后果所造成的医患纠纷。有的医务人员对癌症患者和其他难以治愈的患者不慎泄露出“不治之症”的神情，致使有些患者因此丧失信心而自杀，事后，有的病人家属可能与医疗单位发生纠纷。

第四节 共　情

一、共情的概念

共情（empathy），也被称为“移情”、“同理心”或“神入”，主要是指对他人的情绪的理解和分享。最初，共情是一个美学概念，用来描述人们把自己的感受自发地投射到自己所看到的艺术品上的一种现象。后来，美国人本主义心理学家罗杰斯发展了这一概念，指出，共情是指深入他人的内心世界，就仿佛是自己的世界，但同时也没有失去自我。正因为有了共情，人们才能体会到他人的痛苦和困难，进而去安慰或者帮助别人；也正因为有了共情，人类社会才会通过互相帮助而得以保存和发展。因此，有的学者认为，共情是人类进化的产物。

共情是一个比较复杂的概念，它既可以指一种个人素质和能力，也可以指一种沟通行为。

作为一种个人素质，共情有两个主要成分：情感性的和认知性的。情感性的共情是指对他人情绪的一种无意识的主观感受，比如当看到别人悲伤哭泣的时候，我们也会感到难过和悲伤，即便我们自己并没有什么悲伤的事情。而认知性的共情是指能够理性地理解他人的情绪，并设身处地地从他人的角度来考虑问题。比如，在看到一个人哭泣的时候，我们可以分辨出那人是悲伤、愤怒还是害怕，并且能够理解那人需要什么样的帮助。作为一种沟通行为，共情指把这种对他人的关注、尊重和理解，用语言或非语言的形式表达出来。

共情概念应用到医护群体中是在 20 世纪 70 年代。Hojat（2002）认为，对病人照料情境下的共情主要是指一种认知性的品质，主要指对病人情绪体验的理解，并伴有将这种理解传达给病人的能力。在护理工作中，共情可以帮助护士与病人建立良好的医患关系，同时也对护理人员提出更高的要求，只有理解了共情在护理实践中的价值，不断加强修养并掌握了共情的技能，护士才能在护理病人时主动而有效地进行共情。

二、共情在护理实践中的价值

在护理实践中，护士关心理解病人的痛苦和需要，支持和帮助病人恢复健康，体现了护理工作的基本目标。护理是对人的关怀，而共情是关怀的前提。在护理实践中，共情的价值体现在以下几点：

首先，对病人共情是护理工作的本质体现。护理的本质是对人的关怀，是一种利他行为，而共情正是利他行为的基础。因为具备共情特质的人能切身感受到别人的需要与苦恼，并能在必要时以得体和尊重的方式向他人提供支持与帮助。而去设身处地理解病人的痛苦，意味着护士与病人的关系是一种平等、尊重的关系。

其次，共情能够满足病人被理解和支持的基本需求。在医疗环境中，病人作为有困难的个体，需要得到治疗和护理，因此，作为满足病人医疗需要的客体，才有了医生和护士的职业。病人不仅作为病人角色存在，还是一个有基本的情感需求以及被理解和支持的需求的人，而医护人员只有具备相当的共情能力才能真正满足病人的基本需要。

再次，共情促成良好的护患关系。在护理工作中，建立良好的护患关系是一个基本的目标。而受病人喜欢的护士常能设身处地去感受患者的情绪，理解病人的意图，并以恰当的方式表达自己对对方情绪与意图的感受、理解与尊重。也就是说，共情能力较好的护士常能与病人建立良好的护患关系，因为她们总能最大限度地理解别人，并以平和的心态与人相处，也就很少与病人发生冲突，即使有矛盾，也多能平和地以建设性的方式去处理。

最后，共情能够让护士体会到护理工作的价值和美。在日积月累的临床工作中，许多护士会因为工作量大或者得不到病人和社会的理解而看不到自己工作的价值，从而产生自我价值感下降以及工作倦怠感。而有的研究显示，共情能力较高的护士产生的倦怠感相对较少。究其原因，护士在理解病人的过程中也得到病人的积极回报。人与人之间的关系是互相影响的，当护士最大限度地体谅、理解和关心病人时，通常也会赢得病人的理解、关心和尊重，使护士和患者都能够心情愉快。从这一角度来看，共情还具有一定的职业心理保健功能。

三、护理人员的共情修养与技能

从护理美学教育的角度加强护士的共情修养，提高沟通技能，对于促进护士的共情能力具有重要的作用。共情修养的内容主要有：

1. 培养对人的普遍尊重的处事态度和关注他人的思维习惯。共情是一个由自我中心向他人中心过渡的过程。共情能力好的人会经常从他人的角度来考虑问题，对他人富有同情心、关心他人的痛苦、对他人友善。因此，共情修养不仅是沟通技巧的学习、思维方式的训练，更是一种人生态度和利他主义精神的培养。心理学家阿德勒提出过，人们都在追求自我的价值实现和快乐，但是很多人没有意识到，只有为他人提供便利和服务才是一个人最大的价值和快乐所在。Batson（1997）经过很多行为实验证实，当人们对他人产生共情性的情感反应时，会主动去安慰帮助他人。在这样的利他行为中，帮助者不需要回报，只是希望被帮助的人能够更舒适、更平安。而且，共情的过程也是尊重对方的情感和人格的表现，是对人的普遍尊重。临床护士在面对病人的时候，不论病人的经济收入、政治地位以及个性特点，都能够从病人个体所处的环境考虑，理解病人的情感、困难和行为，进而关怀照顾病人，满足病人的个性化需要，这是人本主义思想的体现，也是护理职业道德的本质体现。就此而言，培养护理人员对人普遍尊重的处事态度应当是共情修养的首要成分。

2. 培养对他人情绪和需要的觉察力。共情的前提是能够感受到他人的情绪和需要，而这种能力是随着人的生长而逐渐发展的。个人的年龄、人生经历都能够帮助个体发展共情的能力。儿童也能觉察到他人的不快，但是不能理解他人为何不快。缺乏相应人生经验的人有时也较难理解他人的情绪和需要。例如，没有做过手术的人不太能觉察到患者手术前的焦虑和恐惧。然而，当一个人经过学习和训练之后，虽然不能完全体会到他人的痛苦情绪，却能够通过各种表情、动作、语言及行为等线索而敏感地体察到他人的情绪和需要。而培养一个人的敏感力，需要经常转换思想，多考虑身边人的需要，多从他人的角度来理解和看待问题。如，有的护士会对病人反复确认治疗方案而感到不耐烦，但是如果她能够觉察到这位病人由于经济拮据而担心和沮丧，那么就可能会耐下心来安慰病人，并将治疗费用的大致情况解释给病人听，从而消除病人的不安全感和窘迫感。此外，对他人需要和情绪的敏感度既包括能够观察到他人的情绪线索，体验他人情绪的能力，也包括觉察自我情绪的过程。只有在此基础上，护士才有可能对病人产生有效的共情性情感。

3. 学习适当表达共情的技能和方法。体察到病人的情绪，关心病人的需求，还不意味着护士就能够很好地共情。尤其是面对重症患者时，有的护士即使很想安慰和帮助他们，却也经常会不知所措，不知道如何能够让患者感到理解和支持。正因为如此，学习用适当的方式表达共情也是护理工作者共情修养的重要内容。

在表达我们对他人情绪和处境的理解时，既有非语言性的自然反应，如流泪、表情伤感，也有人们可以控制的行为和语言反应，如目光关注、倾听以及安慰的话语等。表达共情是护理人员尊重病人人格、理解病人情感以及关心病人痛苦等内在体验的外在表现，是将自己的共情性情感传达给病人的重要途径。

表达共情需要掌握相应的沟通技能。临床护士可以通过训练，运用目光接触、动作适宜、人际距离得当、态度尊重和倾听等非语言技巧，运用准确、精炼、易理解的语言以及接纳、鼓励等支持性的语言技巧来学习与病人进行共情性的沟通。如在倾听病人讲话时，护士应当表情专注，与对方有目光交流；适当地点头、微笑，多使用“对”、“是这样”以及重复一些患者提及的重要词语，表示在努力理解对方。在倾听过程中，有时还可提出一些启发性或针对性的问题，让对方感到你在为他着想，以他的利益为重；同时，还要用自然、真诚的表情来回应对方的谈话。

总之，在护理实践中，共情能够体现护理人员的关怀，能够促进良好的护患关系，能够让护士体会到工作的美与价值。共情能力的提高是一个漫长的培养过程，也是自我修养的过程，只有护理教育者和护士自身都充分意识到了共情的重要意义，才可能将共情教育和自我成长结合起来，使护理之美真正在护理实践中得以体现。

【本章小结】

本章节从护理人际美的概念、范畴、创造与维护等方面对护理人际美进行了详细的介绍。护患关系是护理人际关系中最重要的一个维度，构建和谐的护患关系对护理人际美有非常重要的作用。护患关系有其自身的性质和特点。随着医学模式的发展，护患关系也经历了“主动-被动型”、“指导-合作型”、“共同参与型”三种不同的模式，护理人员应根据患者的不同病情，采用不同的护患关系模式对患者进行护理，并应注意避免影响护患关系的不良因素，在护患交往中注意礼仪美、语言美、护理技能美和情感美，运用一定的沟通与共情技巧，以促进构建和谐的护患关系，实现护患交往中的人文关怀，从而创造与维护护理人际美。

【学习效果评价】

1. 请结合你自己或家人朋友就诊的经历，模拟护士在患者住院期间应表现的礼仪美。
2. 结合案例讨论护理人员共情的技巧。

第九章 护士审美修养和审美教育

学习目标

完成本章学习内容后，学生应能：

1. 了解护理人员审美修养的重要性
2. 掌握提高审美修养的方法和途径
3. 熟悉加强护士“慎独”修养的方法
4. 掌握审美教育的方法
5. 熟悉审美能力的内涵及教育意义
6. 了解护士审美能力与护患关系的关系

【案例导入】

产妇赵某，38 岁，首次妊娠，孕 35 周，胎儿情况正常。某日晨，护士张某为产妇测量血压，血压为 150/90mmHg，主诉略感紧张。此后，护士选取自己最喜爱的贝多芬的《命运交响曲》给产妇播放。产妇在音乐播放过程中出现面色苍白、烦躁不安等表现，血压升至 170/110mmHg，心率 110 次/分。

现代医学和心理学研究表明：音乐可对人生理和心理产生一系列的影响。从这一观点出发，近代医学家将轻快愉悦的音乐应用于治疗和护理过程中，从而创立了音乐疗法，即根据不同的病情选择不同的音乐，达到减轻疼痛、缓解焦虑、稳定病情的功效。该病例中的护士应根据产妇的性格特点和病情选取舒缓、轻快的音乐为产妇播放，使产妇在音乐中放松心情，体验做母亲的幸福之感。本案例说明了该护士的审美修养和能力有所欠缺，有待提高。

第一节 护士的审美修养

审美修养是个人自身完善的指标，也是人类社会文明发展的重要标志。审美修养旨在树立正确的审美观，提高人们对美的感知、鉴赏和创造的能力，完善人格，开发创造潜能。审美修养对完善护士自我，提高鉴赏美和创造美的能力，造就完美人格，塑造良好护士形象具有重要的意义。

一、护理人员的审美修养与护理人文的回归

随着医学模式的改变及护理学科的飞速发展，护士不再是被动地执行医嘱，而应该主动、全面、系统地了解病人的整体身心情况，使之在美的治疗环境中获得最大限度的身心康复。这种美的修养与护理的相互渗透，要求护士不仅要具备高尚的职业道德、精湛的技术，还要具有较高的审美修养和整体素质。

医学及社会的发展和进步使健康的内涵得到扩展和延伸，健康不仅是躯体无疾病，而是

指个体生理、心理、社会、道德等诸方面均达到良好状态。因此，护士要将人们对健康的客观需求融入护理工作中，满足人们对健康的追求和需要。护理人员要在护理实践工作中具有高度的责任感和奉献精神，钻研护理业务，克服和战胜各种困难和挫折，将病人和人类的健康视为己任，不辞辛苦、忘我工作，使护理对象在得到护理服务的同时，深切感受到来自护理人员的真、善、美的情感，实现自身对美的追求。

护士的审美修养是指护士通过学习和应用美学理论及相关理论，在护理实践活动中通过自我教育、自我锻炼、自我改造过程而提高发现美、鉴赏美、追求美和创造美的水平和能力。护理工作是融理论性与实践性、科学性和社会性、服务性和技术性为一体的职业，是一项以预防疾病、挽救生命、恢复健康、促进健康为目标的崇高事业。护士的审美修养是护理工作所必备的职业需要，护理工作不仅是一个与疾病和死亡斗争的过程，也是发现美、感受美、创造美的过程。护士要不断进行自我完善，将专业知识、技能及情感综合应用于护理实践。专业知识和技能是解决临床护理问题的必要条件，是做好护理工作、满足病人需要的基础。护士的情感是指对生命的关爱和对事业的热爱。它贯穿于护理实践的整个过程，贯穿于护士职业生涯的全部。护士的审美修养不仅是护士塑造理想人格的途径，还是护士工作适应社会需要的具体体现。

护理人员是内在美和外在美融为一体的象征。护理人员内在美与外在美有各自独特的内容，两者是相互依存、相互制约的关系。内在美是护理美的基础和依据，也是施展外在美的根源，外在美又能展示内在美、传递内在美。护理人员的内在美是持久而稳定的，外在美则是多样丰富的。护士的内在美体现在护理人员的工作态度和护理工作中。护理人员的内在品质决定了护士对工作及病人的态度，良好的内在品质能激发病人对美的感觉，感染病人，促使他们在与病痛斗争的过程中保持良好的心境，恢复健康。应通过护理服务和在与服务对象的交往中自然地流露美、传递美、创造美、成为美的化身，体现护理人员高尚的职业精神、严谨的工作态度。例如，护理人员根据护理工作特点及着装艺术，穿着简洁、大方的工作服，体现出护理人员端庄、高雅的仪态和鲜明的职业特点，是护理人员内在美和外在美的完美统一的最好体现。

二、成为审美的人——审美主体的自身修养

护理人员的审美修养是护理人员在长期的护理实践中自觉地把所学的美学理论及相关知识应用于护理工作，通过不断的学习与实践的反复循环，提升自身的审美意识和审美能力的自我教育、自我锻炼、自我改造的过程。护理人员自身审美修养的提高是一个自觉自愿、持之以恒的实践之路。

（一）建立正确的审美观

审美观是人们对美的标准、鉴赏、评价等的基本观点和态度，也是世界观在审美实践中的具体体现。审美观是世界观的重要组成部分，它影响着人们的审美实践和创造，指引着人们审美方向，是审美活动的核心。审美观受多种因素的影响，如宗教信仰、社会文化、科学发展等。进步的、健康的审美观是指与社会历史发展方向一致，适应于社会发展需要，能帮助人们正确区分善与恶、美与丑，发现美、感受美和创造美。树立进步的、健康的审美观是护理人员审美修养的核心。

护士要通过不断的学习和实践，掌握护理美学的原理和发展规律，提高审美层次，善于在护理实践过程中发现美、感受美和创造美，达到生活美与艺术美的完美统一。护理工作的

目的是帮助病人战胜疾病、恢复健康、促进健康。众所周知，健康本身就是一种美。所以，对美的追求贯穿于护理实践的全过程及各个环节，护理工作本身就是一种追求美、塑造美、创造美的过程。在护理实践活动中，护理人员应以高尚的职业道德、优雅的气质得体的仪表、娴熟的操作、美好的语言、精心的护理为服务对象营造美的环境，用美来感染和熏陶他们的心灵，引导服务对象体会生活和生命的美好，激发他们对美的渴望和追求，从而树立战胜疾病的信心，早日康复。

（二）培养艺术兴趣和爱好，提高审美情趣

俗话说："爱美之心人皆有之。"每个人都具有发现美、感受美、欣赏美的潜能，但就审美能力而言，则因个人的经历、文化背景等因素而有所不同。

艺术美是艺术作品本身所具有的美学属性，体现艺术家们对生活的情感和理想，可从不同角度满足人们对审美的不同需要。通过学习艺术的理论和鉴赏知识，护理人员可提高艺术的鉴赏能力，加深对艺术作品的理解，感受艺术中蕴含的美，开阔视野，提高审美能力。护士通过培养自己的艺术兴趣和爱好，可利用艺术审美陶冶情操，提升审美情趣，提高审美能力，从而在护理工作中，做到以美表善、以美动人、以美动情，让病人得到美的享受，净化心灵。

在护理工作中，作为美的使者，护理人员应在学习美学理论及相关知识的基础上，将美学的知识应用于生活实践，培养艺术兴趣和爱好，培养自身审美情趣，提高美的鉴赏力和创造力，不断在日常生活中发掘美、欣赏美、追求美和创造美，将护理工作作为人生的乐趣和享受，主动投身于护理事业，用无私的爱和睿智帮助患者夺回珍贵的生命和健康，为患者撑起一片美丽的晴空。

（三）积极参加审美实践活动，加强自身审美修养

审美实践活动是指以实际行动参与审美活动，感受主体与客体对象的和谐统一，达到陶冶性情，提高审美修养的目的。审美实践活动包括文艺、体育、游戏、劳动等多种形式。虽形式不同，但审美的意义相同。

1. 积极参加课外审美实践活动，提高审美修养。丰富的业余活动可补充课堂知识，开阔视野，提高审美能力。高等医学院校的学生，可培养广泛的兴趣爱好，并寻找机会参加各种业余活动，在活动中展示和培养自己的才华，提高审美修养。护生可通过各种文艺审美活来动展示自我，提高能力，积累经验；也可在此过程中感受美、体验美、创造美，提高个人审美修养。如护理学生可参加学校每年定期举行歌咏比赛、运动会等大规模的审美教育活动；也可参加各种文艺团体，如合唱团、诗社等，在专业教师的指导下，发展审美爱好和艺术特长，提高审美修养。

2. 在临床实践活动中加强审美修养。美无处不在。只要人们用审美的眼光去审视生活就会发现美，成为美的接收者、实施者和创造者。护士应在护理活动发现美、鉴赏美、追求美和创造美。

（1）营造环境之美：优美舒适的护理环境有利于患者的疾病恢复和身心健康。良好的医疗环境可使患者身心舒适、愉快。比如病室布局合理、色调和谐、温湿度适宜、光线充足、空气新鲜、物品摆放有序、床铺整齐等，均可改善患者的情绪，提高患者的抗病能力，促进疾病好转。因此，护士应对病房的布局和装饰进行精心安排，以达到整洁、美观和舒适的目的，同时要给患者美感，使之得到心理上的放松和和谐。如护士可利用柔和的墙面颜色，消除病人心理上的紧张和意志上的消沉。

（2）构建心灵之美：现代护理学创始人南丁格尔认为："护士的工作对象不是冰冷的石块，而是有热血的生命和人类。"护士心灵美是在整个护理过程中起决定作用的美。因此，护士必须具有一颗同情心和一双愿意帮助他人的手。虽然每个人对美的理解和追求不尽相同，但作为一名护士，就要以职业为重，高尚的职业道德是护理人员重要的思想素质之一。因此，护士应始终视病人为亲人，启发自我的职业情感和激发内心的良知，设身处地为病人着想。作为一名护士，不论病人的出身、职业、地位、性别、相貌如何，都应一视同仁，给予同情和帮助，使他们得到安慰和鼓励。简而言之，护士的心理美不仅决定护理质量的高低，而且决定着护理工作的成败。护士用一颗同情之心温暖病人，用勤劳的双手帮助病人，才能使病人从护士的言行中真正发现美、体验美。

（3）展现举止之美：举止是指人的行动，包括动作的幅度、速度、体态、表情等。由于病人的文化水平不同，病情及自我控制能力各异，护士应根据病人的具体情况采取不同的举止方式。比如，病人恐惧时，护士镇定、从容的笑脸，能给病人安全感；病人痛苦呻吟时，护士应靠近病人站立，且微微欠身与其交谈，适当抚摸其躯体或为其擦去汗水或泪水，给病人带来体恤、安慰的感受。

南丁格尔曾说过："护理工作是一切艺术中最精细的艺术。"护士在进行护理操作时需讲求举止的优雅、细腻和灵巧，尽量以美的举止呈现在病人面前，使他们保持心理上的最佳状态。在进行各项护理操作的过程中，护士不仅要严格执行护理原则和规程，而且要钻研每一个操作细节，力求达到节时省力、干净利索、协调美观的护理操作境界。护士在为患者进行护理操作时，要根据审美原则和规律，注重动作的对称性、协调性和完美性，达到科学性和艺术性的和谐统一，做到娴熟美、精细美、和谐美。操作中的动作敏捷、熟练，给人以娴熟美。操作的准确、规范是护士举止精细美的体现。肌内注射时，"两快一慢"则是和谐美的集中体现。总而言之，护士的举止美可以使病人增强心理的安全感和对护士的信任感，有利于塑造完美的护士形象，是护理工作实质的完美体现。

（4）展示语言之美：俗话说："良言一句三冬暖，恶语伤人六月寒。"这充分说明了语言艺术的魅力和作用。语言是人类思想交流的工具，直接影响病人的情绪，情绪的好坏又影响病人的身心健康。关心体贴的语言能消除病人的顾虑，减轻病人忧虑程度，激发病人战胜疾病的信心。冷漠的语言则会增加病人的心理负担，影响疾病治疗和康复。护士每天接触的是病人，除了用手术、药物排除生理痛苦外，还应从语言中使病人感到被尊重、被关怀，得到心理和生理上的满足。因此，护士应具备较高的语言水平，即护士的语言应集礼貌性、保护性、道德性、科学性、安慰性等特征于一体。在护理过程中，礼貌性语言是护患语言沟通的起码要求。礼貌性语言是指使用尊称、敬辞；使用带有亲切、赞许、尊敬、商量色彩的言语，忌说粗话、冷话，这也是保护性语言的主要体现。语言的科学性是由护士专业素质训练所形成的。语言的道德性是指语言的表达要符合伦理道德规范。安慰性语言能使患者消除不安和消极心态，解除疑虑、悲观、急躁的不良心理状态。因此，护士在与病人交往中，时刻注意语言技巧，应做到语言轻柔、语气温和、语速平稳、语风文雅、语态诚恳并配以适当的手势和面部表情，会使病人感到心情愉悦。护士讲求语言美，不但能净化护士心灵、陶冶高尚情操、体现职业情感和奉献精神，而且让病人从护士温馨的语言中真正享受到美，使病人的身心处于接受治疗及护理的最佳状态，提高抗病能力。

三、护士的“慎独”

慎独是指在一个人独处、无人监督的情况下自觉坚持道德信念，谨慎遵守道德原则。“慎独”历来被人们所重视。我国《礼记中庸》中记载：“莫见乎隐、莫见乎微，故君子慎其独也。”古希腊唯物主义哲学家德莫克利特也说过：“要留心，即使当你独自一个人时，也不要说坏话或做坏事，而要觉得在你自己面前比在别人面前更知耻。”无产阶级革命家刘少奇同志在《论共产党员的修养》一书中，也提倡每一位共产党员应做到“慎独”。对于直接服务于病人的护士来讲，“慎独”既是护理职业道德修养的重要部分，也是一种崇高的道德境界。在护理事业不断发展的今天，护士的慎独修养，对于提高护理质量，提高护士队伍道德素质具有重要的意义。

（一）护士“慎独”修养的重要性

慎独属于道德境界的范畴，是依靠内心道德信念进行的自我教育、自觉实践的过程。护理工作担负着保护生命、减轻病痛、促进康复的崇高使命。加强护士的慎独修养是由护理工作的职业特点所决定的，与护理质量密切相关，关系到病人生命安危。护理工作是以病人为服务对象，护士的护理行为往往是一个人独自完成的，甚至是在患者完全失去知觉或不知情的情况下进行的。在这种情况下，护士的行为得不到病人或社会的监督。如生活护理是否到位、夜间值班是否尽职等，需靠护士的自身道德修养来进行自我审视和约束。因此，护士需自觉加强慎独修养，时刻注意以慎独精神来规范自己的言行。

加强护士的慎独修养也有利于护士的身心健康。慎独常与诚实相关联。正所谓“心底无私天地宽”，护士能在一个人独处或无人监督的情况下自觉遵守道德规范，得到心理上的满足和坦然。反之，不注重慎独修养，明知故犯，做出有损病人利益之事，护士会感到内疚，受到自我谴责。长此以往，必将带来精神上的痛苦和压抑，会影响护士自己的身心健康，甚至引发疾病。

“慎独”是护士的良好素质，是护士所特有的一种素质，也是对护士形象的维护和尊重。它源于后天的学习、个人的修养以及对人生的思考，是对我们自身素质的完善和提升。所谓态度成习惯，习惯成自然。在护理工作中，特别是独立操作之时，护士每时每刻都应自觉地严格要求自己，认真查对，严守规程，谨言慎行，做到无愧于患者，无愧于心。

（二）加强护士的慎独修养的方法

慎独修养需经过护士自我教育、自我锻炼和自我陶冶形成，主要应从以下三个方面着手。

1. 树立崇高的生活目标，确立正确的人生观，激发从事护理工作的责任感和荣誉感，充分认识慎独的重要性，只有努力加强慎独修养，才能完成救死扶伤的光荣使命。

2. 提高自觉性，强化自我心理评价作用。自我心理评价是护理人员发自内心的道德信仰和强烈的责任感，是对自己护理行为进行善恶评判的精神动力。内心信念可促进提高自觉性。护士应努力发挥主观能动性，强调自觉精神，做到自觉、自愿地进行自我约束和监督。

3. 从点滴做起，持之以恒。慎独修养非一日之功，护士要做到慎独，需从身边点滴小事做起，防微杜渐，时刻严格要求自己，做到言行一致，表里如一，把每件细微小事都当作是对自己道德信念的考验。坚持在实践中磨炼意识，持之以恒地进行自我修养。只有这样才能逐步形成良好的道德情操，提高慎独修养。

第二节　护士审美教育

一、审美教育的形成

审美教育即美育、美感教育，审美教育是既古老又年轻的集合体。审美教育思想的形成和发展经历了漫长的过程，但直至近代，审美教育这一概念才被明确提出，逐渐形成了系统化的审美教育理论，并随着社会审美实践活动内容、范围的扩大、深入而不断的发展、完善，形成科学的、系统的审美教育理论体系。

（一）西方审美教育思想的形成

西方审美教育思想起源于希腊。当时雅典的教育非常重视人的全面发展，7 岁以前在家庭接受教育，如玩游戏，听故事；7 岁后进入正轨学校学习；13～14 岁在体操学校学习体育或舞蹈；16～18 岁的富家子弟可进入体育馆，练习体操及政治、哲学和文学教育，练习演讲术；18～20 岁的青年接受军事训练，并参加纪念活动和喜剧演出。古希腊的教育是把智育、体育和美育有机地结合起来，是审美教育的雏形。

古希腊著名的哲学家柏拉图在《理想国》一书中阐述了从小培养青少年养成爱美习惯的重要性。他反对用罪恶、放荡、卑鄙的淫秽的东西毒害青少年的心灵，主张创作一些健康、审美价值高的艺术作品陶冶人的情感。他提出诗歌和音乐是最好的教育方式，他认为，如果一个人受过良好的音乐教育，有鉴赏能力，就能判断艺术和自然的美与丑，同时，他还认识到自然美和艺术美可以陶冶人的性情，美化人的心灵。

18 世纪 50 年代，德国美学家席勒在前人有关美育思想和理论的影响下，系统地提出了审美教育理论，他在《审美教育书简》一书中，首次使用了“美育”这一概念，并对其内涵、实质、社会功能和意义作了系统的描述。《审美教育书简》是历史上第一部以审美教育为研究对象的理论著作，是独立的审美教育体系形成的标志，被称为“第一部教育的宣言书”。席勒审美教育的核心思想是要培养、塑造外在美和内在美，具有理想思维能力和艺术创造才能的完美人生。

马克思把美育理论提高到了一个崭新的高度，认为人是“按照美的规律来建造”世界的，劳动产品与艺术作品都有美育的作用，能培养了解艺术、欣赏美的公民。

（二）中国美育思想形成

中华民族有着悠久的审美教育历史和丰富的传统美育思想。远在周朝就提出审美教育的问题，把“六艺”作为教育的重要内容，即“礼、乐、射、御、书、数”，其中“乐”就是指音乐，是用音乐来教育、陶冶人们的性情，这是我国审美教育的雏形。

我国伟大的教育家孔子也是美育的倡导者，他主张通过审美的途径，即以诗、乐为教育手段，为礼教服务，培养儒家伦理道德，规范人格。孔子指出：“诗可以兴，可以观，可以群，可以怨；近之事父，远之事君；多识于鸟兽草木之名。”孔子认为，音乐要求既要有合于音乐的形式，也要有合于道德的内容，其中美的内容是根本。

虽然我国古代的美育思想十分珍贵，但未形成比较完整的思想教育体系。近代的王国维最早将西方美学思想引入我国，并对西方美学思想作了较为系统的介绍和阐述。他深刻论述了美育、德育与智育关系，充分肯定了美育在教育中的重要性。之后，近代著名的教育家、美学家蔡元培先生不仅在理论上对美学进行了全面系统的研究，还明确提出了德、智、体、美并行的教育方针，首次提出“以美学代替宗教”的观念，而且还积极付诸实践，为我国的美育事业作出了重要贡献。

新中国成立之初，美育已作为社会主义教育体系的一个重要组成部分。1996 年 6 月，中共中央国务院召开了全国教育工作会议，在《关于深化教育改革全面推进素质教育的决定》中指出：“美育不仅能陶冶情操、提高素养，而且有助于开发智力，对于促进学生全面发展具有不可替代的作用”，进一步明确了要培养德、智、体、美全面发展的人才，肯定了美育在现代教育中的地位和作用。

现代医学模式的转化，使护理工作职能扩展到生理、心理和社会三方面的护理，以给病人提供全方位的服务。护士的审美教育旨在培养护士在护理实践中具有一定的审美能力。在护理过程中，护士不仅要能发现美、感受美，而且要能创造美、塑造美，充分展示护士的心灵美和行为美，为病人提供高质量的护理。

护士审美教育首先要使每一位护士了解护理工作本身就是一种特殊劳动，是一种艺术，是美的体现。众所周知，美源于生活。人们在日常工作和生活中时刻都可以感受到美的气息。一句贴心的话语，一朵艳丽的花朵，一首悦耳的歌曲，都能给人以美的感受和体验。当一切美的事物展现在人们面前时，人们会感到心情舒畅，生活充满希望。对于住院病人来说，脱离原本熟悉的群体和环境，进入医院，病人要承受来自生理、心理、社会三方面的压力；一系列的检查、治疗和护理会使病人的意志消沉，产生焦虑情绪或不安心理。护士的职责是帮助病人保持积极乐观的心理状态，增加战胜疾病的信心。护士与病人都会对美的事物产生积极的心理和生理反应。护士作为审美客体或审美主体，应为病人创造优美的环境，构建和谐的气氛，调动病人的主观能动性，消除病人紧张、悲观等负性心理情绪，建立积极向上的正性心理情绪。因此，护士的审美教育要着重塑造护士积极乐观的性格，谨慎求实的工作作风，树立正确的人生观和价值观，培养高度的责任感。

二、护理审美教育的意义

随着护理观念和理念的不断变化，护理学已经成为一门集自然科学和社会人文科学于一体的应用性学科，在救治疾病、挽救生命和促进人类健康方面发挥着重要作用。为使护理的发展适应于社会发展的需要，实现护理工作者崇高的职业追求，护理的工作范畴逐渐扩展，已由医院发展至社会，也由挽救生命发展为预防疾病，提高生活质量。在这种条件下，护理事业的发展不仅仅局限在护理专业知识和技能的进步，还对护理美有了更高的追求。护士在从事平凡的护理工作中始终把崇高的道德情操融入自己的言行中。

1. 提高审美情趣，促进心理健康。俗话说：“爱美之心，人皆有之。”人们对美的追求和向往是与生俱来的。美的事物可给人们带来心理的愉悦，促进身心的和谐，激发人们对生命的渴望，以积极、饱满的情绪面对生活和激烈的现代竞争。护理人员在护理实践中注重姿态美、仪表美、语言美以及色彩美、装饰美，不仅可带给病人愉悦安宁的心理感受，还可使繁重的护理工作变得轻松自在，带给自己积极乐观的心理体验。

护理审美教育在于启发人们发现美、体验美、欣赏美和创造美，从而达到对自我身心的调控，带来精神的愉悦和安宁。通过护理审美活动，护理人员可大胆地从美学视角去探寻人的身体美、心理美、环境美，旨在创造一个积极健康的护理环境，使每一个人生活在美的环境中，享受着美带给我们的健康与快乐。

2. 树立正确的护理审美观。审美观是人生观、世界观的一部分，它影响着人们的言行，也影响着人们的人格品质与职业修养的形成和发展。护理审美教育使护理人员学会捕捉周围美的事物、善于体验美的感受，唤起人们心中美的共鸣，塑造崇高的职业道德和人格修养。如在产房中，护士协助产妇生产，与她们共同迎接新生命的降临，看到新生儿红润的面庞，体会到生命的圣洁，享受着生命之美。这种圣洁的美可激发护士对专业的热爱，加深对生命的理解。

3. 促进护理人员全面发展，提高职业素养。护理事业的发展关键在于护理人员的全面发展。智育、德育和美育是培养高素质人才的重要手段。美育是德育的必不可少的环节，美育对于德育的作用在于将真、善、美联系起来，以美引导善，将道德教育融入精神感受；审美有益于智力发展，可促进护理人员形象思维能力、想象力和创造力的发展。

审美教育有助于护理人员发现美、体验美，开阔视野，发展多方面的才艺，从而形成和发展人格、完善自我，达到内在美与外在美的和谐统一，成为具有较高素质的全面发展的护理人才，满足社会发展的需要。

三、护理审美教育的方法

护理审美教育的方法很多，就医学院校护理教育而言，主要包括护理教学过程中的审美教育及社会实践活动中的审美教育。

1. 学校护理教学过程中的审美教育　学校护理审美教育的主要方法是护理教学过程中的审美教育，主要指理论课及实验课、临床见习及实习、学校课外业余活动中的审美教育。

（1）课堂教学中的护理美学教育：对每一位护理专业学生而言，不仅要学习解剖、生理、病理、生化等基础课程，还要完成护理学导论、基础护理学、内科护理学、外科护理学、妇科护理学、儿科护理学等专业课程的学习。在课堂教学活动中，教师应将审美活动与认知教学有机结合，用美的法则优化课程目标、教学内容、授课方法等，在教学中展示美，在课程中感受和体验美，使学生在学习中身心愉悦，不仅掌握相关的内容和技能，达到发展情感、提高审美修养和全面素质的目的。

美学的知识和理论是人类在长期的生活和生产实践中对审美现象的整体分析和概括，展示美的全部内容。通过美学的学习，学生可了解美的基本原理和范畴，熟悉美的存在形式和审美活动过程，树立正确的审美观，培养健康的审美情趣和高尚的审美理想，善于发现美、发掘美、感受美、鉴赏美和创造美，有助于开阔视野、扩展思路、激发想象力和创造力，在所从事的行业中有所创新和作为。各护理院校应在护理专业学生中进行美学教育，从基本美学知识入手，培养学生的审美意识，鼓励学生发现身边美的事物，培养学生加深树立正确的审美观和人生观。

在护理美学教育中，教师需要精心设计问题，培养学生的想象力和推理能力，从中感悟美学内涵。如开设护士礼仪课程，有助于学生了解基本礼仪要求和标准，有利于学生对外在美的理解，对今后做好护理工作，提高护士素质具有重要作用。

（2）临床实践中的护理审美修养：临床护理见习和临床实习是护理专业学生参与护理审美实践获得美感的重要途径。就临床见习而言，学生主要以临床观察为主，学习时间较短，在见习阶段，学生通过观察了解优雅的就医环境，体会护理人员的工作作风、优美的仪表、动听的语言交流，感受到护理工作中的美和护理人员自身体现的美，找到自身差距，完善自我审美修养。另一方面，临床护理实习中护理学生会直接参与护理实践活动，边学边干，在实践中要从自身体现出美，矫正自己的言行，又要学习其他护理人员优秀的审美品质和素养。这一阶段是护理学生发现问题、自我完善的关键阶段，也是今后走向护理工作的必经阶段。在临床实践教学中的审美教育会对护生产生持久而广泛的影响。

（3）开展丰富多彩的课外活动，创造审美修养氛围：课堂教学的时间毕竟有限，而审美修养则是在生活实践中形成和发展起来的。丰富的业余生活为审美教育搭建了广阔的平台，是最为有效的美学教育途径，也是课堂教学的补充，具有多样性、实践性的特点。在校园内组建各种社团组织，开展丰富多彩的文体活动，营造积极向上的校园文化氛围，如组织学生进行歌咏比赛、文学写作、摄影展等，使学生在活动中获得美的享受，增进友谊，加强集体主义精神。此外，还可发挥医学生的特长，组织学生进行各种志愿者活动，社会实践等活动，启发学生的想象力和创造力，调动学生的积极性，在奉献的同时感受着心理之美、劳动之美、创造之美。

2. 临床护理工作中的护理审美教育

（1）在工作中善于发现美、创造美：护理人员在护理工作中，要不断提高审美意识，发掘工作中的美，创造出美的护理环境。随着护理专业的不断发展，护理人员的工作范畴不仅仅局限在救治疾病，而逐渐向护理的服务功能和社会功能延伸，强调对病人生理、心理、社会的整体护理。护理工作要为病人创造舒适安全的修养环境，促进病人身心的健康发展。因此，护士的审美修养应在现有的工作条件下感受美、营造美，领悟美的真谛。用美的知识、高尚的品质、营造完美的护理环境，并自觉将护理手段升华为护理艺术，创造护理之美，再创生命和健康奇迹。

在为病人创造美的同时，护理人员也可从病人身上发现美、体验美。如当护士面对晚期癌症病人，看到他以乐观积极的态度面对病魔，勇敢与死神抗争时，即可体会生命之美、心灵之美，会对美和生命有更深的理解。

（2）健全的职业性格审美修养：所谓职业性格审美修养是指在职业活动和社会实践中逐渐形成的职业习惯和性格特点。作为维护人类健康的天使，护理人员应具备以下职业性格特点：①深思熟虑后行动；②洞察事物的本质；③全面客观的事物分析；④博采众长；⑤机敏而幽默；⑥善于想象和推理，积极创新。护理人员应从以上各方面加强自我职业性格的修养。

3. 追求艺术之美　艺术美是人们对生活的审美情感和理想的集中体现，也是美学的重要组成部分。通过各种艺术形式，借助美的事物和情感教育、感化和陶冶人们的心灵，培养高尚的道德情操，形成正确的审美观，鼓励人们参与文学、艺术、音乐等艺术活动，使人们在品味高雅艺术的同时得到心灵的净化和升华，调节生理，调控情绪，净化心灵。护理人员积极参与各种艺术实践活动，陶冶情操，理解美的内涵和规律，时刻以积极的审美态度面对工作和生活，获得美的感受，使病人身心愉悦，激发病人对生命的渴望和对生活的向往。

护理人员要培养广泛的业余爱好，积极参加各种有益的社会活动，在实践中培养自身的审美修养。

（1）表演艺术美：是指用演唱、演奏、动作等方式来塑造艺术。其审美功能在于用再现生活、渲染气氛、影响情绪、疏导心理、调节生理等。

（2）造型艺术美：是利用线条、形状、色彩等手段来定位三维空间。如绘画、雕塑等从视觉上给人以美感，唤起欣赏者动手设计和动脑思考的审美想象。在护理空间中的布局和造型可从造型艺术美中得到启迪。

（3）语言艺术美：语言是沟通的桥梁。语言的艺术魅力在于传递信息、调节情绪、化解矛盾、稳定心态等。护士温柔贴心的话语如春风，长久荡漾在病人的心田；护士鼓励的语句像温暖的阳光，会激发患者与疾病抗争的勇气。护士耐心细致的解释像一把巨伞，会护卫和修复患者不安的心灵。

(4) 医用艺术美：医用艺术是指随医学模式的转变，根据患者的各自特点，有意识、有目的地运用医学审美规律、审美手段、审美形态、审美形象、审美环境等，对患者及护士进行审美刺激和审美教育，用以引发一种主动积极的审美感受，激起他们身心的整体愉悦，达到护理审美主体与客体的和谐统一的审美境界。这是护士审美修养的辅助手段，也是医学发展潮流和方向的体现。

4. 培养广泛的业余爱好，加强人文教育。一般而言，一个人的审美修养的好坏是与众多因素有关的，如文化水平、生活阅历、道德水准等。就具有较好教育背景、丰富生活阅历的人而言，其审美修养则会较高。因此，学校教育不仅要注重美学课程的设置，还要为学生创造多元化文化氛围，鼓励学生发展广泛而健康的业余爱好，陶冶情操。

人文教育是在提高道德感和责任感的基础上，陶冶情操、净化心灵，使人们从中得到人生感悟，加深对人生哲学的理解，明确自己的社会和历史责任。人文教育有利于指导人们做人做事，形成健康向上的文化气息。在生活中我们不难发现，一个人的人文知识越丰富、视野越宽，解决问题的能力和创新能力就越强，就越容易在所从事的事业中取得大的发展和成就。将专业教育与人文教育有机结合，开阔学生的视野、构建合理的知识结构体系，有利于学生全面素质的协调发展，形成健全人格。如开设护士社交礼仪规范这类人文选修课，不仅可使学生掌握礼仪规范，接人待物的方法，还可激发学生对美好事物的追求，注重外在美和内在美的融合，自觉按照美的规范和标准要求自己、塑造自己。

第三节　护士的审美能力

一、审美能力的内涵

审美主体是在实践活动中形成的主体。审美主体不仅在实践活动中产生了审美需要，也在实践中获得了一定的审美能力。审美能力是指审美主体对各种美的事物的感受、鉴赏和创造能力。审美能力是生理、心理和社会意识等方面的集中体现，是在一定的社会文化背景下，受一定的社会审美观念影响和制约，具有鲜明的时代特点和个体差异。审美能力是现代文明人的重要素养之一。审美能力包含：审美感受力和知觉力，审美想象力和联想力，审美的理解力三个方面的内容。

(一) 审美感觉力和知觉力

审美感觉是人所特有的获得精神享受的感觉。审美感觉力是指与审美需要相应的感官能力，是一种感觉思维能力，也是人能获得审美享受的能力。审美感觉力主要指对色彩、声音、形体等因素的敏锐程度和识别力。

审美知觉具有一般知觉的共同性，又有其自身的特殊性。审美知觉不与认知和实践目的相联系，只与情感需求和目的相联系。审美知觉力首先是按照审美的要求对客体进行加工处理或复原，主动构建审美对象的能力。人的审美知觉力能感受到各种形式因素相互关系所构成的整体形象的韵律，引起心灵上的感应与应答。

(二) 审美想象力和联想力

审美想象力包括审美联想力与审美想象力。心理学认为，想象是人脑对过去形成的表象进行加工、改造而产生新形象的心理过程，也是将过去经验中已形成的暂时联系进行整合的过程。想象的实质是对表象材料的一种加工、改造，是大脑中的一种表象运动，通过这种表象运动，把感知和理解联系起来。想象是一个有着广阔内容的心理学范畴。它的初级形式是联想，包括接近联想、类比联想、对比联想、关系联想等。它的高级形式是再造性想象和创造性想象。

联想是由目前感知的事物回忆起与之相关的另一件事物，包括接近联想、类比联想、对比联想、关系联想等。在空间和时间上接近的事物在经验中容易形成联系，引起接近联想。类比联想又称相似联想，是由事物的性质或外形的某种类似引起的联想。对比联想是建立在具有共性的事物性质或外形的相反特点上的联想。关系联想是根据事物之间的各种联系而形成的联想，如种属关系、部分与整体、因果关系的联想。比联想高一级的想象包括再造想象和创造想象。再造想象是根据语言的描述或其他的表述，如图例、图解、说明等，在头脑中再现出这一事物的表象，也可根据过去记忆中的知觉材料进行整合、扩展，想象出自己未曾亲自感知的对象。创造想象是不依据已有的描述，而是根据主体的理想、目的，将记忆中的表象改造、加工、整合，创造出崭新的与主体的理想或目的“同型”的形象。幻想是创造性想象的变种，是根据人对未来或虚幻世界的理想模式所创造的，现实中并不存在的形象。

审美中的联想与一般认识中联想不同，不同之处在于审美联想总是按照情感要求的方向发展，旨在为主体创造一个丰富多彩的审美世界。与审美联想力一样，审美的再造性与创造性想象受着审美需要，特别是情感的制约，审美想象力表现为按审美情感和审美理想创造审美对象的能力。审美想象力虽然受情感的影响，遵循情感的要求，但也不是完全随意的，而是符合生活逻辑展开的能力。同时合理的审美想象必须符合虚构中的真实。

（三）审美理解力

理解本是指形成概念和运用概念来把握事物的内涵和意义，即认识事物的本质，是认识过程的最终结果。审美活动尽管并不是一种认知活动，但也始终贯穿着理解，只不过有着与认知活动不同的特点。

理解可分为直接理解与间接理解。直接理解即知觉理解，是在瞬间立刻实现的，不要任何中介的思维过程，往往与知觉过程相融合，在感知的同时便是理解。间接理解则要通过概念、判断、推理等一系列的阶段或过程，是科学认识活动中的理解。

审美理解力不只是对审美对象表层的直接理解，不仅在于“懂”，而且还在于能透过现象把握更深的内涵。这种深层次的审美理解力，不仅是判断、推理的过程，还是一种领悟力，是一种情感性的理解。

审美理解力是在长期生活实践的基础上形成的一种高级感受能力，是以“感觉”的方式进行的理解，渗透着全部的生活实践经验和理性内容，渗透着情感的要求。

审美理解力是审美主体必不可少的一种能力。有了理解，审美感知才能建立，才能形成一个独立的审美对象，而不是在各自孤立、分散的感觉碎片中彷徨；有了理解，审美想象才能扩展、丰富和完善，构建起一个审美世界，而不局限于狭窄的知觉对象之中，更重要的是审美理解力是使我们的审美活动从表层进入深层的唯一途径。

二、审美能力的教育养成

美感和审美意识是人类特有的一种精神享受，是人们在审美活动中对于美的主观反映、感受、欣赏和评价，是人的一种特殊的心理活动。人的审美意识不是天赋能力，而是自然界长期发展和社会实践的产物。由于每个人的实践经验和修养水平不同，对同一事物的审美能力也存在差异。审美能力的高低还受生活条件、阶级地位、民族状况、道德、宗教和政治观点等因素的影响和制约。

审美能力的形成是以一定生理和心理为基础，在审美需要的驱动下，在审美经验的不断积累中逐渐形成和完善的。在此过程中，审美需求是动力系统，驱动和激发人们形成和提高审美能力；审美意识起先导作用，指引和调节人们审美能力形成和发展的方向和速度；审美实践活动中审美经验的积累为审美能力的形成提供了基础和保证。审美经验丰富了人们的审美贮备，加深了人们对美的理解和领悟，审美能力的提高又使人们的审美经验更加丰富和深入。审美能力的培养可采取以下途径：

（一）提高审美洞察力

学会用心去感受周围美好的事物和情感，以积极、乐观的心态面对身边的人、事、物，善于发现美、感受美、追求美和创造美，热爱生活。端正审美态度、树立正确的审美观，不断学习，提高自身修养与审美能力，以审美意识为引导积极进行审美实践，并在实践中提高审美意识，树立审美观。

（二）投身各种审美实践

美是通过各种形式表现出来的，美的形态也是多种多样的。随着社会的发展和进步，人类已经对美的形态有了一定的认识，如：美的形态有自然美、社会美、生活美、艺术美、整体美、含蓄美、形式美、真、善、美等。自然美又包括动物美、植物美和宇宙美；社会美包括劳动美、人体美；生活美包括人的体态美、服饰美、语言美、心灵美、行为美、道德美等；艺术美包括各种形式如：音乐、舞蹈、绘画、雕塑、建筑、文学、书法、电影、电视等艺术之美；整体美包括主和次、点和面、局部与整体达到和谐统一的美；含蓄美包括事物寓意性、象征性和哲理性，使人感到神韵无穷，发人深省而产生的美；形式美包括对称、比例、和谐、均衡、对比、多样统一之美；真、善、美则是美的特殊形态，真是美的基础，善是美的内容，美是真和善的形式。各种不同的审美实践活动可使我们感受到不同形式的美。如在根雕创作中，人们就可感受到自然之美、艺术之美、劳动之美以及形式美。积极参加各类审美实践活动，在活动中学会挖掘美、感受美、鉴赏美，用心领悟美的真谛，提高审美能力。

三、护士审美能力与护患关系

护士的审美能力在护理审美实践活动中有着十分重要的作用。护士应具备较高的审美能力和无私奉献的精神，才能在平凡的护理工作中体现美，使病人感受到真、善、美的价值。如，护士所展现的优雅、镇静、沉稳、亲切的良好气质可对病人的负性心理产生一定的影响，缓解病人紧张不安的情绪。护士在工作中所显现的谨慎、细致的工作态度、过硬的专业技术以及给予病人生活上无微不至的关心和照顾，能使病人对护士产生信赖，体验到护理之美。护士始终要保持大方的举止，旺盛的精力、积极乐观的心态和精益求精的工作态度，履行白衣天使的职责，为病人撑起一片晴朗的天空，扬起生命的风帆。

护理工作是一种以语言为前提和基础的专业性、服务性的工作。语言是人类交流信息和感情的工具。人们利用语言来进行相互信息的传递、思想的交流和情感的表达，进而达到互相了解和理解的作用。护士的审美能力决定着她的语言交流能力和语言艺术修养，而语言艺术修养又决定着护患关系的好坏及护理质量的高低。护士要具备较高的审美能力，注重语言艺术，对不同年龄、不同文化背景的病人采取不同的语言表达方式。如对老年人说话时，语气要缓慢、清晰，态度要诚恳、富有耐心，使老年病人产生对护士的信任感和亲切感；而与儿童病人交谈时，要自然、亲切、耐心、细致，以消除病人的恐惧心理。护士和病人交谈时要围绕谈话主题、解决问题，增进相互理解。护士在护理工作中要掌握沟通技巧，用温和的微笑、亲切自然的话语、诚恳热情的态度，去感染每一位病人，取得病人的信任，建立良好的护患关系。

【本章小结】

本章主要讲述了护士审美修养和审美教育的相关知识。护士要通过不断的学习和实践，掌握护理美学的原理和发展规律，提高审美层次，在护理实践过程中发现美、感受美和创造美，达到生活美与艺术美的完美统一。众所周知，健康本身就是一种美。所以，对美的追求贯穿于护理实践的全过程及各个环节，护理工作本身就是一种追求美、塑造美、创造美的过程。在护理实践活动中，护理人员应以高尚的职业道德、优雅的气质、端庄的仪表、娴熟的操作、美好的语言、精心的护理为服务对象营造美的环境，用美来引导服务对象体会生活和生命的美好，激发他们对生活和生命的渴望和追求，从而树立战胜疾病的信心，早日康复。护理人员的审美修养是护理人员在长期的护理实践中自觉地把所学的美学理论及相关知识应用于护理工作，进行不断的学习与实践，并提升自身的审美意识和审美能力的自我教育、自我锻炼、自我改造的过程。护理人员自身审美修养的提高是一个自觉自愿、持之以恒的实践之路，要在生活和工作中学会发现美、体验美和创造美，使自身的审美修养和审美能力得到提高。

【学习效果评价】

1. 请用你的照相机拍下你身边最美的一个风景或最感人的一个场景。
2. 请为你的亲人或朋友选取一首动听的歌曲来表达你对他或她的感情。
3. 请问你能在多长时间内始终保持慎独？尝试一下。

第十章　护理审美评价

学习目标

完成本章学习内容后，学生应能：

1. 了解护理审美评价的意义、作用
2. 了解护理审美评价的方式
3. 熟悉护理审美评价的基本内容
4. 掌握护理审美评价的具体实施

【案例导入】

有一天，某医院烧伤研究所病房来了一位被电击伤的年轻工人，因伤势严重而住院治疗，病人入院后双臂被切除。当他从昏迷中醒来，看到自己失去了双臂，痛苦失望，几次想跳楼自杀。而护士们像对待自己的亲人一样，用母爱去温暖和感化他失望、冷却的心。在护理过程中，护士严格按照操作规程进行治疗和护理，帮他擦澡、喂饭、服侍大小便，扶他散步、谈心，为他讲故事，并进行心理治疗，鼓励他树立生活的信心和战胜困难的勇气。在护士们的精心护理和关怀下，小伙子打消了自杀的念头，积极配合治疗，很快伤愈出院。小伙子回到原单位后，护士长还亲自做病人家属和单位的工作，使他在单位和家里都得到良好的照顾。

护理审美评价可以从不同的角度展开，如可以从护理工作真、善、美的统一做出审美评价；可以从护士的护理职业道德美做出审美评价；可以从护理服务质量形象美做出审美评价；可以从护理人文环境美做出审美评价；还可以从护理管理美做出审美评价。

第一节　护理审美评价的基本原则

护理审美评价是在了解美的本质及美感形成过程的基础上，依据一定的审美标准，对维护人的身心健康的护理活动进行的评价，它包括对护理领域中一切自然现象与社会现象中的真与假、善与恶、美与丑的评价。这种评价是以客观事物为依据的。

一、护理审美评价的意义

护理审美是护理领域中的特殊审美活动。护理审美的主体是人，它是以人的情感为中心的一种综合的审美意识，是客观的护理美在人们头脑中的能动反映。护理审美又是人们在参与护理实践的过程中，逐步形成的审美情感、审美意识和审美能力的总和。护理审美把维护人的身心健康作为护理审美的最高目标。

对护理工作不断进行审美评价对护理学科的确立、发展与完善过程有着重大的意义。护理审美评价在于以美学的标准通过各种资料的收集和观察、测试，对一切护理活动及其效果进行客观衡量和科学判定，对护理工作者的行为提出新的要求并不断进行规范，从而帮助护理人员在实践中树立正确的护理审美理念和审美价值取向，自觉按照护理美的规律去创造，不断提高护理整体水平，推进护理工作更好地向前发展。护理审美评价的意义主要有以下四点：

1. 有利于提高护理人员的素质　首先通过护理审美评价进一步强化护理人员主动接受审美教育的意识，推进审美教育的深入开展。它要求护士在进行护理行为时要以人的健康为中心施护，护理人员通过获得相应的审美教育和审美评价，提高自己的审美感受力、鉴赏力和创造力，在工作实践中自觉地从美学的角度审视自己的护理活动，调整自己的护理行为，自觉追求职业的完善完美。

其次，通过护理审美评价把握临床护理艺术性的反馈要求和新指向。护理审美评价不断赋予护理实践活动新的艺术性内涵，运用评价—教育—再评价—再教育循环往复的认知模式，通过学习美学知识，关注自己仪表、体态、语言和处事的美学方式，保持健康愉快的精神生活，增进身体的健美与身心的愉悦，从而塑造完美的人格。

再次，通过护理审美评价的过程和结果，给护理人员在感受美、鉴赏美、评价美、创造美的审美实践中提出更高的要求，敦促护理人员的人道主义精神、责任心、工作态度和护理效果上有更大提高。使护理人员不断改善服务态度、提高护理操作水平、关心病人、做好一切护理服务。所以，护理审美评价对于提高护理人员的自身素质有重要作用。

2. 有利于提高护理服务质量　护理审美评价将整体护理服务质量评价作为重点，把病人的满意度及护士对病人实施护理服务的效果作为核心内容。借用直接采访、电话采访、信函调查、现场发放问卷后收回或寄回等方法得到病人真实的反馈。首先，通过护理审美评价引导并培养护理人员的服务态度，以“救死扶伤，实行革命的人道主义”，把病人当亲人，让病人满意，让家属放心为美德，从而形成高尚的医德医风。其次，要求护理过程中的各个环节体现以病人为中心，病人至上的理念，要求护理人员具备各种良好的护理技能技巧，体现科学、协调、节力、优美的原则，做到和谐有序，舒展大方，干净利索，规范娴熟。最后，积极地传播护理医学知识，预防疾病，保障社会人群的健康，使人群在生理、心理及社会等方面健康发展，各医疗单位借助护理审美评价能强化护理活动本身的美感特征，创造护理工作的艺术性，促使护理人员不断自觉加强专业知识的学习，提高业务技术水平，积极完善自我形象，因此，护理审美评价有利于提高护理质量。

3. 有利于推进护理科学技术的发展　护理审美评价对护理科学技术的发展起到推进作用。护理学科中科学技术的先进性、实用性、知识性体现在各个方面。例如：健康信息储存、护理服务网络、远程监控、医护过程、行政事务管理、各种医疗仪器的使用，病人在病房的全部病程变化及护理看护过程，各种检查、治疗和康复的过程都展现了护理艺术美。通过护理审美评价，引导我们护士对护理科学技术中护理艺术的培养和掌握，达成对科学技术的熟练把握和运用，使其产生最佳的检查、治疗和康复效果。又如：对病人实施“音乐治疗”、“艺术疗法”，在不同情况下利用美感中的“心理效应”，得到较好的治疗效果，所以通过护理审美评价，使护士在工作中感受和体会到护理艺术美的作用，从而激发其创造美的欲望，推进护理科学技术的发展。

4. 有利于提高医院护理管理水平　管理是一门艺术，要求科学化、系统化、信息化及人本化，护理管理有着自己的特殊性和目的性。护理管理应追求以人为本，运用科学的方法及手段，充分调动管理活动中人的积极性、主动性和创造性，以达到管理成效的最大化和最优化。护理管理艺术审美创造的特殊性主要指管理的科学化和人性化。科学化如：目标管理、质量管理、质量控制、ABC管理法及计算机应用等，使之目标明确，方法和手段切合实际；人性化表现在管理的艺术、掌握和运用心理学的程度、激励的应用、交谈与沟通的技巧、批评的艺术、教导及培养的方式、对下属或管理者的关怀和帮助等。对护理管理实行护理审美评价，有利于护理管理者自身形象的塑造，有利于整体提高护理管理水平，有利于护理管理学的发展。护理管理艺术审美创造的目的性指应该使护理管理始终充满活力、动力，体现出至善至美的效果，所以通过护理审美评价在护理管理中审美教育的实施，不断推进医院护理管理过程中各种关系、各种交往的原则及方式的研究，创造以人为本，实事求是，局部与整体协调与统一的美，追求和谐、中道、统一的境界，使护理管理水平进一步提高。

二、护理审美评价的作用

护理审美评价是护理审美活动不可缺少的一个基本环节，它在护理审美过程中发挥着多方面的作用，从整体上调节、控制护理审美活动的进行，保证护理审美活动向预定目标推进并最终达到目标。具体看来，护理审美评价的作用主要表现在以下几个方面。

1. 检验护理审美活动的效果　测量并判定护理审美活动效果，是护理审美活动评价最重要的一项职能。护理人员的审美感受力、审美鉴别力、审美创造力、审美艺术欣赏力如何？护理人员是否已经具备了现代护理人员应有的审美理想、审美情怀、审美情感、审美情趣和审美能力？最佳的护理效果是否得以实现？必须通过护理审美评价加以验证，检验和判定护理效果是了解和掌握护理审美活动，提高护理水平的必由途径。

2. 诊断护理审美活动存在的问题　诊断是护理审美活动评价的又一重要功能。通过护理审美评价，医院管理部门可以了解制定的护理审美活动的目标、计划和措施是否合理，护理审美活动的内容是否有科学性、针对性，护理审美活动的方法、手段是否得当，可以了解到护理审美活动在护理实践中开展和推进的状况，发现护理人员护理审美活动出现的障碍和存在的问题，从而调整护理审美活动计划的措施，改进护理审美活动的方法策略，有针对性地调整和解决护理审美活动中存在的各种问题。

3. 提供护理审美活动反馈的信息　实践表明，护理审美活动评价的结果不仅为管理人员判定审美活动开展的状况提供了大量的反馈信息，也为护士自己了解自己的护理审美活动情况提供了直接的反馈信息。通过护理审美活动评价的反馈结果，护士可以清楚地了解自己各种工作艺术审美效果的好坏优劣。通常，肯定的评价反馈结果可以进一步提高护士的积极性、创造性，激发审美活动兴趣。否定的评价反馈结果往往会使护士看到自己的差距，有的放矢，及时矫正，有利于更好地推进护理审美活动开展。

4. 引导护理审美活动开展的方向　护理审美活动评价的导向作用，在实践中显而易见。护理人员开展护理审美活动的方向、重点及效果，常常受到评价内容和评价标准的影响。管理者制定的审美活动目标、计划和措施也要受到评价的制约。如果审美活动的标准和内容能全面反映护理工作效果的要求，能体现护理工作发展的方向，那么，审美活动评价发挥的导向作用就是积极的、有益的；否则，就是消极的、有害的，可能使审美活动偏离正确方向。

5. 调控护理审美活动的发展进程　对护理审美活动基本进程的调控，是护理审美活动评价多种功能和作用的综合表现，它建立在对护理审美活动的验证、诊断和多种反馈信息的获得等基础上，具体表现为对护理审美活动的方向、目标的调整，护理审美活动环境、节奏的改变，护理审美活动方法、策略的更换，以及护理审美活动内容的调整、经验的交流等。

客观地判定护理审美活动效果，合理地调节、控制护理审美活动过程，使之向着预定的护理审美活动目标进行，正是护理审美活动评价追求的基本目的。

三、护理审美评价的基本内容

护理审美评价的具体实施所涉及的内容非常广泛，评价形式灵活多样，通常渗透到护理过程的多个层面。通过反复实施审美评价，促进护理过程在审美意义上的不断完善，发掘并强化护理活动中的审美因素，使护理美得到更加深刻和全面的体现。护理审美评价应充分体现科学美、社会美、艺术美、形式美等多种形式的结合，合理处理真、善、美之间相互依存和促进的关系，通过评价促进护理工作的发展。在护理工作中应该着重针对以下几方面内容评价。

（一）护理道德审美评价

护理道德是护理人员在职业活动中应共同遵守的行为准则和规范。它是一般社会道德在护理领域的具体表现，是调节护理人员与患者、社会及其他医务人员相互关系的准绳。是护士心灵美的核心。护理人员的道德理想、道德信念和道德品质，影响着他们对待护理工作的根本态度，制约着护理质量的高低优劣。护理人员的道德修养、道德意识、道德情操又决定着他们从事护理工作的效果，体现着他们自身的整体素质。对护理道德进行评价要着重考查护士对事业的忠诚和奉献、对工作的热爱和付出、对病人的关爱和责任。考查护士人性的完美和人格的崇高、情操的高尚和情感的真诚、情趣的高雅和个性的豁达宽容。因此，护理道德审美评价包括：护士高度的事业心和责任感；护士高尚的情操与情感；护士完美的人格和宽容豁达的个性。具体表现在：

1. 护士爱岗敬业，自尊自强　护士热爱护理专业，忠诚护理事业，具有职业的自豪感，是做好护理工作的动力和信念；护士的工作应该体现科学性、技术性、服务性、艺术性的特点；自身应具备自尊、自爱、自重、自强的品质。

2. 护士尊重病人，同情关心病人　护士要尊重、同情、关心病人，把病人当亲人，把救死扶伤，实行人道主义，防病治病，全心全意为病人的身心健康服务当做自己的天职，在任何情况下，以“利他之心”、“关爱之心”以及“慎独”、热忱、文明礼貌的行为要求自己，不做任何有损病人利益的事。

3. 护士态度认真，护理技术精益求精　护理工作内容广泛，形式多样，对象复杂，科学性、技术性较强，护士的工作必须体现严格性、主动性、灵活性，必须具备刻苦学习、认真负责的态度和积极思考、不断进取的精神，精心服务，谨慎细心，一丝不苟。

4. 护士要廉洁奉公，遵纪守法　护士在任何时候都要正直廉洁，奉公守法，不徇私情，不图私利，对病人一视同仁，坚持原则，积极维护病人的利益，遵守劳动纪律和法律法规，不向病人索要财物，不做违法乱纪的事。

5. 护士互尊互学，团结协作　护理工作的广泛性决定了护士与医院各类人员的联系，护士应能够在一切为病人服务的前提下处理好医护、护技、护政等关系，彼此之间相互尊重、相互制约、相互学习，严于律己、顾全大局，实事求是、勇担责任，交流协作，并列互补，在和谐、有序的环境中努力工作。

（二）护理形象审美评价

护理形象是医院形象的重要组成部分，对护理形象实施护理审美评价，能够推进医院美好形象塑造，提升护理工作的信誉、影响、整体实力，提高现代管理水平，进一步促进护理工作发展。护理形象又是社会公众对护理人员为患者提供护理活动中所形成的综合效应的整体形象，主要体现在超前性、美学性、务实性和动态性等特点上。

1. 超前性　护理形象要定格在高知识、高智能、高能力，以人的知识创新为目标的设计上。

2. 美学性　护理形象离不开美学基础，护理形象以满足患者审美需要为前题。护理形象的美学要求包括护理人员职业道德美、护理行为美、护理语言美和护理环境美等美学形式。

3. 务实性　护理形象体现在最经常、最大量、最突出地为患者护理、治疗和服务过程中。务实性是以患者为中心，为患者办实事。以护理工作的高水平、高质量，尽最大努力来满足患者物质和精神需求。

4. 动态性　科学在发展、技术在提高，卫生事业在改革，护理管理人员应不断更新观念，站在科学技术前沿，从动态发展中及时分析和把握国内外护理形势与信息，使思想观念与国际护理的发展现状同行。护理人员要不断追求新理念，掌握新技术，在学习中求创新，在创新中求发展，不断充实和完善自己，适应新形势的需要。

在以上护理形象特性的前提下，根据医疗护理市场竞争的要求和社会公众对护理工作的期望，护理审美评价应从护士形象、质量形象、服务形象三方面对护理形象进行直接评价。

1. 护士形象　护士形象是职业道德、护士素质、文化水平、精神风貌、气质风度和仪表姿态等方面的总和。具体体现在护士的心灵美、人格美、相貌美、仪表美、行为美、语言美等各方面，是由容貌、服饰、举止、言语等多种审美因素构成。通过进行审美评价，促进护理整体形象美的塑造。例如：护士的衣着要整洁端庄、大方适体、松紧适度。工作帽、袜、鞋要干净、规范。燕尾帽位置端正，美观大方，整齐后梳的短发或用发网聚拢的长发不俗而高雅。在对护士形象审美评价中多关注护士的服装是否整洁、合体；精神状态是否轻松愉快、阳光而有活力；性格是否开朗、乐观、豁达、直率；做事是否沉稳、自信、周详、耐心；态度是否自然、大方、亲切、友善；举止姿态是否大方，站姿挺拔，坐姿端庄，走姿平稳，蹲姿优雅，手姿得体。语言是否有针对性、伦理性、情感性而又恰到好处；护士形象是否能带给人一种沉着、稳重、机灵、聪明、能干而又可依赖的印象；护士是否具备了自尊、自爱、自强、自重和自醒等方面的品质。护理审美评价要求护士形象要达到内在美与外在美的统一。

2. 质量形象　护理质量是护理形象的核心。护理质量要求护理人员工作时必须头脑清楚、思路敏捷、反应灵敏、行动迅速、手脚灵活、技巧协调，与医生配合默契、应变性强。并且掌握丰富的理论知识与娴熟的操作技能，掌握临床上一系列新的检查、诊断、治疗的护理方法，掌握各种新的医疗护理技术的应用，恪守“以病人为中心、以质量为核心”的宗旨。例如：各种穿刺、导尿、呼吸机的使用等，做到熟练、敏捷、稳、准、轻、快，对病人的病情及用药治疗心中有数，了如指掌，因病施护。操作过程中，护士始终把握科学、协调、节力、优美的基本原则，各种动作、姿态沉着、轻巧、美观、舒展，表现出和谐有序、舒展大方、干净利索、规范娴熟的护理艺术美。工作中，以熟练的操作，减轻病人痛苦，给病人以信任和安全感。护理审美评价要求质量形象要达到真、善、美的统一。

3. 服务形象　护理服务形象是护士为患者护理治疗中所表现出的服务理念、服务态度、服务方式、服务质量等，是护士在以患者为中心，提供优质、全程服务时，患者对护士的综合评价。护理服务形象要求，护士要恪守“以病人为中心，以服务质量为核心、以病人的满意为目标”的现代护理服务信念；提倡主动服务，密切护患关系、重视健康教育；视病人为上帝，视病人为亲人；想病人所想，急病人所急，精益求精服务于病人的服务态度。提高护士素质、行为、技能、知识水平等，使以往“自己实施什么护理，病人就享受什么护理”的服务转变为“病人需要什么样的护理，我们就提供什么护理”的模式，做好病人看病、入院、住院、出院每个环节的各种服务，工作中对病人充满真诚、关心和体贴，始终做到热心、周到、认真、细致和耐心。护理审美评价关注：是否能根据不同病人的需求积极创建不同的服务目标；是否能根据病人的需求积极创建亲情化的服务环境；是否能根据病人的需求积极创建安全生活和治疗环境；是否根据病人的需求积极创建人文文化和护理艺术环境。更多一些人性化服务。护理审美评价要求服务形象要达到科学性和艺术性的统一。

（三）护理环境审美评价

所谓护理环境，是护理工作中为患者恢复最佳状态至康复而创建的最佳医疗环境。护理环境是直接和间接作用于护理系统的各种重要因素的综合，包括与护理工作有关的各项事宜、物件和人等。护理环境可分为物理环境和人文环境两大类，包括医疗卫生环境、护理管理环境、技术力量环境、设施设备环境、病区文化环境和护理文化环境等。护理环境的优劣反映出医院护理管理、护理理念、护理质量的优劣。不断实施护理审美评价能推进护理环境乃至医院环境的不断改善和社会影响的提升。

1. 物理环境中的护理审美评价应遵循以下原则：①是否具有构建更好的护理环境的设想和计划；②是否处于不断创建美好的护理环境过程中；③是否能够获得病区病房及其他护理环境的美的效果。具体包括：不断改善护理配套设施，体现结构合理、功能齐全、附属设施配套；不断进行各种硬件和软件建设，注意电视、电话、卫生洁具和生活用具的维护；注意护理卫生器械、卫生材料的整洁卫生，整齐划一；注意医疗用车、台、柜、床、被服在内的护理设备常用常新；对急救物品、药品和无菌物品的管理要求做到定时、定点、定人进行清理核对，保持备用状态；注意病房环境中温度、湿度、光线、声响、色彩、空气及布局结构是否适宜与恰当；注意护理环境中的整齐、清洁、安静、舒适、安全的特点，在整洁舒适的基础上通过艺术点缀、达到怡心怡神的作用，使病人在视觉、听觉、嗅觉、触觉等方面都有一种身心轻松愉悦的感觉。优美的物理环境既利于患者的修养与康复，也有利于提高护士的工作热情与工作效率。

2. 护理人文环境中的护理审美评价应遵循以下原则：①积极发展护理教育；②加强护理人文环境建设；③提高护理管理的科学化水平；④创建和谐的护理环境。具体内容包括：加强护德修养，提高护理人员素质，提高护理人员的学历层次，加强护理人才交流，提高护理服务质量，激励护理人员爱岗敬业和奉献精神，完善规章制度，工作职责，操作流程，规范护理行为，微笑面对患者，注重沟通交流技能，构建和谐、文明、融洽、温馨的护患关系和充满生机、稳定和谐、健康向上的环境氛围，在人际环境中人人具有和谐、温暖、信任与归属感，爱护和尊重患者，给予患者人文关怀。对职工坚持“以文化人”。为患者提供优质服务，减少医疗纠纷，对患者生命与健康、权利和需求、节约与知情、人格和尊严给予关心关注，使患者感觉就医方便，技术精湛，病区舒适，经济实惠，服务满意。使患者生理、心理、物资和医疗需求上达到和谐统一。和谐的人文环境既有利于病人精神和身体的康复，也有利于医护人员的身心健康。

（四）护理管理审美评价

世界卫生组织对护理管理的定义是：“护理管理是发挥护士的潜在能力和有关人员及辅

助人员的作用，或者运用设备和环境、社会活动等，在提高人类健康这一过程中有系统地发挥这些作用。”那么，对护理管理进行审美的评价则要求以美学的基本理论为指导，联系护理管理工作的实际和目标，站在审美的立场上品味护理管理过程中的各个环节和内容。将他律性与自律性、被动性与主动性、原则性与灵活性有机地融为一体，以体现护理管理的本质，达到外圆内方、外松内紧、外柔内刚的管理艺术境界。对护理管理进行审美评价的主要目的是为了不断改进管理的手段和方法，以形成护理管理活动的有效循环。评价护理管理可从宏观和微观两个方面进行。

宏观的护理管理审美实评价是从审美角度评价护理管理者包括护理管理者自身、护理人员、病人、辅助人员、药品及物品、环境等的护理管理美，是指护理管理工作的方方面面和护理全过程。比如：护理管理人员是否具备以人为本的护理管理观念和人尽其才，事尽其功，地尽其利，物尽其用，时尽其效，人情顺达，事半功倍的方略；是否具有团队精神，和谐创新；义利一致，以义取利；恰到好处，中道管理；遵循客观规律，坚持实事求是；保证局部与整体统一，坚持协调一致的现代管理理念，是否具备护理质量零差错、护患关系零距离、护理技术零缺陷、护理服务零投诉”，细节管理能力；是否有驾驭目标管理、质量管理、质量控制、质量促进、ABC 管理法及计算机的应用等各种科学化管理手段。是否能使管理达到及时、全面、有效的状态，做到观念创新、技术创新、服务创新、管理创新，使每一个护理环节都透出一丝不苟的严谨，环环相扣，疏而不漏。

微观护理管理审美实施是从审美角度评价护理管理者个人的理想信念、目标追求、价值取向、道德意识、文化素质、人格魅力、外部形象、管理艺术以及掌握社会学、伦理学、心理学、逻辑学及系统论等理论知识的学习和运用等，包括护理部主任-科护士长-护士。如：评价各级护理管理者担任的管理职责的执行情况；护理管理者的心理状态、情感、意志、情绪等对工作的影响；护理管理者应具备的谦虚谨慎、平等待人、知人善任、敢于负责、才智过人、知识广博、尊重他人、和蔼可亲等优良素质；护理管理者整洁得体、舒适文雅的服饰；真诚、和善及充满关爱的表情；幽默风趣、委婉动听、措词得体、精炼流畅的谈吐；高雅脱俗的气质；端庄含蓄举止；从容稳健、优美大方的风度，以及对周围人的强大的感染力和号召力。评价管理者灵活地、适时地、适当地将激励、授权、民主、沟通及交流等管理技巧运用于管理活动中的能力和创造一种凝重高效、温馨祥和、宽松愉快的工作氛围以及增强凝聚力、提高管理效能的能力等方面。

第二节　护理审美评价的方式

护理审美评价，就是人们依据一定的审美标准，对护理活动中的审美价值和美的特征，包括自然与社会两方面的美与不美，以及美丑程度所作出的判断、阐释与鉴赏过程。其中有三个必备的基本要素：一是具有审美理解和欣赏能力的护理审美评价者；二是具有美的特征的客观护理事物、过程或关系；三是护理审美评价者与客观护理过程相互作用时所产生的审美体验、审美鉴赏、审美评判等。

整个护理审美评价过程分为三个层次：审美感知、审美情感和审美理想，即知、情、意。护理美感是由审美感觉、知觉、联想、想象、情感及理解等相互作用产生的一种认识，所以，护理活动的审美价值通过这些方式及各方式的相互推动与制约，把所得的感知和体验上升为判断，由表及里对护理美的属性形成综合的评判和鉴赏。

一、感觉与知觉

审美心理学把审美感觉和审美知觉统称为审美感知，因为它们是审美认知过程的两个方面，也是护理审美活动的两种基本心理形式。在护理审美实践中，护理审美者从感觉与知觉两种方式来察觉和认识护理过程中的美，将美反映在人脑中形成护理审美感受，并对这种审美感受进行一定程度的加工。

心理学上，感觉能反映事物的个别特性和属性，是人的一切认识活动的基础，是客观事物在人脑中的主观映像。在长期的实践过程中，各种社会生活内容和情感模式无意识地逐渐渗入、积淀于感觉之中，与生理感觉契合和渗透，使感觉更具有某种特定的社会意义和理性含义，从而与动物的感觉完全区别开来。护理美学中，感觉是护理美感的一种心理形式，是通过耳、眼、鼻、舌、身和大脑神经系统专门组成的听、视、嗅、味、触的感官分析器官，接受和传达对护理活动审美评价的各种信息，产生并获得的大量感性材料。

护理人员通过审美感官，与护理审美对象的直接接触，获得对护理审美状态的各种评价信息，如对病人皮肤颜色、呼吸快慢、脉搏节律、体温变化等形成感官印象与评价。护理人员以丰富的医学基础知识和护理专业知识为指导，运用视诊、触诊、叩诊、听诊和嗅诊五种感觉评估方法对护理对象的生命体征进行细致观察，并注意护理对象有无痛苦表情，评估健康状态。

而同时，病人也从感觉审美器官形成自己的审美感觉，并产生审美评价。如对干净的医院环境、温和易懂的话语、清晰的病历文字、无痛的护理操作等产生一种随之而来的快感，这种愉快就起于感觉。护士给一名长褥疮的患者以精心、有效的护理，着重护理病人皮肤的完整性，使之有很好的视觉效果，于是得到了病人很高的评价和真心的感谢。例如一次护士深夜查房，突然一阵急促的呼吸声使她警觉起来，打开手电筒一看，发现一个流行性出血热病人，由于出现精神症状，扯断了左前臂备注透析的动脉分流管，鲜血正大量涌出，还是依靠听觉她才及时发现病人的险情，避免了一场流血死亡事故的发生，挽救了病人的生命。

在护理过程中，最常见的是从视觉、听觉和触觉角度来评价是否护理审美对象具备美的特征，有人曾经做过“感觉剥夺”的试验，即剥夺被试听觉、视觉和触觉，结果表明被试心理会产生异常，无正常护理审美信息反馈，不配合护理过程，甚至阻碍或产生敌对情绪。所以感觉是护理审美评价的重要方式，在护理审美活动中有很重要的地位。生理上的感觉是美感经验的基础和出发点，为整个护理活动提供原始资料，为评价护理审美提供依据。通过感觉，审美主体收集内外环境变化的信息，激发对护理审美的需求，以保证护患正常沟通、护理活动正常进行。

感觉是审美客体进入美感的门户，感觉不到的东西是无法形成审美感受的。一切较高级复杂的心理现象，如知觉、想象、情感、理解等，都是在感觉的基础上产生的。外界的客观对象，只有经过感觉，才有可能引起美感。

知觉，按心理学分析，是当前直接作用于感觉器官的客观事物的整体及其外部相互关系在人脑的反映，或者说是感觉器官和脑对刺激做出解释、分析和整合。在护理审美中，审美知觉并不只是将感觉求和的过程，而是根据感觉的内部关系和护理审美习惯与标准，将审美感觉转换成整体审美评价的过程。

感觉是个别反映，而知觉是整体反映，是护理美感形成的中心环节。感觉是知觉的基础，知觉是对感觉的综合，实际护理工作中都以知觉来反映。知觉不仅整合视、听、嗅、触等护理感觉评价信息，还综合交谈中获取的个人或家族既往病史、现病史、个人史、过敏史等信息，对护理形成全面的、联系的、发展的审美评价。

由于护理工作的特殊性，护理审美知觉有以下基本特征：

1. 知觉的选择性　审美知觉往往是根据护理的需要，对护理客体的各种属性进行选择与对比，经常抑制对于对象其他方面的反映，突出地选择、感知对象的某一个方面，积极地体现出知觉主体的能动作用。同时，整体上和谐统一，给人以直观上美的冲击的审美对象，以及在一定的限度内越是新异、越是复杂丰富的审美对象，都越容易吸引审美注意，易产生审美情趣，体现出指向性、集中性和选择性。

审美知觉特别注意选择感知对象的形象特征，使知觉中的感觉因素得到高度兴奋，使对象的全部感性丰富性被感官所充分感受。这种选择性反映在护理实践中，导致人们更注重自然环境的整体布局、色彩等带给人们的审美感受，注重护患关系、语言姿态中所蕴含的审美因素，注重护理过程、操作技能的形式美和艺术美等。

2. 知觉的整体性　护理活动中，审美主体根据自己的知识经验和审美习惯把有不同的属性、由不同的部分组成的直接作用于感官的护理客体整合为统一整体的组织加工过程。知觉的整体性提高了审美主体知觉审美客体的能力。

客观事物总是作为整体反映在审美主体意识之中的。当走入一个病室单元时，色彩装饰的舒适协调、病房空间的宽敞安静、床头花朵喷香可爱、护理人员优雅干练等审美感觉综合起来，会带给护理审美主体一种整体上的愉悦感觉，会不由自主地说："真美"，这是视、听、嗅多种审美感觉综合运动形成整体上审美知觉的结果，强调的是护理过程中，整体的美对人审美感官的冲击。

3. 知觉的差异性　不同审美主体的审美理想不同、审美价值观不同、审美需求不同，所以对护理美的评价标准也就不同。由于主观情绪状态的差异变化，或在不同时间、地点的条件下，对于同一审美对象会表现出不同的护理审美趣味，往往形成不同的审美知觉。

护理实践中，看到护士的外在形象美与操作流畅美的时候，审美主体能体验到悦心悦意的感觉，体验到一种直觉的美的感受，这是审美的"知觉层次"。审美知觉表象上是迅速地和直觉地完成的，但在其后面却隐藏着护理审美主体有差异的生活经验，包括道德修养、社会阅历、护理经验、职业责任感等。所以，审美主体只有将已有的经验、情绪、兴趣、意志、目的指向性融入对护理审美的知觉当中，才能将一般感性审美感觉升华为审美知觉。

4. 知觉的情感性　审美知觉是护理主体对感觉提供的感性材料的整体把握，综合评价事物个别特性组成的完整形象，而后透过事物的形式更深层次地把握这一完整形象中的种种含意和情感表现。护理审美知觉的明显特点是以病人的健康为中心，饱含鲜明的感情色彩，并伴随着强烈的感情活动，从而建立和谐的护患关系。这情感性一方面取决于审美客体的性质，另一方面取决于审美主体的心境。

审美感知需要周围具体意象的刺激，着重于事物的具体表象，带有浓厚的感情色彩，并要求审美评价者有适宜的心境和与情感情绪紧密相连的主观方向性。总体上，审美感知涉及护理主体的外在形式美与内在心理结构美的契合，它的最终目标就是创造一个丰富浩瀚的外部世界与曲折深邃的内部世界融为一体的独立的审美世界。

这就对护理人员提出了更高的要求：尽量营造一种既具自然美又具人文美的温馨、愉快的修养环境；要注意美的表现形式的新颖独特，注意内容的创新与实用，以吸引人们产生审美感受；要能不被外在的、形式的美所吸引，够透过形式感受事物内在的、内容上的美，对审美对象做出客观的评价。

二、联想与想象

联想是指审美主体从眼前的客体对象身上，唤起以往类似的记忆表象的审美心理活动，是一种常见的以表象为基础的回忆形式。

审美联想是由于审美对象触发、审美主体由此及彼地回忆起储存在头脑中的审美表象的结果。因此，审美感知和审美表象的综合效应是审美联想产生的前提条件。联想，或是因某些偶然因素的刺激而自发产生，或是按照一定的意向努力把看来似乎毫无关系的事物联系起来而产生，联想能加强对审美客体的感受和体验。联想是带有一定创造性的审美活动，是能动的情感体验，已经是由被动感知的初级阶段进入了主动审美的较高级阶段。

按照联想的内容、形式及其规律，通常把联想分为如下几类：

1. 接近联想　接近联想是指两种事物或经验之间，因在时间和空间上比较接近而常把二者联系在一起。审美客体以真切而富有生气的形象特征，触动审美者的生活积累，引起“似曾相识”的感受，触动大脑的经验储存区内任何一个信息就可引起连锁反应，成组或成系列地形成有关信息的联想。接近联想发生的前提就是审美对象与审美主体的经验记忆之间存在的某种联系。护理审美中，受病情、床位或住院时间等相接近的因素影响，病人会不自觉地联想起相近的护理水平来衡量、评价自己被护理的情况。

2. 类似联想　类似联想是指审美主体通过对某一事物的感知和回忆，所引起的对其他性质特征相类似的表象的回忆。类似联想反映事物间的相似性和相关性，在审美欣赏和艺术创造中表现得更普遍、更广阔。在艺术上，以比喻、拟人、隐喻和象征等修辞手法或“托物言志”等艺术形式来表现。医院中，医护工作者身着白色隔离衣，将心灵美与仪表美融为一体，是“美”的化身，让病人联想到“白衣天使”而愿意以生命相托；护士对患者无微不至的关心和照顾，通常会使患者回忆起与自己的亲人相处的情景，从而在心理上产生一种持久的愉悦感，激起患者对护理工作的尊重、依赖和感激，这种情感本身就是对护理美的一种评价。

3. 对比联想　对比联想是指建立在两件事物完全相反的基础上，对本质特征相反或相互排斥的事物之间的联想。它既反映事物的共同性，又反映事物的个别性，是在审美活动中经常出现的反衬、对比、烘托等现象和手法。对比联想还常常以情感为中介，使人从差异中更能把握事物的个性以及人的鲜明态度。护理审美中，对比联想能强化对两事物所具有的对立关系的理解和感受，如病区的自然环境宽敞、明亮、装饰精美，医疗器械先进、完备，但在此工作的医生、护士态度冷漠、神情高傲，这种自然条件与人文环境的对比反差诱发人们的对比联想，使人们更加深刻地感受到医护职业素养的不足。

除上述之外，还有由流溯源的因果联想、由表及里的推断联想、由时间到空间的跳跃联想等形式。各种联想之间既有联系，又有区别，相互渗透，时常同步发生。其中，护理审美评价中使用较多的是类似联想和对比联想，都以以往生活经验和护理经验为基础，按照一定的情感意向进行，受到护理经验、社会阅历、审美价值观等个人因素、社会评价体系、舆论导向及时代主流等各个方面社会因素的共同影响与制约。

审美联想既是临床护理实践经验的再现，又是对审美客体的选择与判断，而且还是审美情感态度的流露，在护理审美评价中有着不可忽视的作用。首先，联想能够根据审美感知，增强审美感受。联想反映出事物间内在联系，联结着审美感知与审美理解，一方面使形式的感知更加丰富深刻，另一方面使内容的理解更为生动、形象。联想使审美感知和简单感受上升为内在意蕴和有价值意义的美感活动。其次，积极的联想有助于护患沟通，促进良好的护理效果；而消极的联想则产生相反的负面作用。最后，联想是生物社会心理模式中的桥梁，有助于形成全面的护理审美评价。它把护理审美主体及操作过程、护理社会评价、护理心理等因素有机联系起来，完善护理技能、增强审美心理活动效果、把握护理审美主体对世界的情感体验方式，在护理审美评价中达到浑然一体的境界。

审美想象是审美评价中比较高级的心理形式。想象凭借记忆所供给的材料进行活动，它既是过去经验中，对已经形成的那些暂时联系系统进行分解和新的结合的过程；也是渗透到审美知觉中，再现客观事物的表象并变化记忆中的表象，通过形象思维创造出新形象的过程。从本质上讲，审美想象是一种把握和创造形式的审美能力，即在反映审美客体时，能在头脑中创造出没有直接感知过的事物形象的能力。

在护理审美中，审美想象是基于护理操作、病情状态及康复进展等直接感知的审美对象，调动个人主观愿望和过去的表象积累，在头脑中创造出没有感知过的事物新形象的审美过程。护理中的审美想象不带直接的功利目的，具有理解性和抒情性两种特性，并伴随着强烈的情感，常分为再造性想象和创造性想象两类。再造性想象是护理主体在护理技能的经验记忆基础上，在头脑中再现出审美客体护理美的表象。创造性的想象则不只是再现现成事物或唤起以往的护理经验，而能创造出新的形象。

护理审美评价中，真正的护理美存在于维护健康和患者康复的和谐之中，其中审美想象起了很大的作用。例如，根据丰富护理知识与护理经验，护士精心护理，病人加强功能锻炼，配合护理工作；病人想象器官功能恢复，可以自主活动、健康快乐地生活，这种康复美的想象有利于提高病人的自理意识和生活能力；护理病人心理，建立充满希望的积极心态，想象免疫细胞像卫士一样主动保护自我细胞和组织，有利于调动并增进病人免疫功能；护士为更好地维护病人的健康，根据不同病人的护理需求，想象并创造针对病情的最佳护理方式，有利于提升护理水平，产生成就感与美感；护士想象病人康复出院时的喜悦、感谢和对护理工作的认可，有利于不断追求更高层次的护理美。

护理审美想象是自由的、能动的，但不是任意性的或纯主观性的，是基于审美感知与护理经验，是一种满足审美需要和实现审美理想的方式。在审美活动中，审美主体并不以直接机械的感知为满足，而总是积极地调动和改造由于审美对象的信息刺激再现出来的过去记忆中的表象，按主体的审美理想，直接去把握深刻内容，遵循接近、类似、对比等联想规律，融合理解、情感，对表象进行加工制作，进行新的组合，产生认识与情感相统一的观照态度，从而充实和丰富原有的审美形象，或重新制造出新的审美形象。

在护理审美中，联想是由护理客体唤起的回忆，是生活经验与护理经验的呼应，是想象的初级形式。想象是高级的审美能力，始终以护理活动表象为前提展开，以形成护理美的意象为活动目标。经过联想及想象将经过选择和抽象的审美感知引向理性，才能真正构成审美意象。没有审美想象，就不能唤起特定的情感态度，也不能产生特定的审美感受。护理审美评价中，联想与想象是整个护理过程中审美反映、欣赏和创造的枢纽。

三、情感与理解

情感是人对客观现实的一种特殊的心理反应形式。审美情感是审美主体对审美客体产生的一定的主观（肯定或否定）态度体验及心身变化。它是对审美对象与审美主体之间的某种关系的反映，包括刺激情境及对其解释、主观体验、表情、神经过程等功能，与人的活动、需求、理想以及利害有密切联系，贯穿于审美活动的整个过程。

护理审美情感不同于日常生活情感，它是在护理审美实践中产生的，经过多种心理功能的处理，尤其渗透着理解和想象，将生活情感形式化、秩序化、组织化。它决定于护理审美主体对护理环境中事件的解释和评估。例如，体会护士对患者精神上的关怀与体贴，对患者心理上的抚慰与疏导，去感受护理操作中富含人情味的东西，激起对护理工作的赞赏与崇敬之情，这是审美“情感层次”的评价。

对刺激情境的认知是情感产生的直接原因，同时，人对待客观事物的态度总是以带有某些特殊色彩的体验的形式表现出来。因此，任何审美体验必然伴随一定的情感触动，情感的唤起与融入是护理审美评价中的重要环节。越容易激起人们积极情感体验的事物，越容易被人们认可和赞赏。如果护士着装优雅得体、言谈亲切幽默，就更容易使患者产生赏心悦目和温暖亲近的情感反应，更容易得到肯定的评价。

需要是情感产生的基础。与人的需要不发生关系或毫无意义的事物，就无所谓产生情感。情感的性质是需要是否得到满足的标志。需要若得到满足，就会产生肯定的、积极的情感体验。例如，病区走廊上悬挂漂亮怡人的图片，整体上营造出宽敞、安静、干净的美的休养和护理环境，满足了审美主体审美的需求，患者能产生舒适、快乐、喜悦等情感，对治疗与护理充满信心与希望，可协助获得最佳的护理效果。反之，需要如果没有得到满足，则会产生否定、消极的情感体验，如愤怒、悲伤、忧虑、恐惧甚至是敌意，这些情感不利于护理工作的进一步开展。

护理过程中，情感有以下的特征：

1. 审美情感具有差异性　在不同的护理时间、地点和不同的具体情况下，护理评价不同，产生的情感也不同。审美主体的需要不同、审美主客体需要的关系不同，都会产生不同的情感；反过来，不同的情感又驱使主体采取不同的活动，以符合主体的需要。

2. 审美情感具有社会性　审美情感的社会性包括道德感、理智感、责任感及护理美感等。护理工作服务于社会，护理审美中的情感产生并发展于社会实践，具有社会的内容和意义，最终对实践起反作用。

3. 审美情感具有复杂性　护理审美环境复杂多变，因而相应产生的情绪也复杂多样，表现形式可能千姿百态，也可能是多种情绪体验的复合。

在审美过程中，情感在审美活动、审美创造和审美评价中有重要作用。

首先，情感是意象构成的亲和力和中介力。在护理审美中，情感是感知表象材料之间的有机联系的中介。例如，护士熟练、无痛的操作让患者能产生愉快情感，会将这与所见护士所戴的“燕帽”的形象联系在一起。

其次，审美情感是从审美感知过渡到审美想象的必要环节，充当感知和想象的动力。感知获得的表象由于情感融入而开始活跃地重新组合，造成主客融合，即通常所说的“移情”，使得主体的情感得到充分的表现。例如，由于南丁格尔将自己的同情与爱心融入护理中，以愿为病人解除痛苦的心博得了伤员们的爱戴，他们把她当作慈母或守护神一般，都唤她为“油灯女神”。

最后，审美情感渗入想象和理解中，成为它们协调活动的推动力。情感推动着想象和理解将表象加工制作组成新的意象、意境；反过来，这些新产生的意象又将情感组织化、客观化，这就是审美创造中的“情感逻辑”。

审美理解是指人对客观事物的审美特性及其规律的领会和把握。结合护理实际，审美理解就是对护理审美活动中的美学特性及规律的领会与评价。例如品味操作中整体的护理美：护士外在形象美中能渗透出深厚的文化素养与优雅的审美情趣，护士流畅的操作美中亦能反映出对科学不懈追求的审美理想，这就属于护理审美的“理解层次”，是真正深入地体会护理美的内涵与实质。

审美理解不仅是引起感官的快适与精神的愉悦，而且是寓于感性直观中的高层次的美。但审美理解必须建立在具备与审美客体相关的知识的基础上，即在护理审美中，主体必须首先具备丰富的护理知识，熟练掌握护理技能。然后，理解将这些在护理实践中产生或收集的感性材料升华为理性的认识与思考，评价护理美的内涵和意味，才能理解性地欣赏出护理过程中的内在美。例如，病人看待护士的心灵美与风度美，病人对护士的信任美与沟通美，病人体验护理系统的效果美与和谐美。

审美理解是渗透在感知、想象、情感诸因素之中，与之融为一体构成一种非确定、多义性的认识，是审美评价活动中不可缺少的环节，在审美评价中有着重要作用。首先，审美主体将理解因素融入审美态度中去，才能使审美主客体之间保持一种超功利、非实用的心理距离。距离过大或过小，都无法欣赏，但审美理解能理性地、恰当地把握这个距离而实现审美欣赏，即常说的“距离产生美”。其次，审美理解有助于使感知更清晰、更精确、更迅速，形成整体审美感知。最后，审美理解不仅能体现出审美主体的审美理想、审美道德和审美情趣，还能再现出社会生活的审美属性与审美评价。理解的差异与审美主体自身的护理经验、道德素养、文化内涵及艺术修养和所处的社会环境及流行价值观等多种因素有关，所以理解方向和程度的差异反映出审美主体和社会背景的不同特征。

在审美活动中，不论欣赏和认识哪一种美，无一不是通过主体的情感反映出来的，并且都离不开理性的思考，有一种的理智美深在其中。尤其在人文关怀与医学科学交叉的护理实践中，情感与理解更是评价护理美的两个重要方式。

护理审美评价的各种方式辩证地彼此相互作用，亦相互制约。例如，感知先于想象，为想象提供依据，反过来，感知也是受想象制约的，想象以各种联想方式加工和改造着感知材料。

审美感知是审美的初级阶段，审美情感融入其中，借助审美想象的创造力进一步理解护理美，将审美感受上升到审美理解，继续去把握护理美的内容、内涵和意味。最后，达到护理审美感知、联想和想象等美的感性形象同审美理解、思维等美的理性内容相互渗透、促进的统一境界，不断拓展和深化护理美，形成完善的护理审美评价体系。

简而言之，护理审美评价过程就是一个感性的审美体验与理性的审美品味结合、融汇的过程，是形成对护理审美客体的美丑与否的判定与评价的过程。在护理美带给审美主体切身的感受基础上，进一步剖析与玩味其中美的属性，反复审视与反思美的整体意味与深刻内涵。

第三节　护理审美评价的实施

护理工作中护理的对象是整体的人，集生理、心理、社会为一体，所以护理工作就是以促进和维护护理对象的健康为最高审美标准。在临床护理实践中，护理人员应该按照美的原则和规律去体现美、创造美，并且科学地发挥护理审美评价在护理工作中的作用。

一、护理审美评价的原则

护理审美评价实施的原则主要包括：

1. 坚持以人为本的原则　在实施护理审美评价中要把以人为本的原则应放在首位。护理审美评价要本着“尊重人、依靠人、发展人、为了人”的重要原则，遵循全面、协调、可持续发展的科学观念，通过审美评价推进人文精神、道德修养、业务技术和管理水平的不断提高。

2. 遵循真、善、美统一的原则　真、善、美是护理审美评价中的最高原则。在护理实践中，坚持真、善、美的和谐统一，积极探讨护理美的美感特点和审美创造规律，把护理工作与美学知识科学地结合在一起，不断充实护理美的内涵，从而有效地指导各种护理美的实践。实施护理审美评价同样要以“真”为基础，以“善”为灵魂，通过具体可感的形象进行评价。通过审美评价使护理工作的一切内涵无不表现出“美感”，使护理工作提升到“美”的层面。

3. 坚持实事求是、遵循客观规律的原则　实事求是是从实际对象出发，探求事物的内部联系及其发展的规律性，认识事物的本质。指按照事物的实际情况说话办事做学问。护理审美评价要坚持解放思想、实事求是、与时俱进，勇于变革创新，永不僵化、永不停滞。今天的发展不平衡就是一种特定时期的特殊规律，而发展的不平衡需要不断探究和把握这些规律，遵循客观规律。

4. 时代性与客观性相结合的原则　所谓时代性，是指知识经济的到来和高科技的发展，对护理质量观提出了新的要求，因此在设计评价指标时必须注意护理的创新和搜集处理信息技术的能力；客观性是指护理测评必须实事求是，评价标准的制定、测评方案的设计、测评的实施过程、结果都要客观。时代性与客观性要有机的结合，评价指标体系要面向护理的全过程，每项指标必须符合护理实践的客观规律，揭示护理的本质。

5. 方向性与多样性相结合原则　方向性即评价必须有利于护理工作目标的完成，指向人文护理和技术护理及质量护理等方面的重要和必要性；多样性指对不同护理方式要有不同的考核评价指标。护理部应把握方向性与多样性相结合原则，根据对各部门、各护士的护理质量评价，基本的标准和要求应统一指标方向，各科室的具体情况不同，建立的护理质量评价指标就不同。

6. 科学性与可操作性结合原则　护理审美评价指标的科学性，是指整个活动应符合护理实践的客观规律；可操作性是评价活动的各方面措施都应符合护理的实际情况。两者应得到辨证的统一，每一个指标必须有确切的含义，尤其要精心挑选那些最具代表性的指标，以保证审美评价结果的可信度。同时要抓住主要因素使指标体系简单易行，便于考核。

7. 定量分析与定性分析结合原则　由于护理工作具有社会性、实效性、综合性的特点，对护理审美质量评价时较困难和复杂。但评价指标应该尽可能的量化；而定性分析对于难以量化的客体却具有不可替代的作用，但定性分析评价结果容易带有主观性。因此两者应相互结合，可以采用先定性、再定量的处理方法。

8. 护理美感的差异性与共同性相统一的原则　护理审美评价是对护理艺术美的观照。在众多不同的审美形态中既能产生差异性，也能产生同一性。护理审美评价主体对审美客体作评价时要考虑主观因素产生的审美认识上的误差。首先，美感具有个体差异性。美是客观存在的，但是人们在欣赏美的时候，面对着同一个审美对象，每人所产生的审美感受往往是不完全一样的。即使同一个人对同一个审美对象，时间、空间不同，也会产生不同的审美感受。这就是审美活动中的个体差异性，或叫做美感的主观性。其次，美感具有共同性。审美活动中尽管存在着个体的、时代的、民族的、阶级的差异，但我们不能把这种差异绝对化。事实上，即使是不同时代、不同民族、不同阶级的审美主体，对同一审美对象往往仍能找到一些相近或相似的审美感受，这便是审美活动中的共同性。由于护理人员受到各种因素的影响，在美感和审美过程中存在不同程度的共同性和差异性，因此，在护理审美评价时既要考虑其中的共同性的要求，也要考虑个体之间的差异程度。

二、护理审美评价中真、善、美的统一

护理工作中护理美的种种表现，如护理职业的美好形象，护理人员的天赋姿色及其善良心灵，护理技术的严密精湛，护理环境的优美雅静，护理实施的美学效果等，都是以维护和塑造人体健美为目标的，都是在医学美的创造性活动中体现出来的。真、善、美相统一是人们对实践活动追求的一种理想境界，一切由生动的感性形式表现的真和善的事物，就是美的，“真”是护理美的基础，“善”是护理美的前提，“美”是真和善的升华体现。达到真、善、美的统一是护理审美评价的最高境界。

1. “真”是护理美的基础　真，是指客观事物具有的内在规律性。凡是符合客观规律的便是真，具有认知的价值，是认知领域里衡量是和非的尺度，是求知的对象，属于科学的范畴，是以抽象的概念、推理、公式为其理论形态的。“真”是护理审美评价的前提条件。所谓“真”有两层含义，一是指护理活动的实施应遵循客观事物的固有规律，在工作中尊重医学科学知识，按照科学的固有规律办事，实事求是，坚持护理活动的科学性、真实性。二是指在护理审美评价中，一方面要肯定评价标准的共同性，引导护理人员在实践活动中运用美、创造美，以社会认可的美的形式怡己悦人、怡目悦耳、怡神悦志；另一方面要承认审美感受和审美评价标准的差异性，对不同的个体，根据不同的病情特点、健康需求施以不同的治疗护理方案，满足个体不同的审美需求。“真”是护理美的基础，是护理人员的美德。在护理活动中，一切实施都是围绕美对“真”的追求，以达到“真实”的最佳护理效果而展开的。

2. “善”是护理美的前提　善，指人类在社会实践活动中追求的功利目的。凡是符合人的目的的，就是善，具有实用价值。善是道德领域里辨别好和坏的尺度，是意志活动的对象，属于伦理学的范畴，其形态是抽象的道德规范。“善”是护理审美评价的道德标准。所谓善，就是对人类有用、有益，主要指伦理道德领域的善，即护理人员必须具备的职业美德。由道德、伦理、情感等因素组成的职业美德可以通过护理人员专注的神情、诚恳的态度、关切的语言、体贴的行为动作等表现出来，使人感受到护理活动本身的善与美，体会到白衣天使的圣洁与亲切。护理人员从事救死扶伤，防病治病的实践需要高度认真和负责的态度。这种态度来自于对护理工作的职业良心、责任和义务，来自于对病人不幸遭遇的深切同情。这就是护理美德，即一种善。离开了善，事物也就失去了美的意义，没有善的美是一种缺少灵魂与生命力的残缺的美，是不完整的，不能得到人们的共鸣和崇尚。

3. 美是真与善的最佳形象体现　美，是在审美领域里观照对象在情感上判断爱与憎的尺度，是感受和观赏的对象，属于美学的范畴，十分注重形式，强调内容，要表现具体、生

动、有感染力的形象，以宜人的感性形式来显现对人的本质力量的肯定和确证。是事物内容与形式和谐统一的最佳效果，是令人愉悦的具体可感的美好形象。“美”是护理审美评价的重要尺度。护理技术的精湛流畅、护理结果的有效实用、护理环境的优美温馨以及护士自身在实践中体现出来的仪态美、语言美、举止美，有机结合起来，才形成护理服务的整体美，体现一种专业的美与精湛。美以真为基础，以善为灵魂。在真、善、美的关系中，真的不一定是美的，善的也不一定是美的，但是美的必须是真的和善的。

4. 在护理审美评价中坚持真、善、美的统一　“真、善、美”是护理审美评价的重要标准，在护理工作中，只有真、善、美三者的和谐统一才可能达到护理美的最高境界。在现代整体护理观的指导下，护理人员不仅要重视护理病人躯体上的疾病，还要重视社会、心理因素对病人本身及其所患疾病的发生、发展和转归的影响。护理人员要根据病人的生理、心理、社会等各方面的需求给予全面的、系统的整体护理，使病人的身心完全康复，成为一个机体上、心理上、社会上都处于完好状态的健康人。

以静脉输液为例，护理人员根据患者的情况选择恰当的静脉路径，根据药物特点调节适合的输液速度与用药方式，并对患者进行正确的用药指导和宣传教育，表现了护理活动的科学美，体现“真”的内涵；在行为态度上，对患者倾心关注、理解，最大程度地减少患者的痛苦，选择合适的穿刺部位以利于患者的活动和休息，对患者的苦痛有理解宽慰之心，表现了护理活动的道德美，体现“善”的内涵；在操作过程中，动作流畅、行为优雅、语言准确、服饰得体，表现了护理活动的形式美，体现“美”的内涵。真、善、美三者的完美结合，造就输液流程整体的美感。因此，护理实践活动中，必须要坚持“真”，具备“善”，体现“美”，这才是达到护理美境界的唯一途径。

【本章小结】

本章阐述了护理审美评价的基本原则、护理审美评价的方式和护理审美评价的实施。介绍了审美评价的意义、作用和基本内容。并且从美学和心理学角度介绍了护理审美过程中的感觉与知觉、联想与想象、情感与理解的三个层次及它们的审美功能和作用。举例说明了不同护理情景下的审美评价。指出人们审美评判的过程和结果总是与审美主体的审美理想、审美态度、审美观念、审美趣味、审美能力、文化修养以及所处社会背景等直接相关等特点。说明护理审美主体必须在社会实践中创造美，才能相应的形成欣赏护理美的特殊审美能力和审美享受。因此，护理审美评价要求审美主体应当广泛接触临床护理，完善护理技能，丰富内在的情感生活，积累审美经验，有目的、有意识地培养审美品质和审美方式，最终才能在护理实践与情感审美评价中做到形神统一，体会护理美的真正内涵，做出符合护理实际的客观的、全面的、辨证的审美评价。这就要求护理审美主体具备健全的审美感官、良好的文化修养、正确的审美观念、丰富的审美经验和一定的审美能力，才能较好地推进护理审美评价的实施。

【学习效果评价】

1. 请收集你知道的关于表现护理人员道德美、人性美的小故事，在小组范围内讲述，并给予一定的审美评价。

2. 你是怎样看待护理环境中的人文环境美和物理环境美的，把自己对护理环境的审美理想和审美兴趣讲给小组同学听，并展开互相交流。

3. 你还会根据其他不同的护理情景提出自己独特的护理审美评价吗？

参考文献

林俊华．护理美学．北京：中国中医药出版社，2005.

王益锵．护理美学．北京：人民卫生出版社，2001.

高淑萍．护理美学概论．北京：科学技术文献出版社，2001.

赵美娟．医学审美基础．北京：高等教育出版社，2004.

任小红．护理美学．北京：中国医药科技出版社，2005.

刘宇．护理礼仪．北京：人民卫生出版社，2006.

韩继明．护理美学．北京：清华大学出版社，2006.

梁银辉．护士礼仪．北京：高等教育出版社，2004.

徐淑秀．护士礼仪与交际．北京：人民军医出版社，2007.

朱红．实用护士礼仪．太原：山西科技出版社，2006.

徐德清．趣味美学．上海：上海古籍出版社，2006.

凌继尧．美学十五讲．北京：北京大学出版社，2003.

杨辛，甘霖．美学原理．第 3 版．北京：北京大学出版社，2003.

霍孝蓉．实用护理人文学．南京：东南大学出版社，2006.

李小龙．护士人文素养．北京：科学出版社，2007.

吴家荣．大学美学．合肥：安徽教育出版社，2008.

姜小鹰．护理美学．人民卫生出版社，2006.

薛军霞．护理美学．郑州大学出版社，2008.

朱立元．美学．高等教育出版社，2006.

吴先娥．护理美学．高等教育出版社，2004.

王晶．实用护理美学问答．科学普及出版社，2004.

姜乾金．医学心理学．人民卫生出版社，2008.

吴光煜．健康评估．北京大学医学出版社，2008.

史瑞芬．护理人际学．人民军医出版社，2006.

Batson CD，Sager K，Gars E，et al. Is empathy - induced helping due to self - other merging? *Journal of Personality & Social Psychology*，1997，73，495 - 509.

Gladstein，GA. Understanding empathy：Integrating counseling，developmental，and social psychology perspectives. *J Couns Psychol*，1983，30，467 - 482.

Hojat M，Gonnella JS，Mangione S，et al. Empathy in medical students as related to academic performance，clinical competence and gender. *Medical Education*，2002，36，522 - 527.

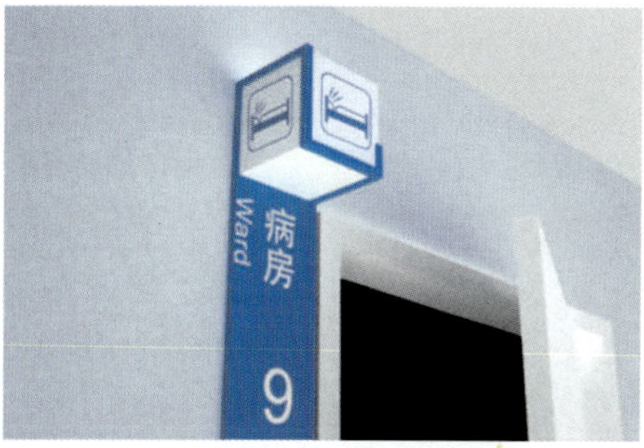

彩图 6-7　医院标识

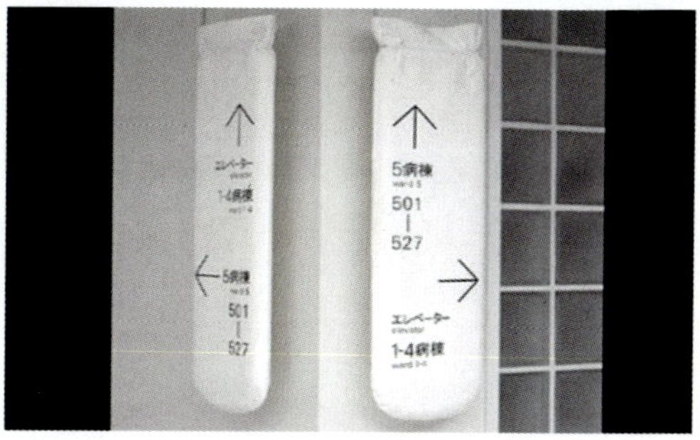

彩图 6-8　医院标识

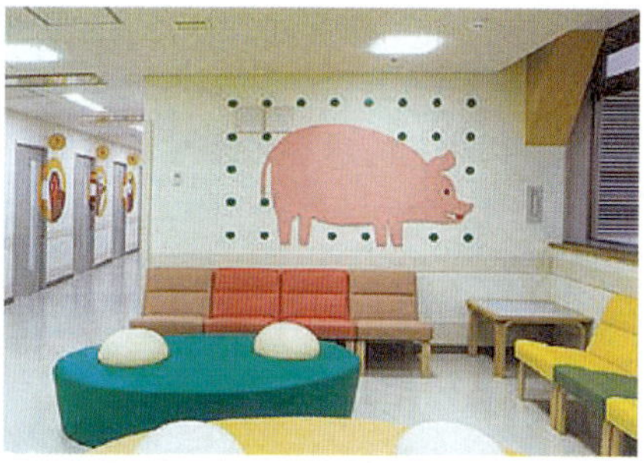

彩图 6-9　日本九州大学医院儿童医疗中心

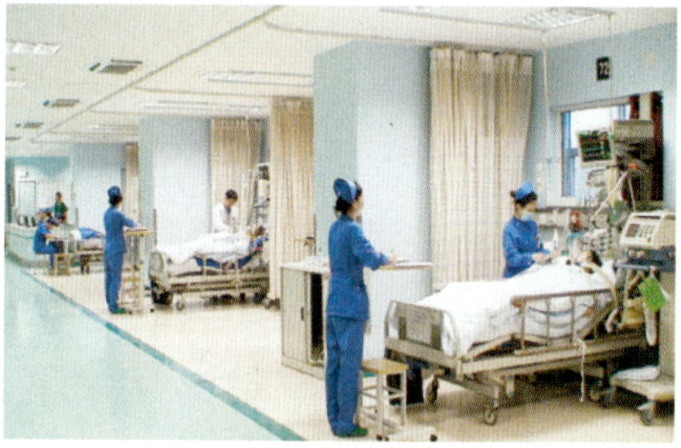

彩图 6-10　以地板色彩划分病区空间和交通空间

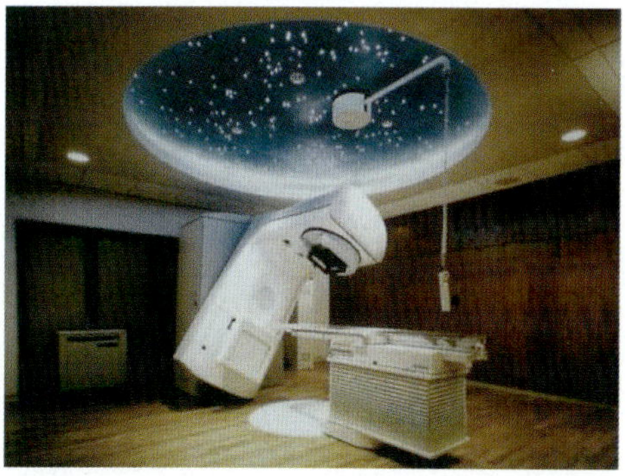

彩图 6-18　加利福尼亚大学星空诊疗室

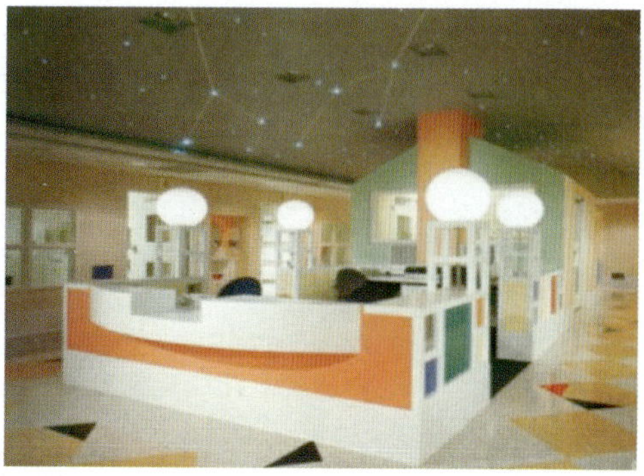

彩图 6-20　儿童化的护士站